ビジュアル版

病気にならない
整体学

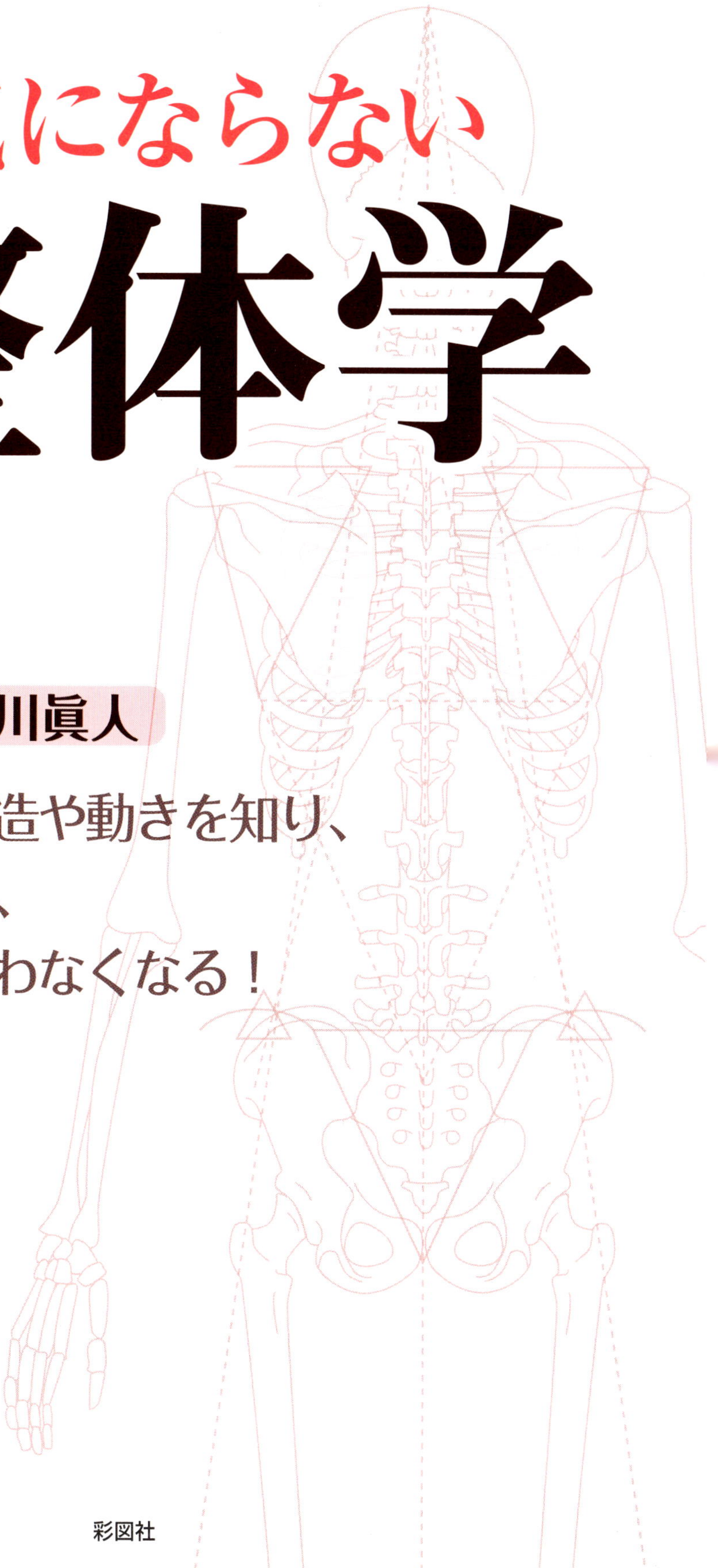

西洋医学でもない
東洋医学でもない
整体学という第3の医学

整体・健昴会代表 宮川眞人

体の連動した構造や動きを知り、
それを整えれば、
体は病気に向かわなくなる！

彩図社

はじめに

子宮筋腫を持つ女性が、ある病院へ行ったところ医者にこう言われました。

「子宮筋腫は、悪性の肉腫と見間違う可能性もある。定期的な検査も面倒でしょうし、子供を作る気がないなら、予防という意味でも、早いうちに手術して子宮を取ってしまったほうが良い」

現代西洋医学は、「病気をどうするか」という地点から出発しています。

つまり、「病気になった体」というものが大前提なのです。

しかし、病気が有る状態を前提とすると、どうなるでしょう。

そこからの出発では、病気になったら、病気を消す。または、病気や痛みを感じなくさせるという発想しか生まれてきません。言ってみれば、「消したり、取ったり、蓋をする」発想です。

いくら機械技術が発達しても、それでは永遠に病気とのいたちごっこが繰り返されるでしょう。

西洋医学的な範疇では、本質的に病気から離れるという方向性は生まれてこないといえます。

病気というものが後天的に体に作られるものであるならば、それは未然に防ぐことができるはずだと私は考えます。

病気になる体には必ず理由があります。その理由が分かれば、自分の体を〝病気に向かわせない〟ことができるのです。

つまり、「病気をどうするか」ではなく、**「どうやって病気を遠ざけるか」**という発想の方向転換が、本来の健康な体づくりにつながります。それが私の考える整体学です。

体の連動した構造や動きを知り、それを整えれば、結果的に体は病気に向かわなくなります。つまり、本来体づくりを目的とする整体学では、病気という概念は、心や体の使い方をほんの少し誤った結果として現れるものにすぎないのです。

生老病死が人の四大苦といいますが、積極的に自分の体づくりをする整体学には生と死しかありません。しかもそのふたつは苦ではなく楽（たのしみ）です。なぜならば整体学は、自分の体づくりであって、それはまた、**人生を通じて行なう自分の心と体の掘り起こし作業**であるからです。変化してゆく自分の心と体を実感することが苦であるはずがありません。生という感謝から始まり、死までの楽しみで終わるのです。

整体とは、私は科学であり哲学であると考えています。つまり、学問であるということです。学問である整体学は、れっきとした人間健康学であると私は考えているのです。

ですから、病気にならないためだけに整体学があるのではありません。しかし、整体学という自分の心と体の掘り起こし作業は、確実に、その延長線上で病気を遠ざけると私は信じています。

私なりに研究し続けてきた整体学というものが、**西洋医学以外の選択肢**として、健康を考える様々な分野の人々のヒントになれば、これほど幸せなことはありません。

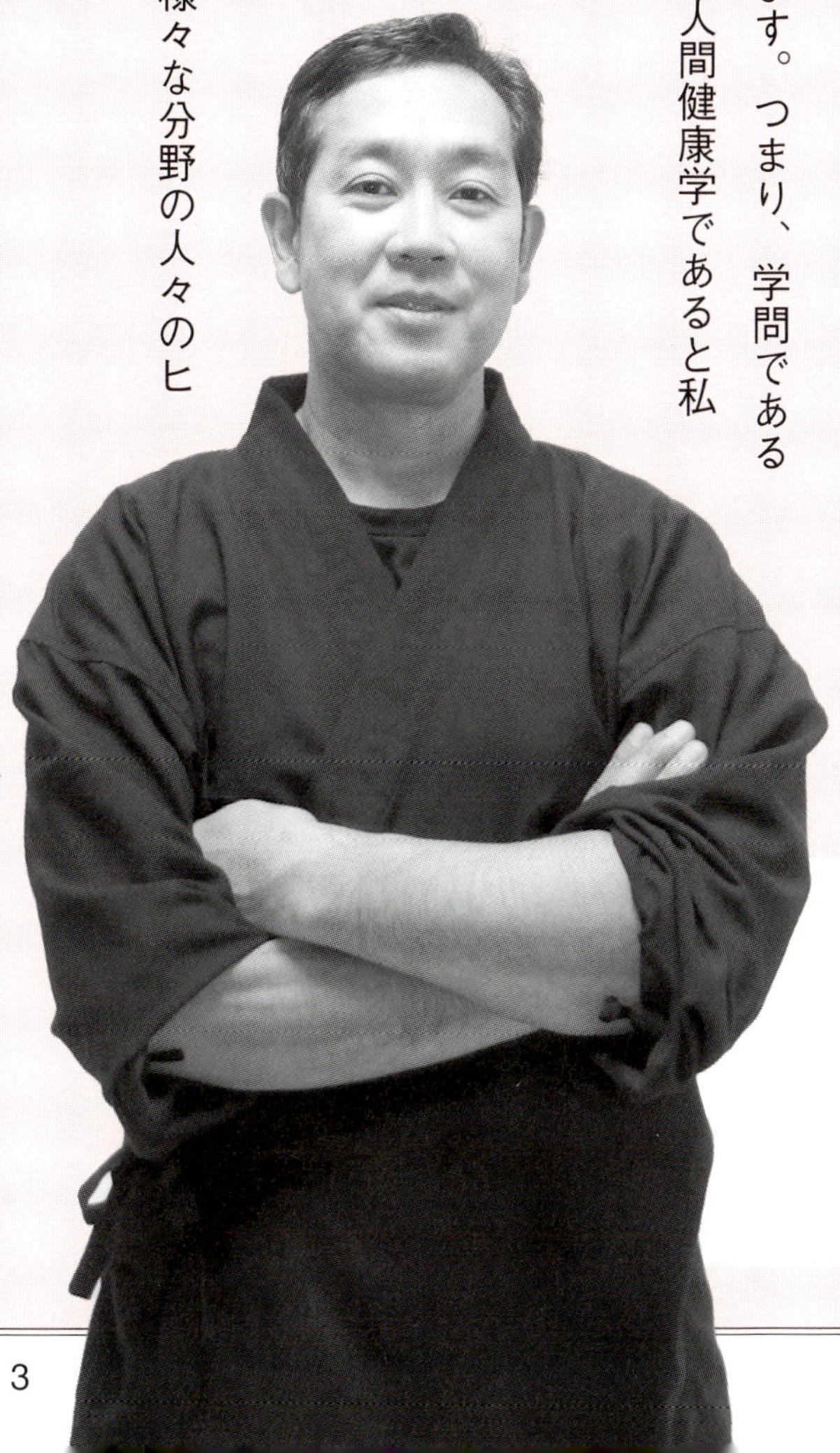

宮川整体／整体・健昴会代表

宮川眞人（みやがわ・まこと）

1962（昭和 37）年東京・新宿区生まれ。
早稲田大学第二文学部東洋文化専修卒業。
「身体論の構築と、自らの実践による証明」はライフワーク。
その研究の一環として、1998 年、整体の施術所を東京・代々木八幡に開設。

もくじ

●ご注意

本書の内容は、あくまでも整体を生業としてきた個人的な経験の積み重ねから生まれたもので、病態の人の体を整体学的に見たときに、体のゆがみとどのような関連性があるかを考察したものです。

読者の皆さんにも分かりやすくするため、本書の中で専門的な病名をどうしても使わざるを得ませんが、病気についての西洋医学的な判断は専門機関に委ねなければなりません。

この本に書かれている内容は、整体学の体の見方である〈体の連動性〉に基づいた見解であるということにご注意ください。

また、本書には、体のゆがみを直すための整体体操を多数掲載していますが、身体がゆがみ、硬くなってしまっている人には、すぐにモデルさんのような形に近づけることは難しいというのは承知の上です。

それでも、日々継続して形をなるべく近づけるように努力するだけでも確実に体は変化してゆくはずです。続ける努力があれば徐々にできるようになって、ゆがみも取れてくることが実感できるはずです。

最初は無理をせず、できる形からじっくり取り組むことが肝要です。最初から「できない」と放棄せず、継続する努力が大事なのです。その先には、必ず新しい自分の体が見えてくるはずです。

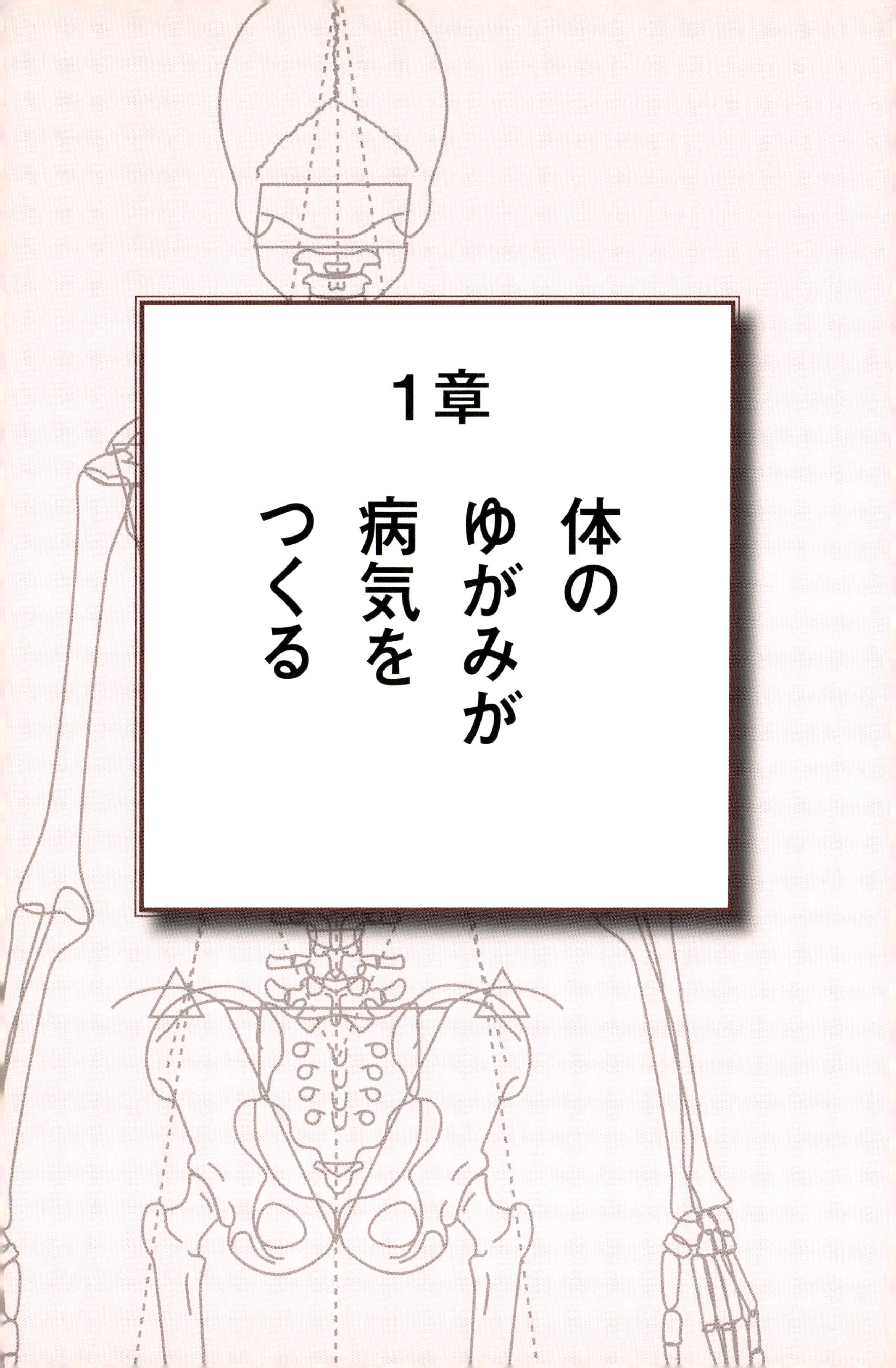

1章

体のゆがみが病気をつくる

整体学で見る「病気」の姿

1. 体のゆがみ・崩れが病気をつくる

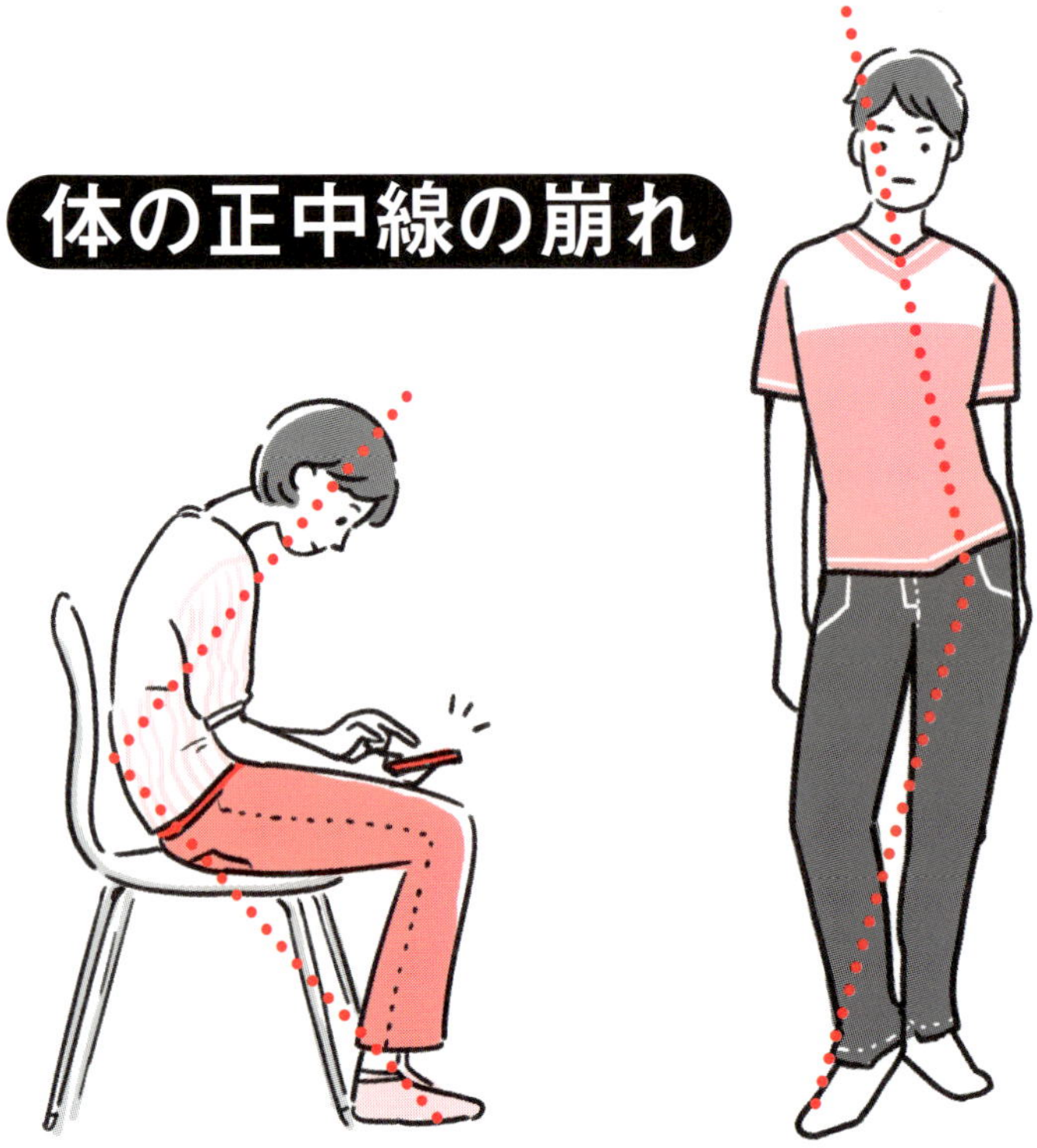

［体の構造的な形と臓器の変異がゆがみを引き起こす］

整体学的に見た病気の原因

西洋医学的な考えでは、病気とは、免疫系が弱まり臓器の機能が低下して起こるものです。つまり、単純に臓器の器質的変異によるものとされています。

しかし整体学的に考えると、病気というものは、臓器単独の変異ではなく、その臓器を収めている**器（体の構造的な形）の変異**と、**臓器の変異**とが互いに連動同調し、さらに**体の内外のゆがみや崩れ**を形作り起こるもので、それが症状として表れているにすぎないと考えています。

2. ゆがみの原因は 肝臓と腎臓の疲労

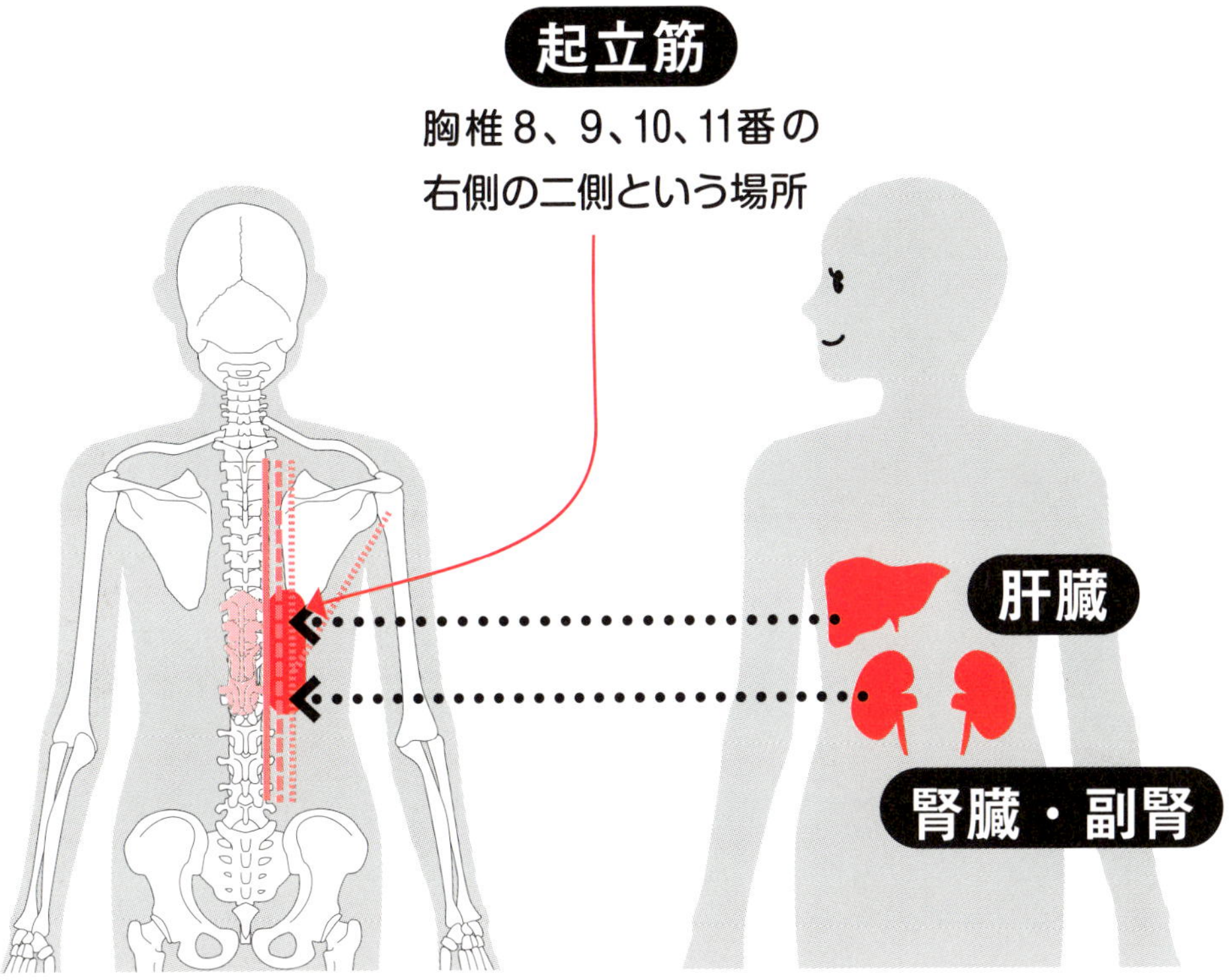

［肝臓・腎臓の疲労が背中の起立筋に影響し体をゆがませる］

なぜ体はゆがむのか？

ではなぜ体はゆがむのかというと、それは「肝臓」と「腎臓（及び副腎）」の疲労が体をゆがませるからです。季節の変化や心理状態などによって、臓器とともに体全体がゆがんできます。それが最も顕著に表れる場所が、背中の右側の「起立筋」と呼ばれるところです。

起立筋の胸椎8、9、10、11番の側線には肝臓と腎臓、副腎が配置されています。この**肝臓と腎臓の過労が起立筋の硬直**を引き起こし、体をゆがませる要因となるのです。

反対に、体の使い方によって起立筋の硬直が肝臓と腎臓に影響を与えることもあります。例として、花粉症やアトピーの場合を見てみましょう。

整体学から見た花粉症

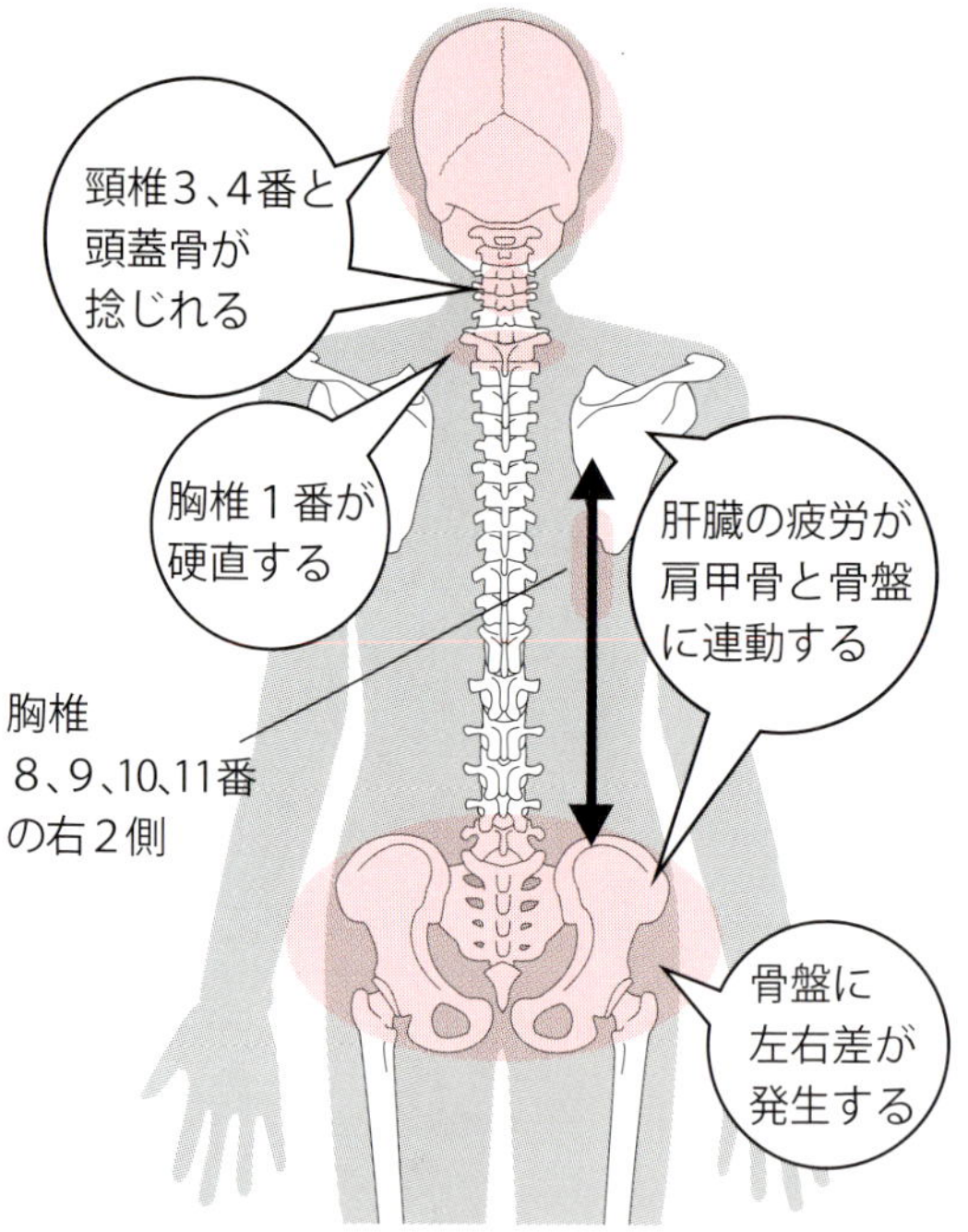

前年の肝臓の疲れが取れない
春の寒暖差
←
体の捻じれが強くなる
←
鼻がつまったり目が腫れたりする

花粉があるから
悪いのではなく
硬直し
捻じれた体
が原因

整体学から見たアトピー性皮膚炎

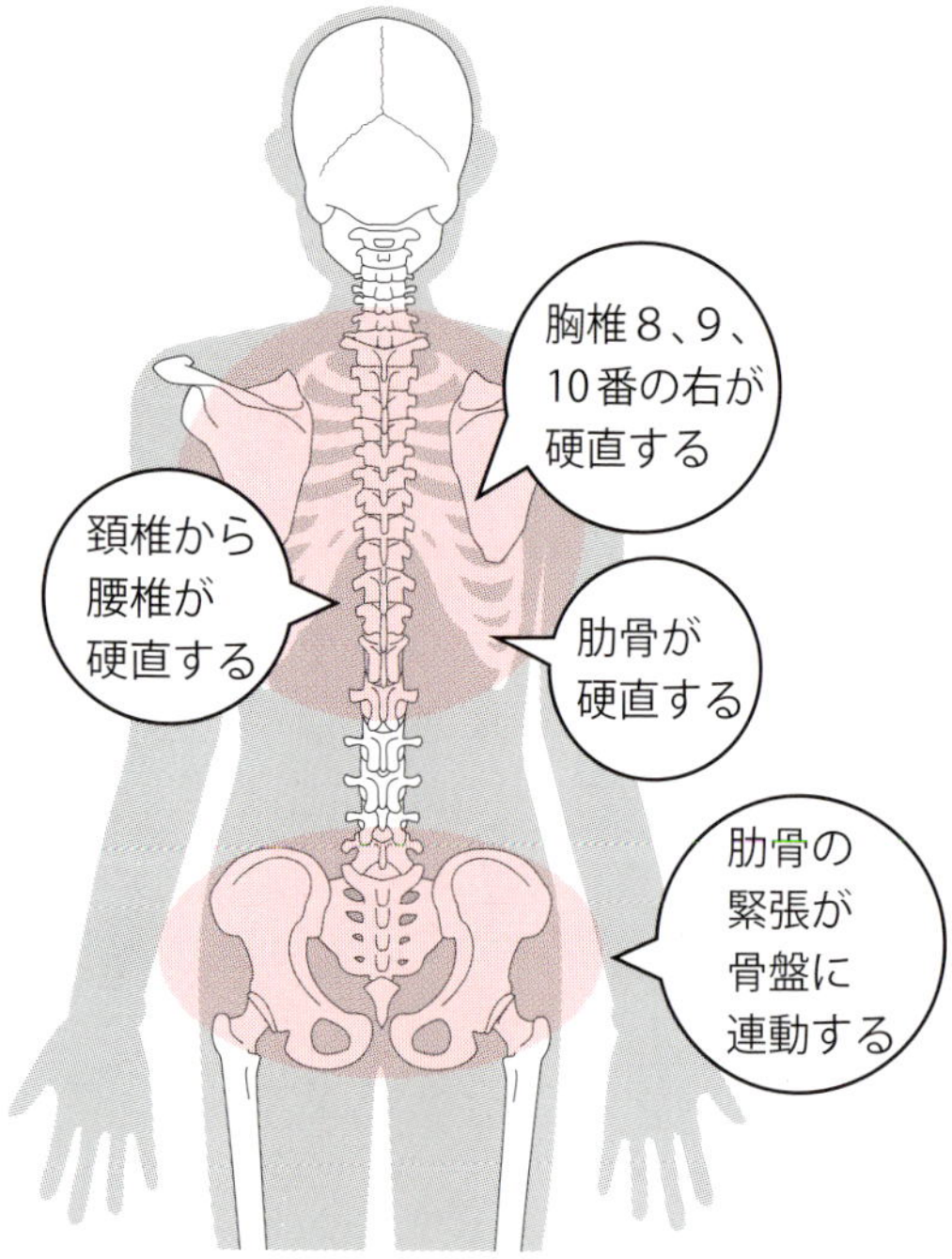

汗は、肋骨や肩甲骨が緩んでいないとかけない
←
体が硬直しているとうまく汗がかけない
←
皮膚にかゆみや炎症が起こる

アトピーの体とは
肋骨が硬直
していて
汗をスムーズに
出せない体

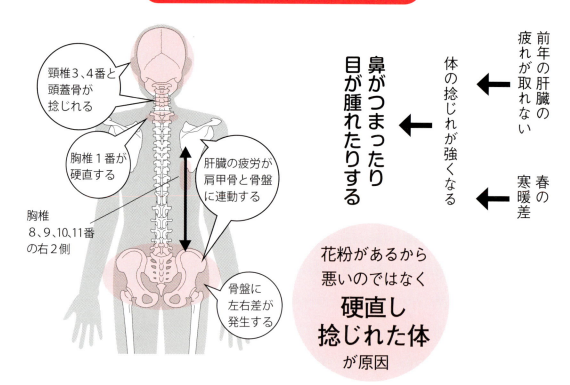

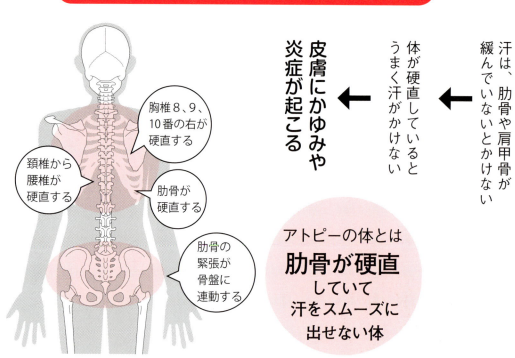

心理状態は体に影響する

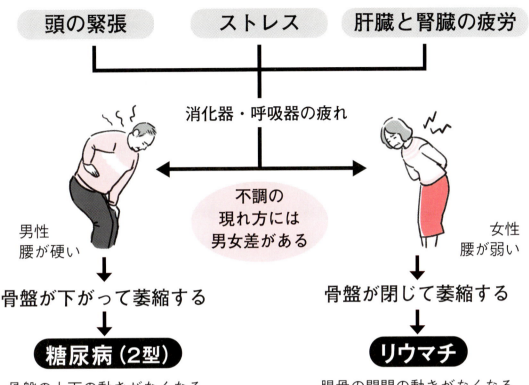

頭の緊張　ストレス　肝臓と腎臓の疲労

↓

消化器・呼吸器の疲れ

不調の現れ方には男女差がある

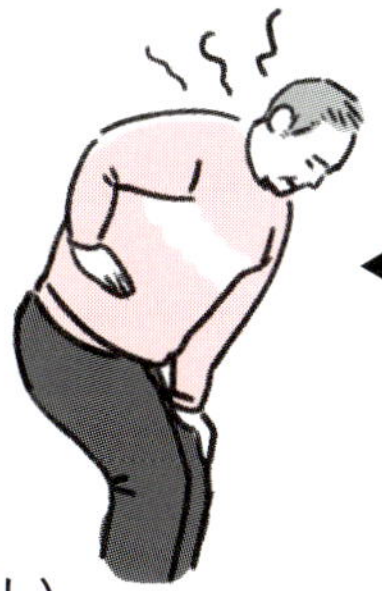

男性
腰が硬い

↓

骨盤が下がって萎縮する

↓

糖尿病（2型）

骨盤の上下の動きがなくなる
（骨盤＝腸骨＋仙骨）

女性
腰が弱い

↓

骨盤が閉じて萎縮する

↓

リウマチ

腸骨の開閉の動きがなくなる

人体の構造的なゆがみや崩れを追っていくと、その人の心の状態、どの位の精神的負担を抱えているかが分かります。

心と体は緊密に連動し合っているのです

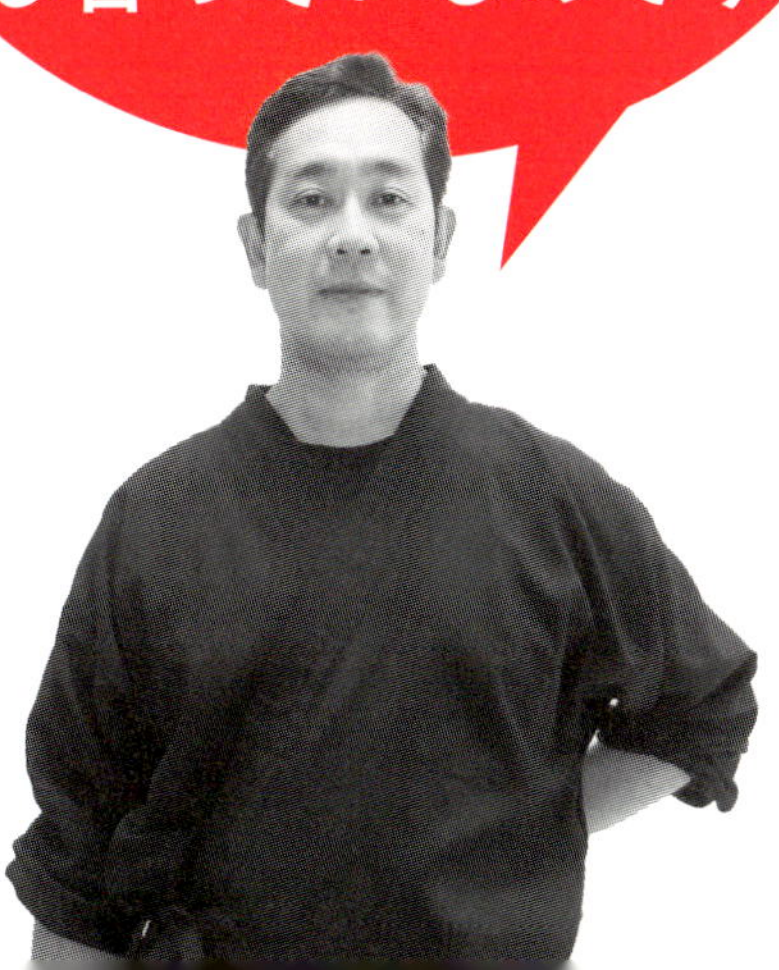

心理状態が体に影響して病気になることもある

大きなストレスによって、人は自分を守るために、逆に病気の形に入ってしまうこともあります。言い方を換えると、人は自分の抱えているストレスを隠すために、つまり、本当の自分の姿を目の当たりにしたくないがために、病名を与えられることを望み、その中に逃げ込むこともあるのです。

1. 体の中心軸がブレない体をめざす

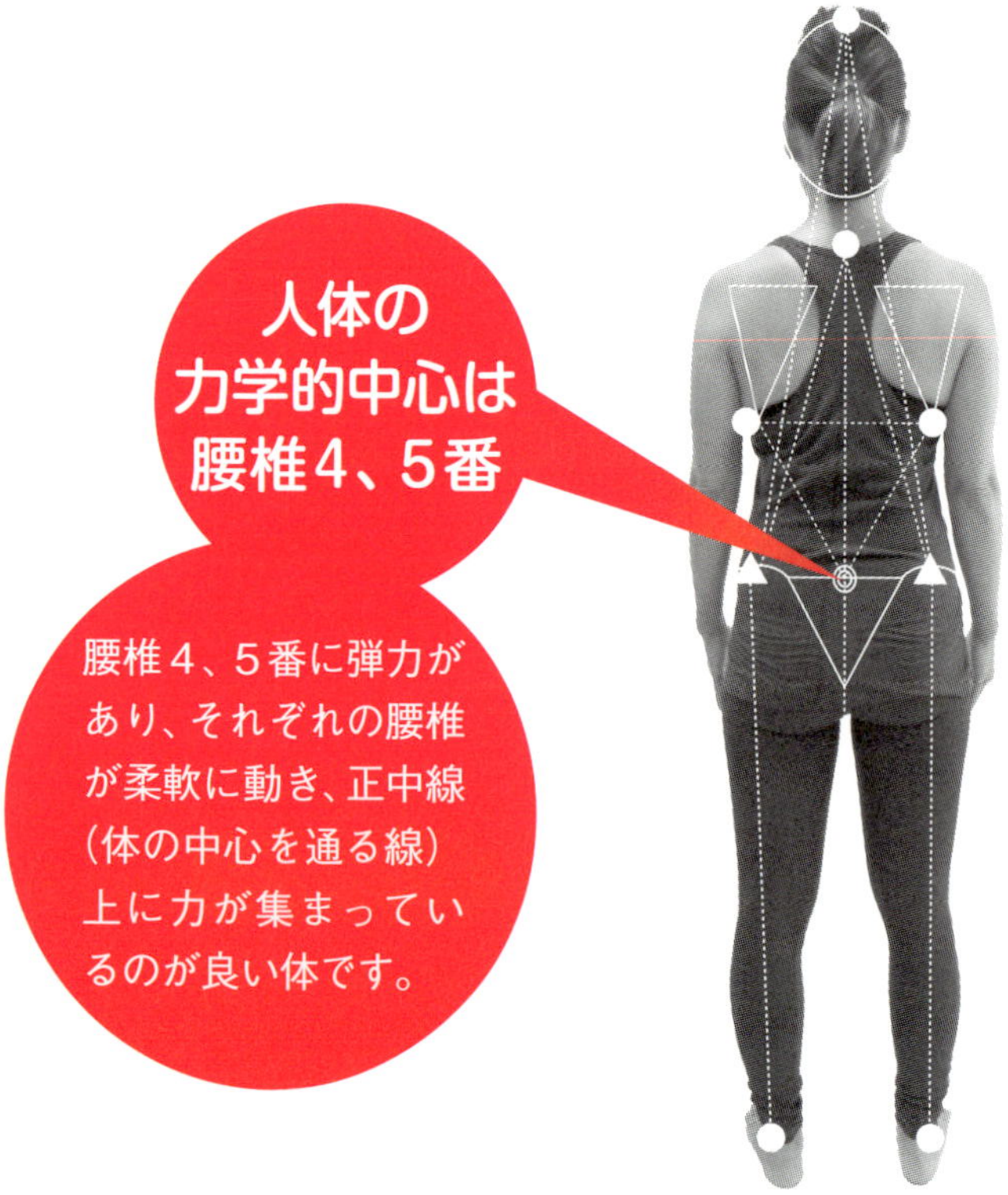
人体の力学的中心は腰椎4、5番
腰椎4、5番に弾力があり、それぞれの腰椎が柔軟に動き、正中線（体の中心を通る線）上に力が集まっているのが良い体です。

[良い体は後ろ姿に三角が見える]

病気は中心軸のブレから起こる

様々な病症は中心軸のブレから起こると整体学では考えています。

重い病症は、体の捻じれやゆがみの固定化から生まれます。体が捻じれたりゆがむことによって、体の中の流れが悪くなったり「偏り疲労」が蓄積し、その結果様々な病症が現れると整体学では考えています。

つまり、**体の中心軸をキープできるような体作り**を目指すことが整体学的な体作りです。

2. 内臓は骨盤にも影響を与えることを知る

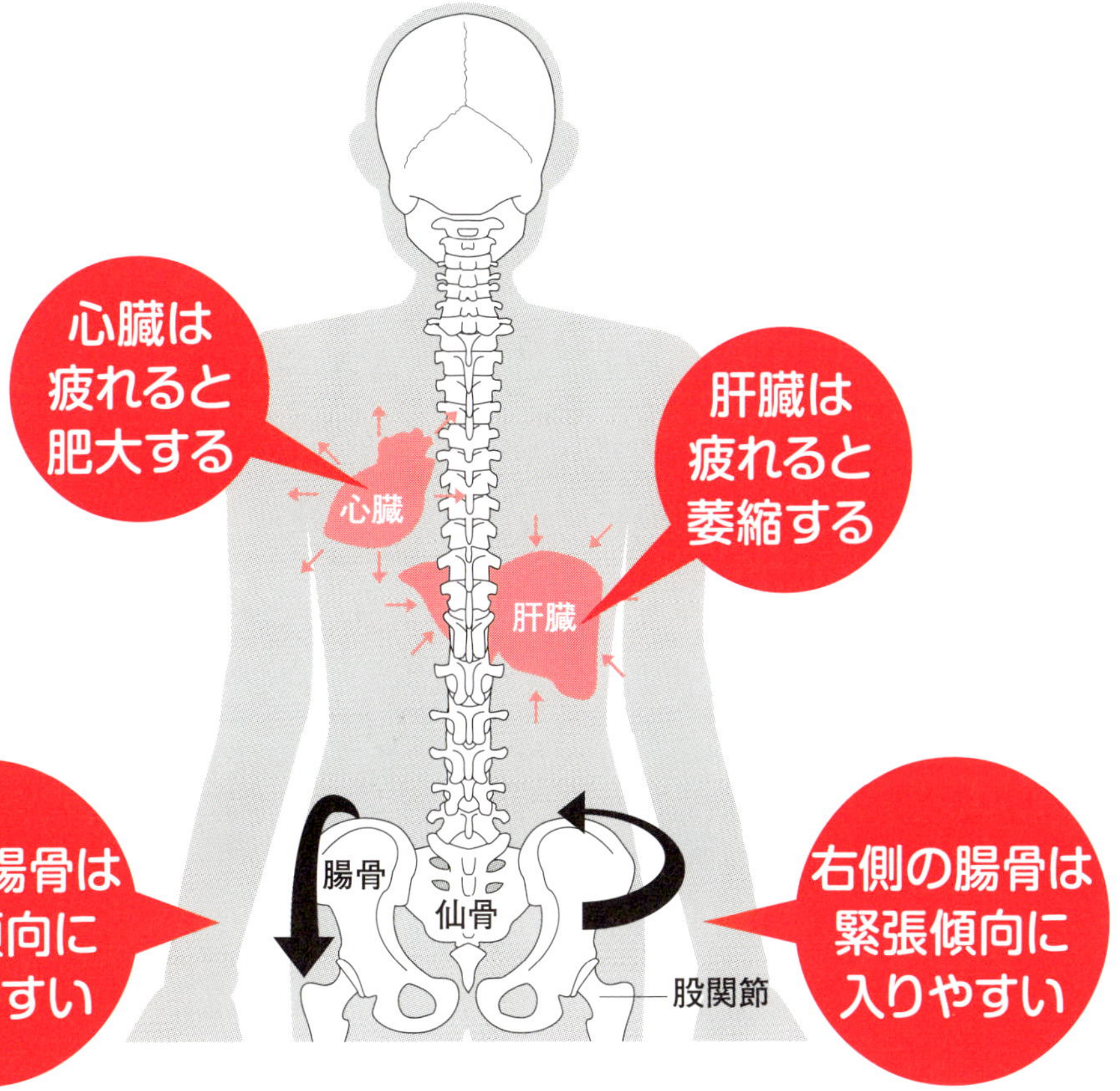

肝臓のある右側が病気を生みやすい

人の心臓は若干左に、肝臓は右側に配置されています。そして臓器の傾向として心臓は疲労すると肥大（心肥大）し、肝臓は疲労すると萎縮（肝硬変）します。

そして、このことはまた**骨盤の動き**にも影響を与えています。

どんな人でも、右側の腸骨は緊張傾向に入りやすく（前に入り閉じやすい）、左側の腸骨は弛緩傾向に入りやすい（後ろに落ち開きやすい）という特徴があります。

特に、**右側の腸骨と肝臓の持つ緊張傾向**というものが、人の体の構造的な捻じれやゆがみを生み、ひいては病気を生む要因になっていると私は考えます。

3. 腰を左右にひねることができるようにする

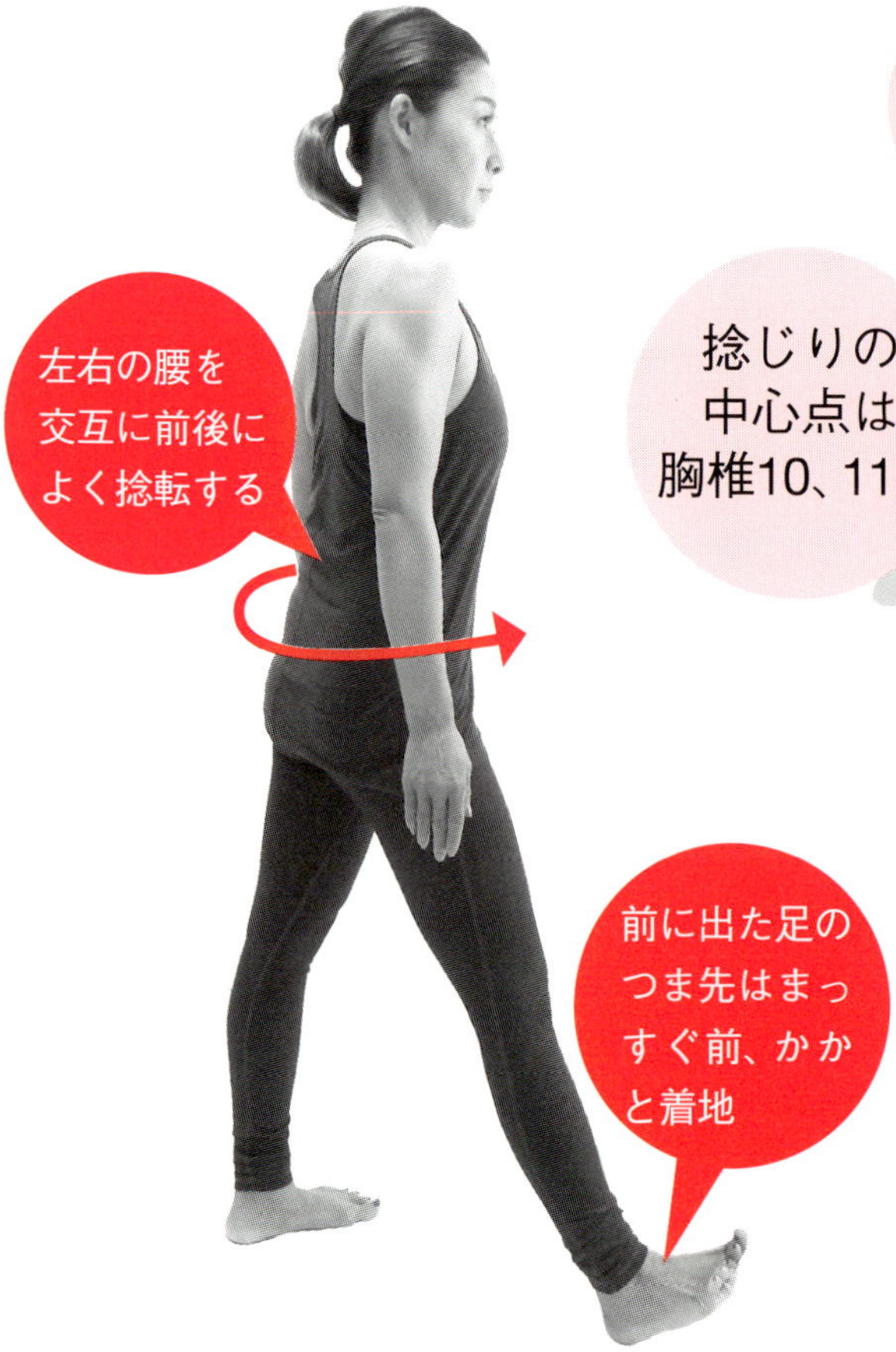

左右の腰を交互に前後によく捻転する
前に出た足のつま先はまっすぐ前、かかと着地

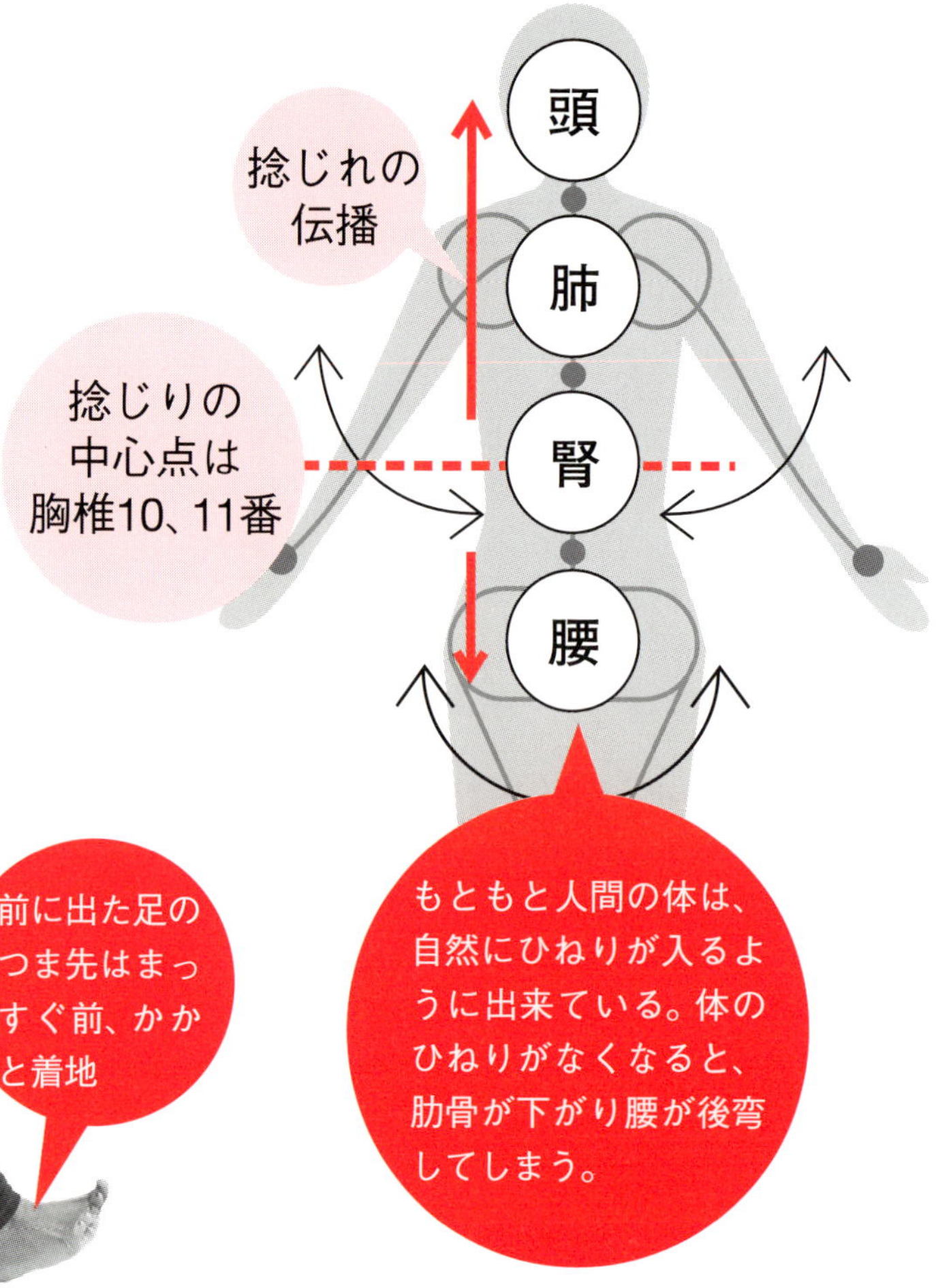

頭
肺
腎
腰
捻じれの伝播
捻じりの中心点は胸椎10、11番
もともと人間の体は、自然にひねりが入るように出来ている。体のひねりがなくなると、肋骨が下がり腰が後弯してしまう。

腰の捻転をつくる

体というものは、精神的・肉体的な疲労によって、胸郭に連動して骨盤のゆがみを形作る特性を持っています。

そのゆがみが固定化してくると、体の中に**流れの不均衡**が生じ、腫瘍や癌といったものができやすくなると私は考えています。

そうならないためには、普段から腰の捻転を意識することです。整体学的には、基本的に左右の腰を交互に前後によく捻転し、その動きにしたがって後ろにきた足のつま先が自然に反り地面を蹴るというのが良い歩き方です。

特に**左の腰を前後によく捻転してゆく**と腰全体の反りが出て腎臓系統の流れも良くなり、体のバランスの回復につながります。

人の体の5つの動き

人の体の基本は、5つの動きです。この動きは呼吸器の動きや骨盤の動きと本質的に連動していますので、この5つの動きをつけてゆくことで、骨盤や肋骨までもが柔軟性を増します。

宮川整体では、この5つの動きの体操を**FPM**（FIVE PERFECT MOTION）と呼んでいます。

1・反り

（腰椎1番の動き）

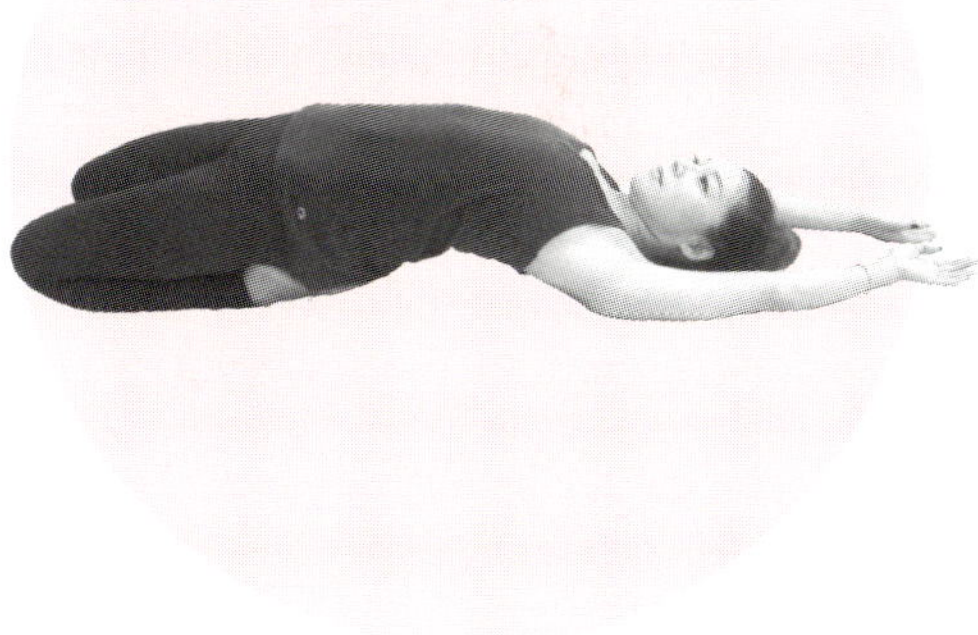

2・側屈

（腰椎2番の動き）

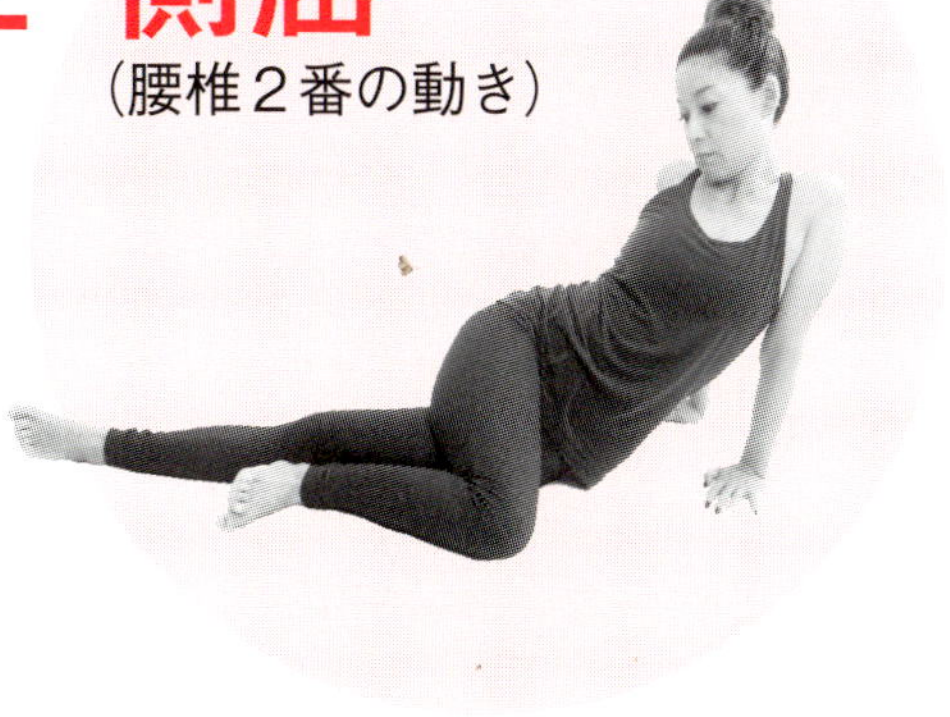

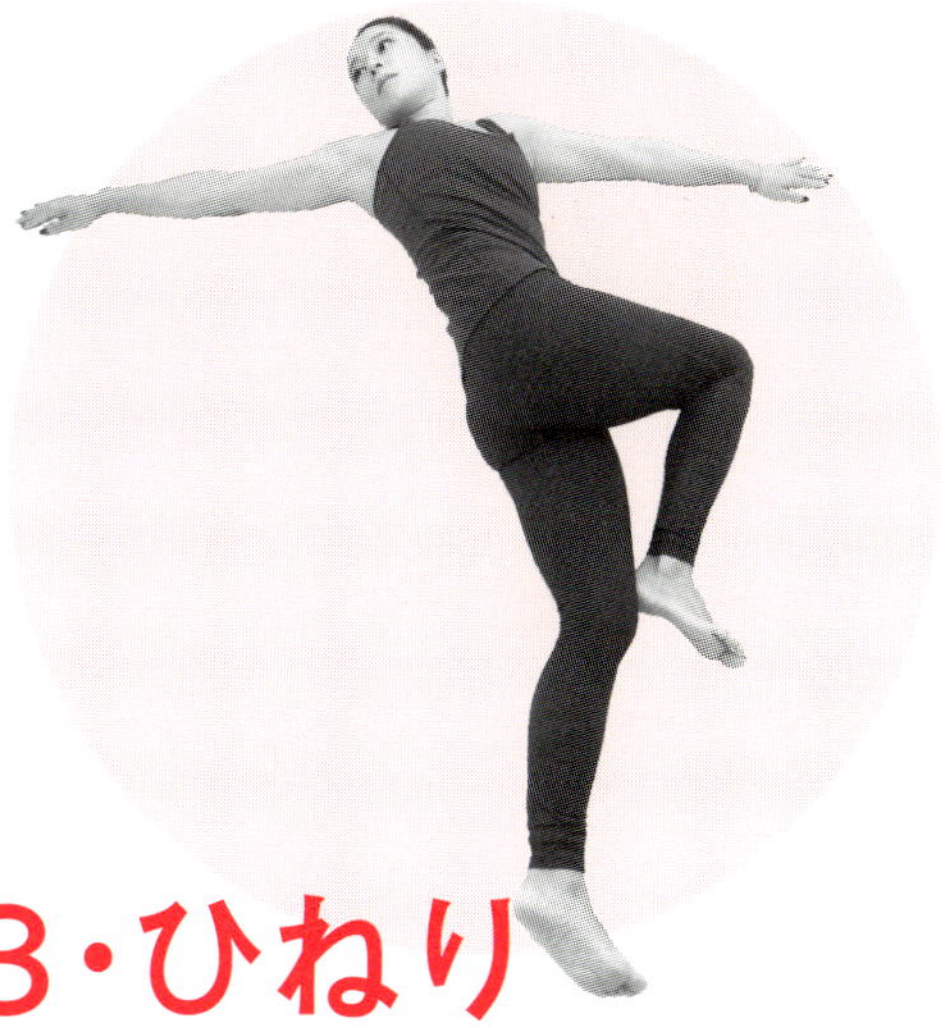

3・ひねり

（腰椎3番の動き）

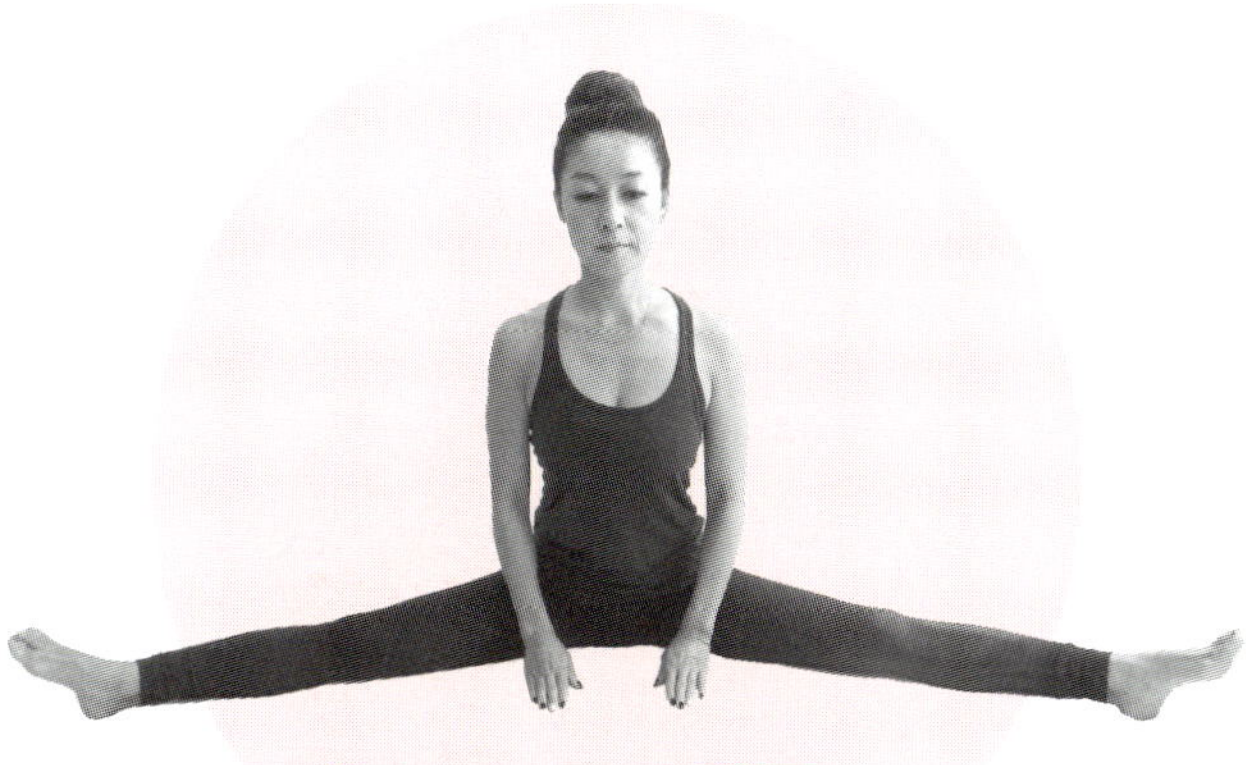

4・脚の開閉

（腰椎4番の動き）

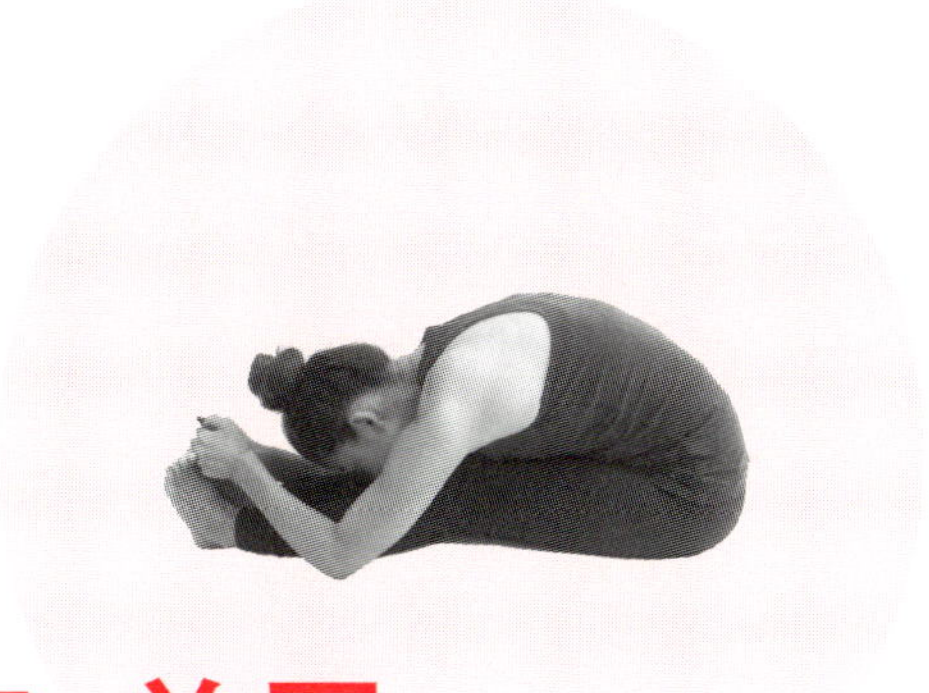

5・前屈

（腰椎5番の動き）

コラム1　現代日本人の骨盤の傾向

ギクシャクしている若者の体

現代の日本の若者は男女共に背丈は高くなり一見格好は良く見えますが、街を歩く後ろ姿に何かギクシャクしたバランスの悪さを私は感じてしまいます。

戦争を経験してきた世代、高度経済成長期に育った世代、そして、さらなる欧米化と機械化した生活の中で育った世代とで、何か世代的な体の変化があるように思えてならないのです。

時代をさかのぼれば食料事情も悪いことは事実です。しかし、戦争を経験してきた世代の人ほど栄養問題で体が弱いかというと全然そんなことはありません。むしろ、昭和一桁世代は非常にしっかりとした体をしているのです。

私が体を「しっかりとした」と感じるのはどこかというと、それはその人の胸郭です。

胸郭の動き、弾力というものにその人の体の持つ力強さが出てきます。街の若者の後ろ姿を見ると背中が板のように固く、しかも前屈み、歩く姿に颯爽としたものが感じられない、そんな若者がとても多いのです。

呼吸器が萎縮すると骨盤も萎縮する

最近、若者の骨盤は四角いとよくいわれます。レントゲンで撮ると、本来、骨盤は富士山を逆さにしたような台形なのですが、最近の若者の骨盤を撮ると四角いらしいのです。

整体学的にみて、これは何を意味しているかというと、実は骨盤が萎縮している若者が多いということなのです。

前述したように、右側の腸骨は前に入りやすく閉じの傾向を持っています。酷くなればなるほど、呼吸器の萎縮を伴って左側の腸骨も萎縮してきます。そして、レントゲンで前から写したときに、四角く写るのです。

これは肺・呼吸器・肋骨の萎縮を意味しています。

呼吸器の萎縮と連動して骨盤が萎縮しているために、レントゲンで骨盤が四角く写るのです。

こういった萎縮した骨盤の若者が多くなっているということは、呼吸器の非常に弱い体が増えているということです。

なかなか妊娠できない女性にも、この骨盤の萎縮がありますが、男性にとっても、呼吸器の弱い（弾力がない）人は活発な精子を作る力がありません。

呼吸器の弾力と骨盤の弾力というものは人の体の動きの根幹のもので、種の保存の能力や機能と深い関係があると思います。

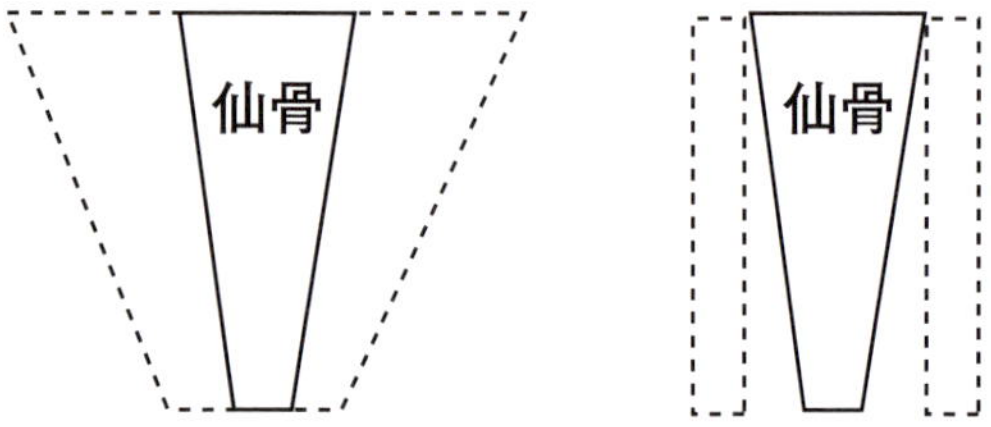

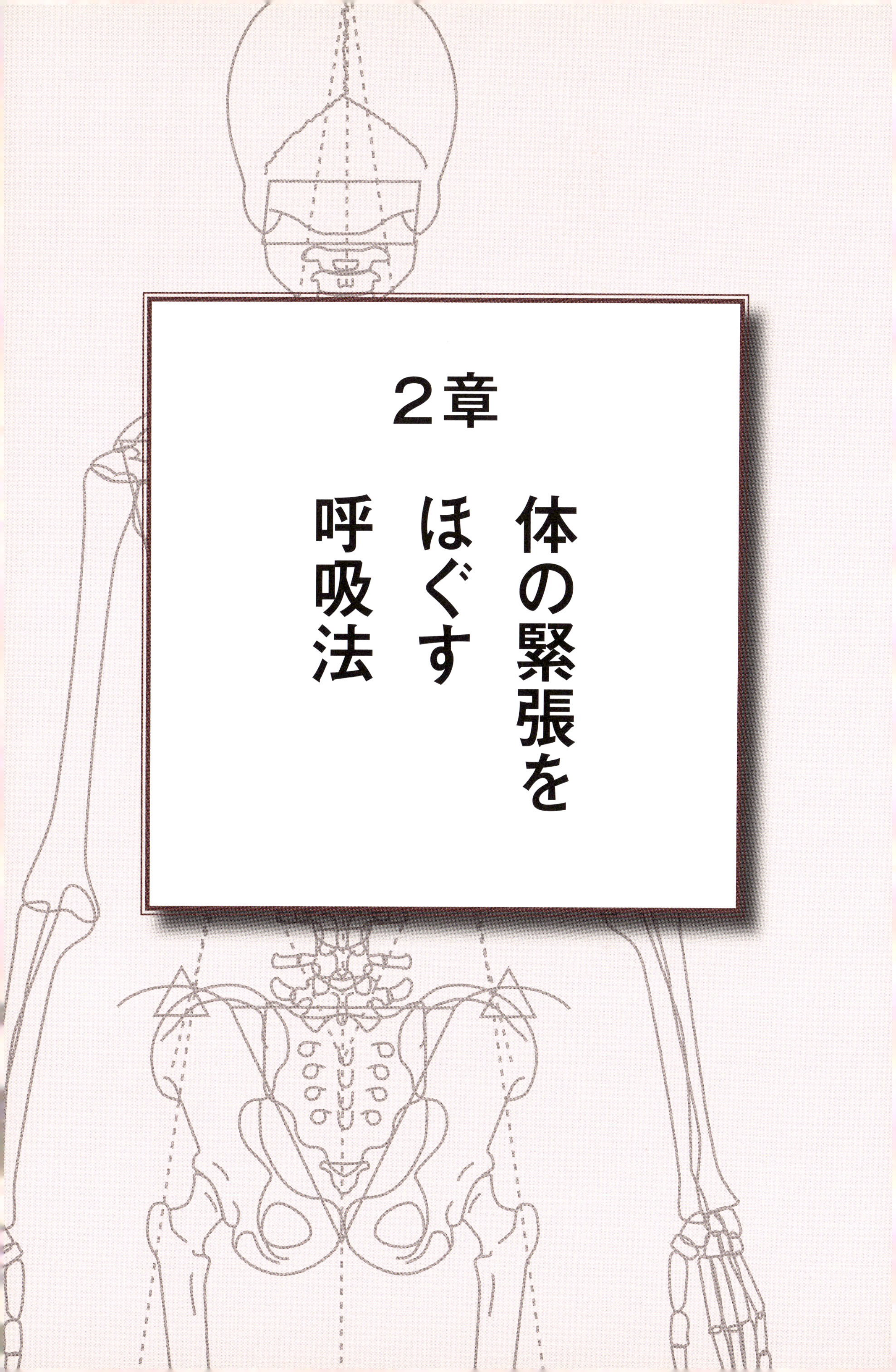

2章

体の緊張をほぐす呼吸法

腰の動きと呼吸の深い関係

2章
体の緊張をほぐす呼吸法

1. 腰の反りは2本足で立つためにある

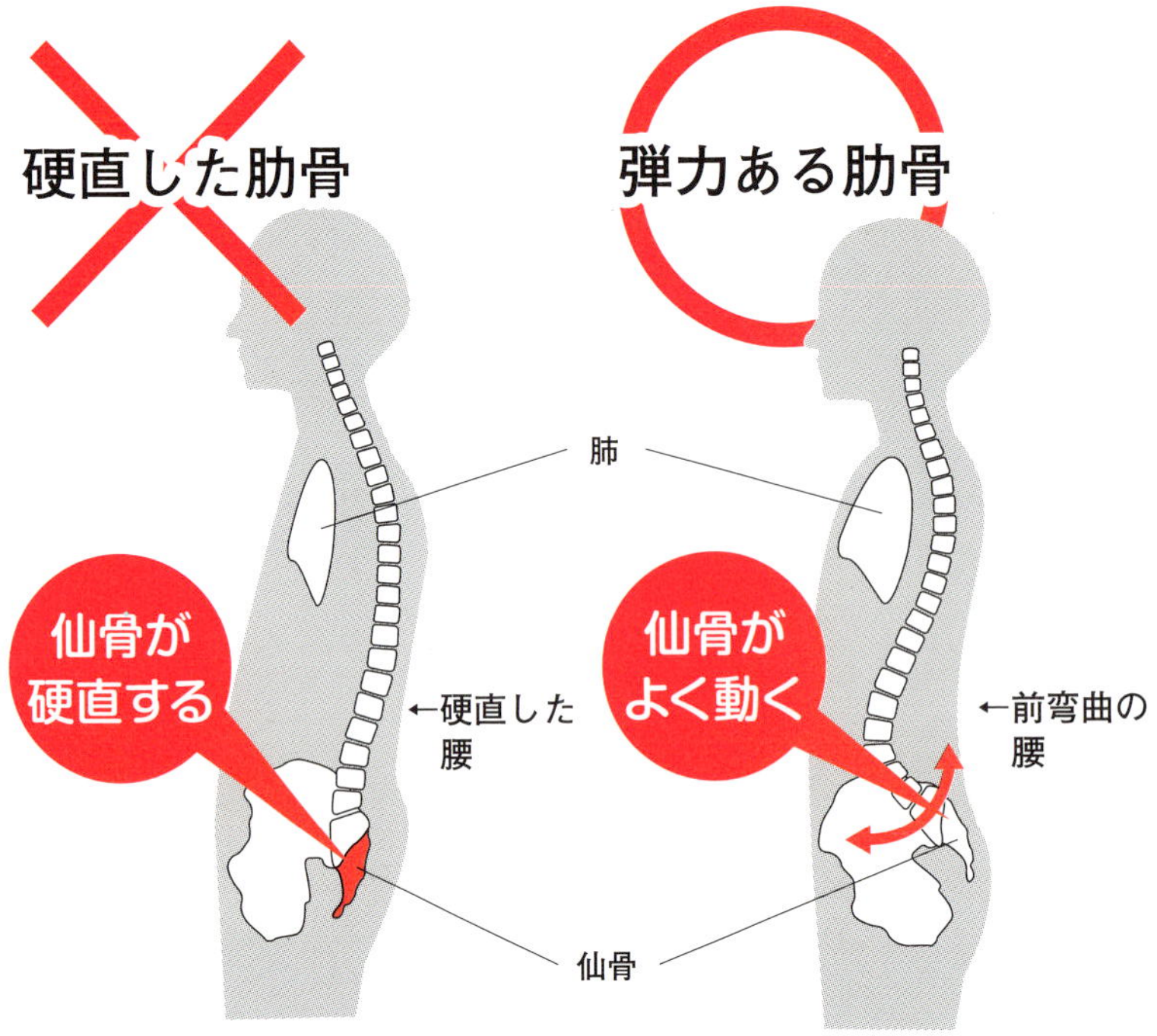

[反り腰とは違うので要注意]

腰の反りと呼吸は連動している

地球には何千万種もの生物が生息していますが、その中で人はごく自然に2本の足で立ち、生活しています。

人が2本足で立ち上がることにおいて構造的に最も重要な要素は、**腰に反り（腰の生理的前弯）があること**です。

そしてまた、腰の反りを作ることで、**呼吸器（肺）を包んでいる胸郭（肋骨）を支えることができます。**この「腰の反り・前弯曲」と、「呼吸器」の連動は、人が生きてゆく動きの根本です。

2. 深く長い呼吸が腰の反りをつくる

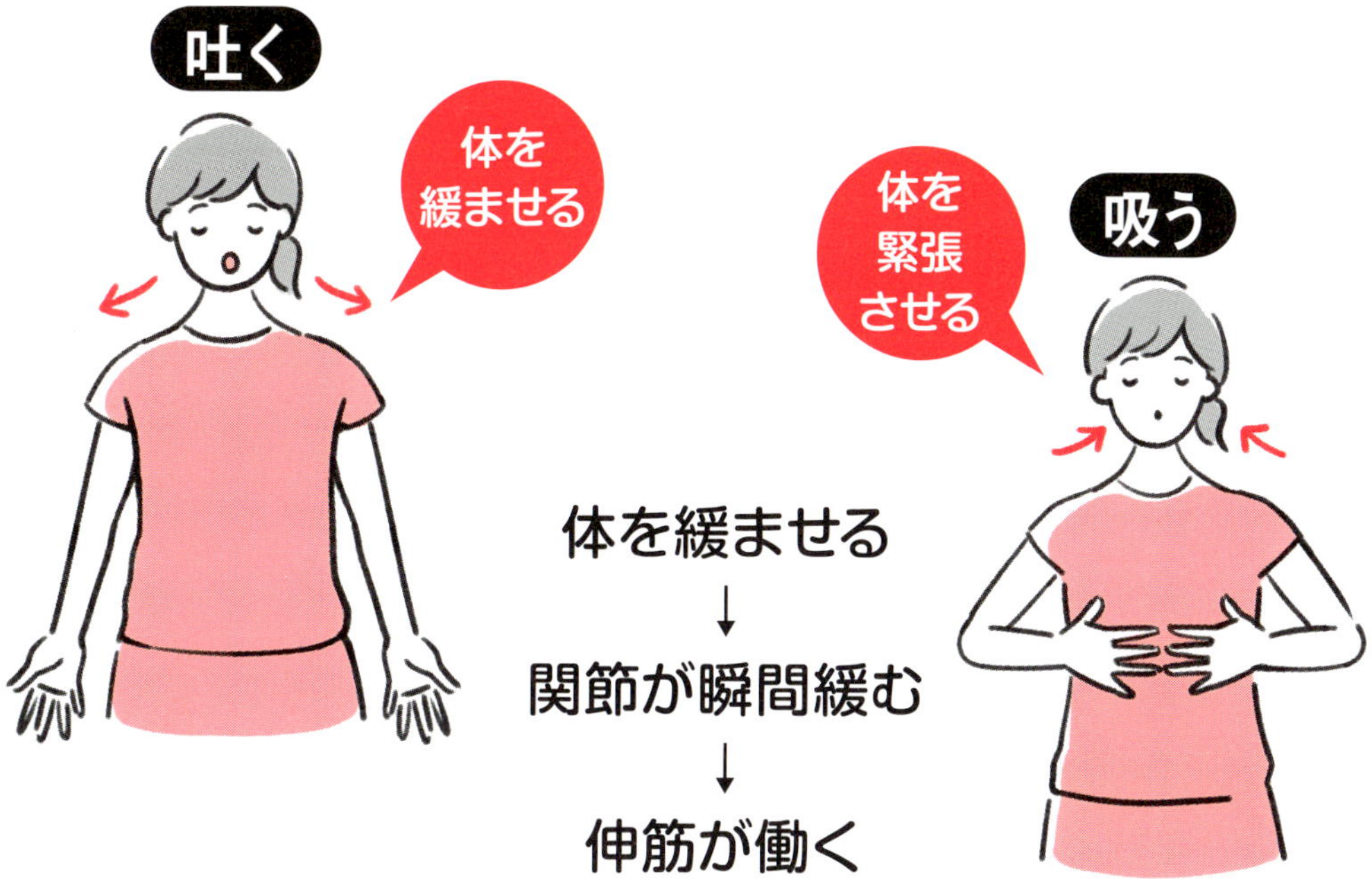

吐き出しが優位なのが良い呼吸

呼吸を利用して体をつくる

基本的に**息を吐くことは体を緩ませる動き**で、**息を吸うことは体を緊張させる動き**です。

人は緊張すると吸う方が優位になります。そして息を吐くことで体の力を瞬間緩ませて動くことができるのです。緩むから瞬間的に力が集まり、最大の力が出せるともいえます。

前述したように、呼吸と腰の反りというものの関係性は密接です。つまり、**呼吸を使って腰の反りを最大限作り上げてゆく**ことができるのです。

このような形を体に憶え込ませることで、過剰な緊張傾向を取り除き、精神的な余裕を作り出し、幅のある腰の動きを保つことが可能だと思います。

ゆらぎの呼吸法

背骨に緩みを作らないと大きな呼吸はできません。柳の枝のように体をゆらしながら呼吸をして体を曲げ伸ばしすることで、体に波を入れて、深く長い呼吸ができる体を目指します。

Step ① まず呼吸は気にせず、座したまま、体を前後に揺らします

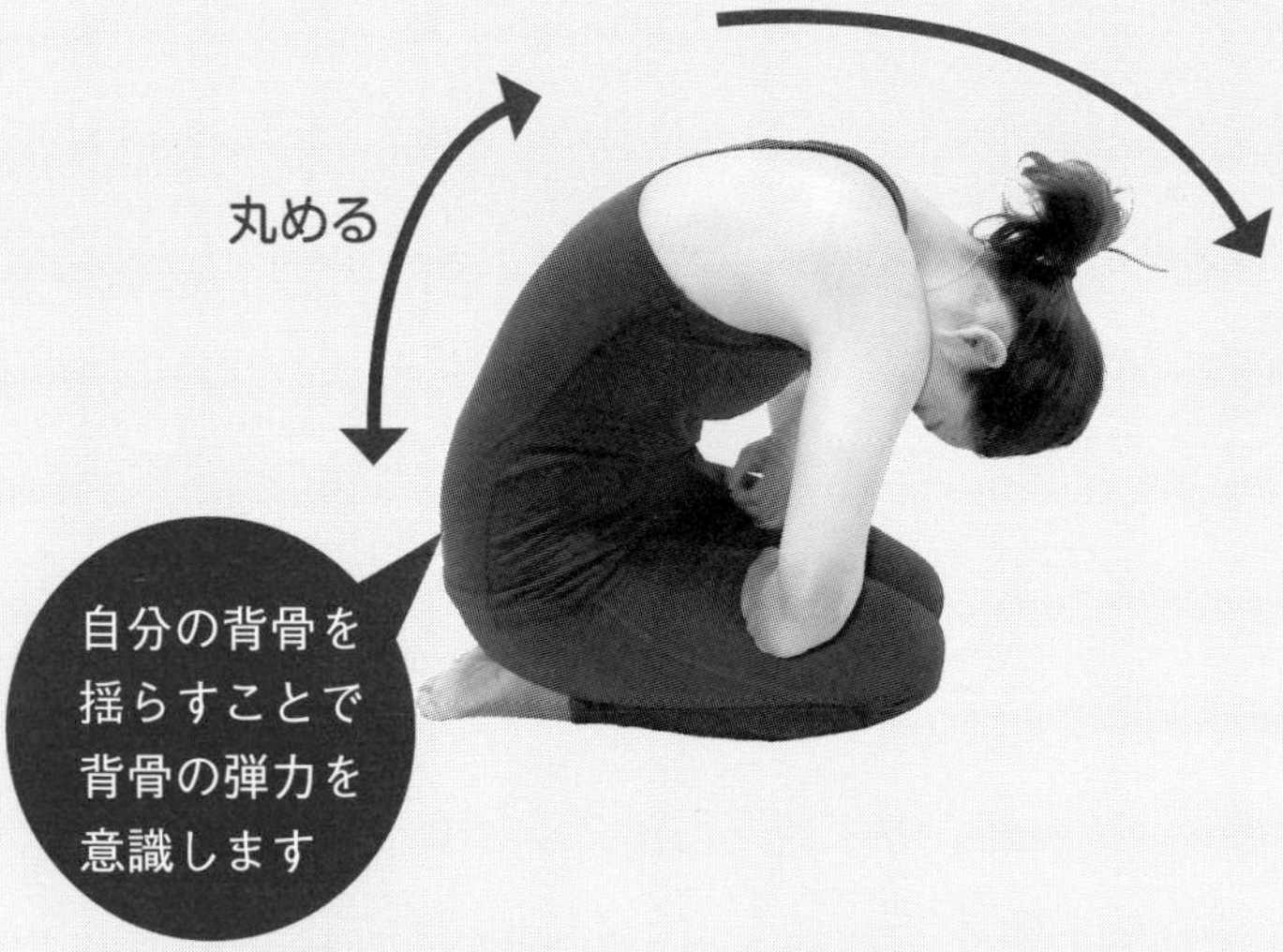
丸める
自分の背骨を
揺らすことで
背骨の弾力を
意識します

Step ② 柳の枝や波の動きのように、自然の一部になった気分で体を何度か揺らします

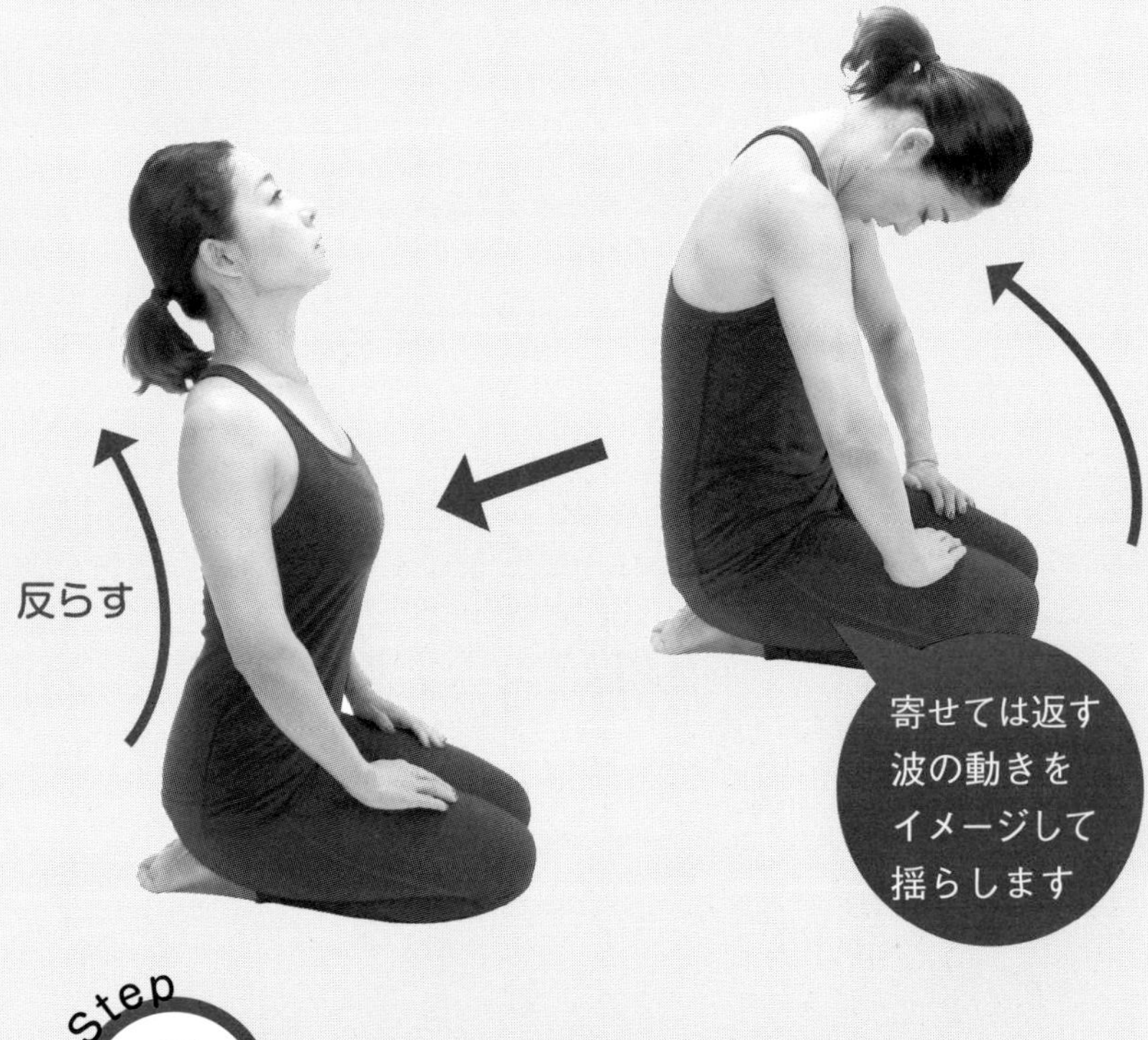
反らす
寄せては返す
波の動きを
イメージして
揺らします

Step ③ ①から②を何度か繰り返します

Step 4

次に呼吸を意識します
前屈みのときに口から大きく
息を吐きます

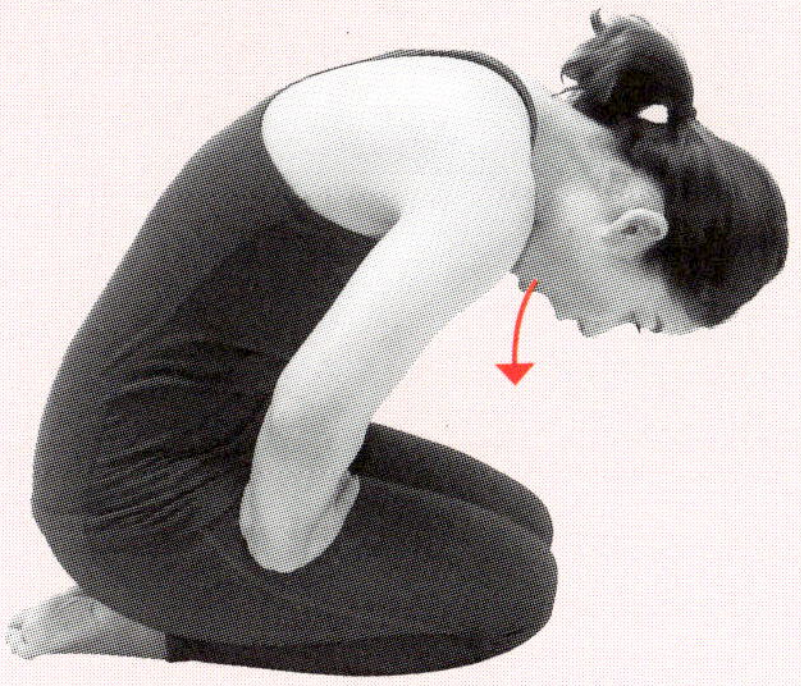

Step 5

口を閉じて鼻で
大きく息を吸い
ながら体を戻し
ます

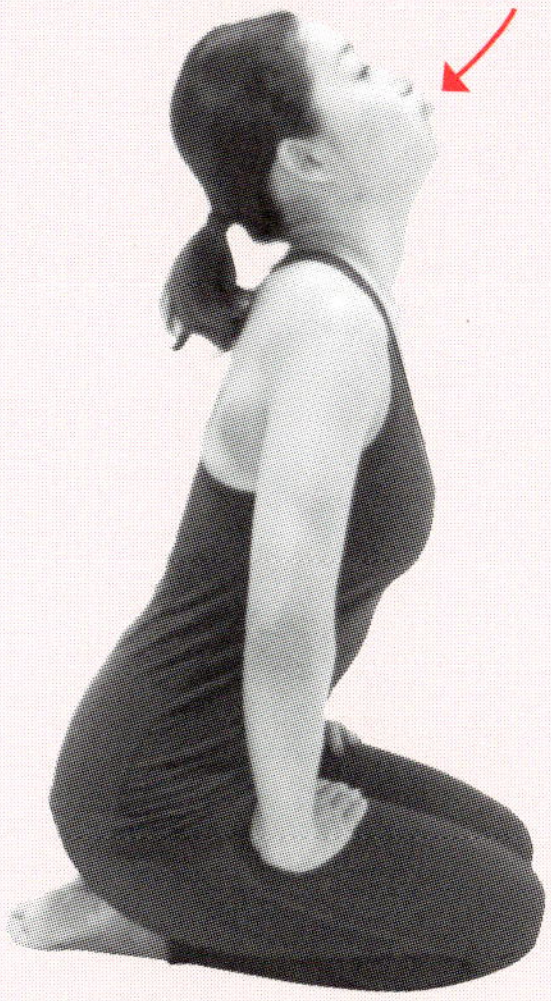

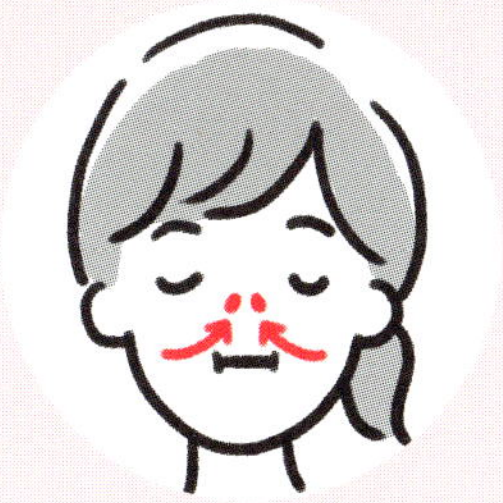

息は鼻で吸う

Step 6

息を細く長く
吐いてゆきます
(20秒くらい)

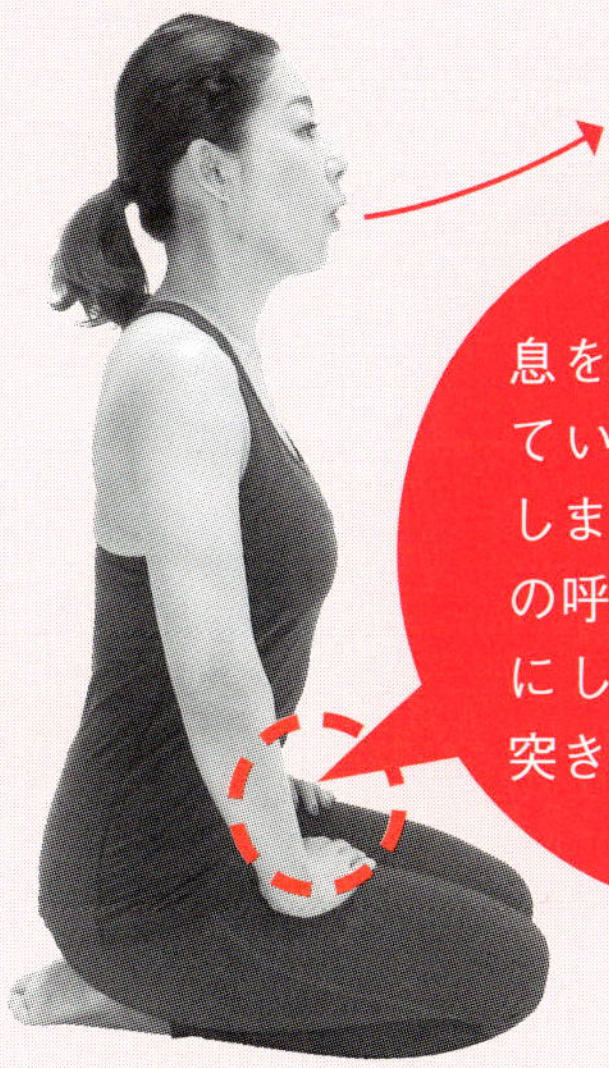

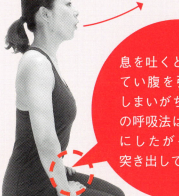

息を吐くときは、たいてい腹を引っ込めてしまいがちですが、この呼吸法は、息を吐くにしたがって下腹を突き出してゆきます

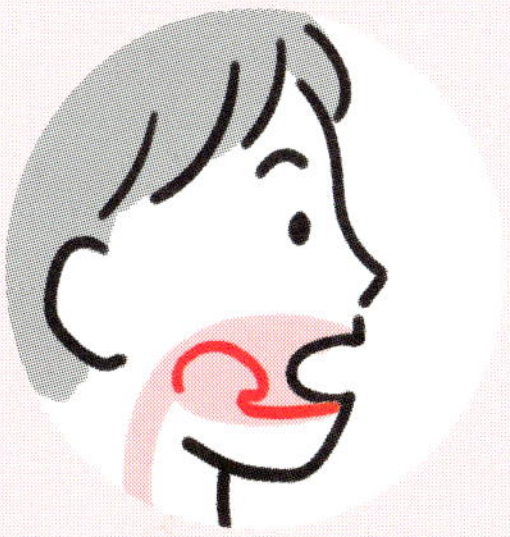

息を吐くときの
舌の位置

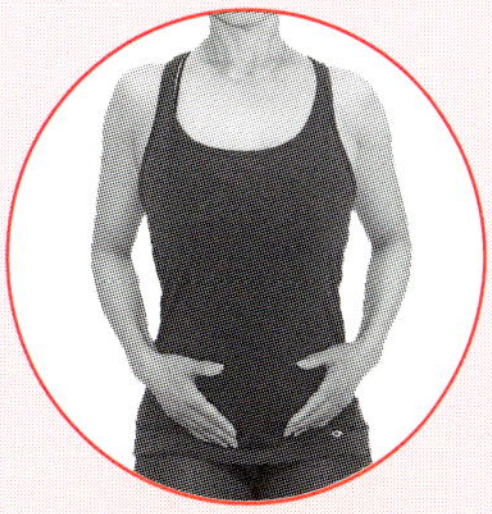

下腹に手を当てて
お腹を前に突き出
してもOK

Step 7

④から⑥を
2、3回
繰り返します

深い呼吸をする方法

鎖骨を広げて呼吸をすると自然に深い呼吸になる

鎖骨が広がることで胸は開きます。胸が開くと必然的に背が反ります。

特に右鎖骨が硬直しやすいです。肩関節は鎖骨と肩甲骨に繋がっていて、腕は胴体についていません。つまり腕の使いすぎは鎖骨と肩甲骨の硬さに表れます。

また、鼠《そ》径《けい》部の動きを意識することによって、自然に腰の反りができ、下腹に呼吸が入り、深い呼吸ができるようになります。

鼠径部の呼吸法

Step 1 吸う息に合わせて鼠《そ》径《けい》部を締めてゆきます

Step 2 吐く息に合わせて鼠径部を緩めてゆきます

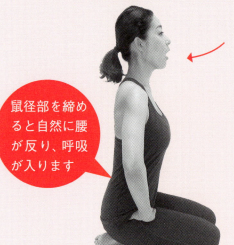

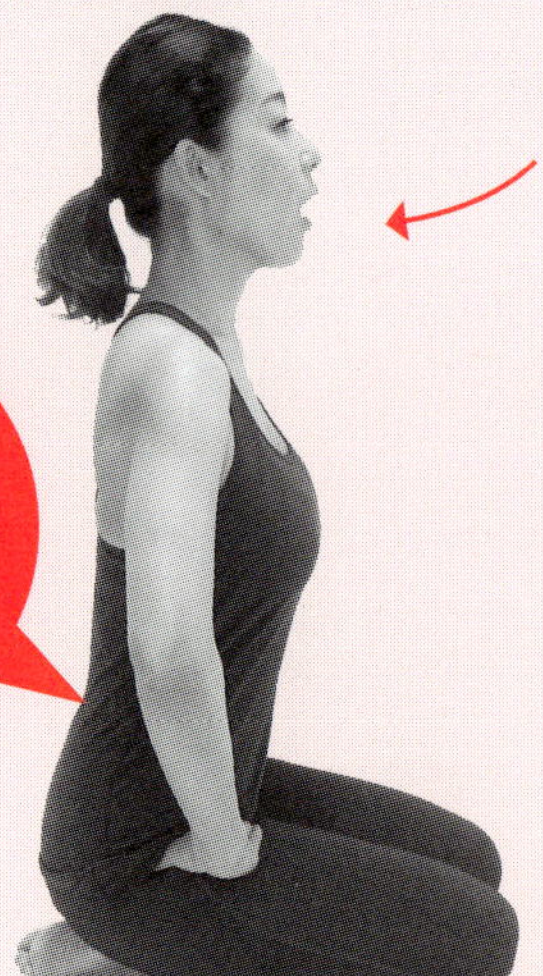
鼠径部を締めると自然に腰が反り、呼吸が入ります

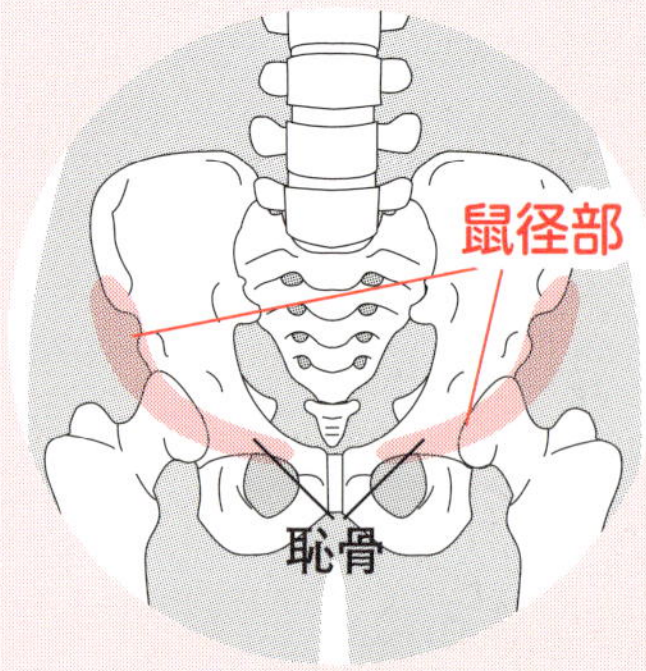

鼠径部（恥骨の脇）

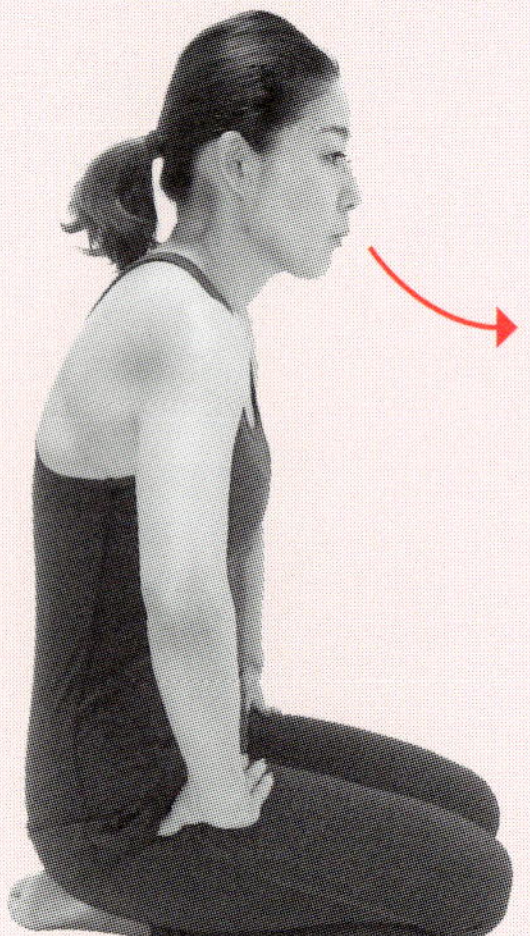

Step 3 ①と②を繰り返します

鎖骨の呼吸法

Step 1
吸う息に合わせて鎖骨を前に張り出すようにします

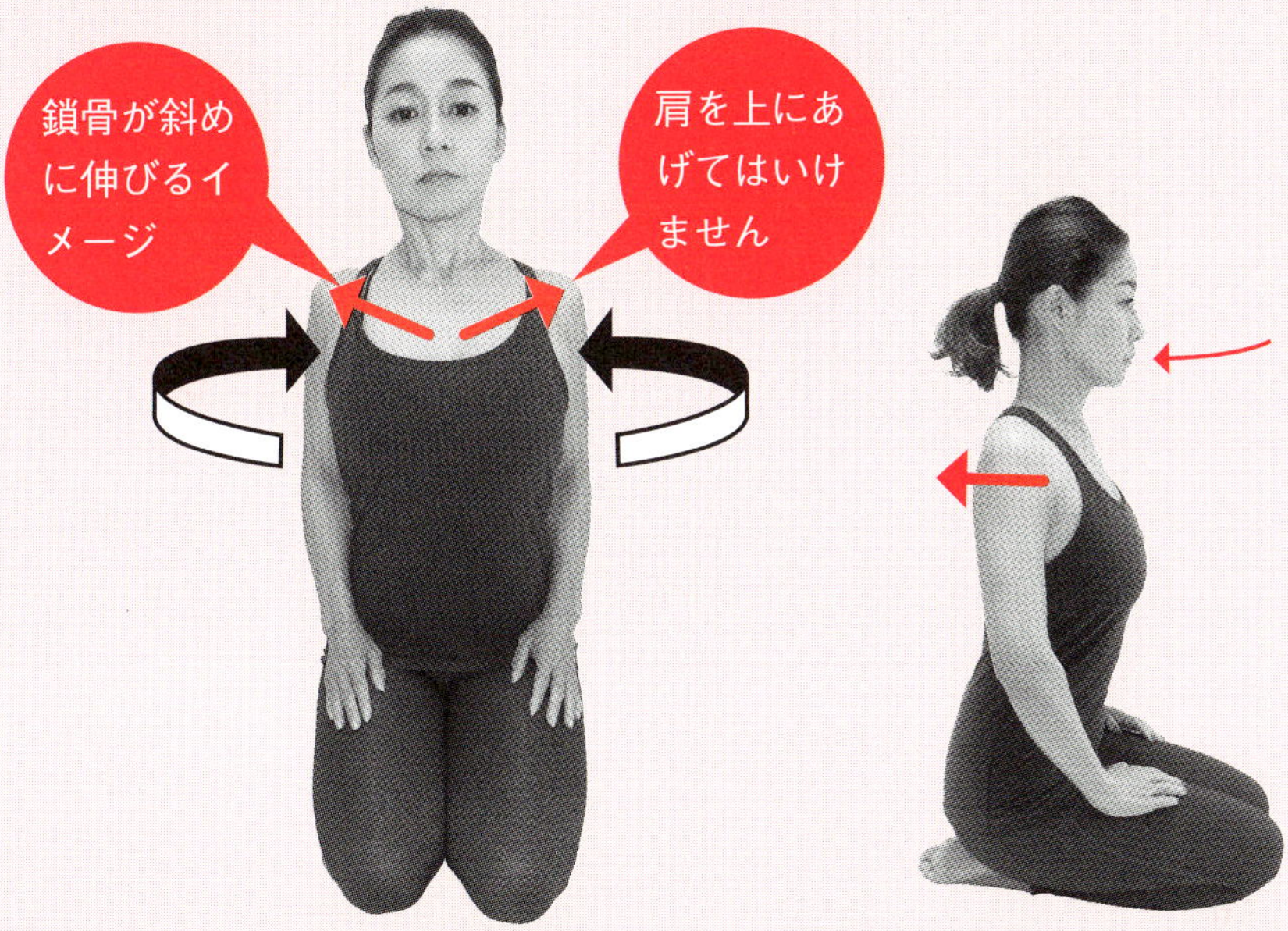

Step 2
力を抜いて息を吐きます

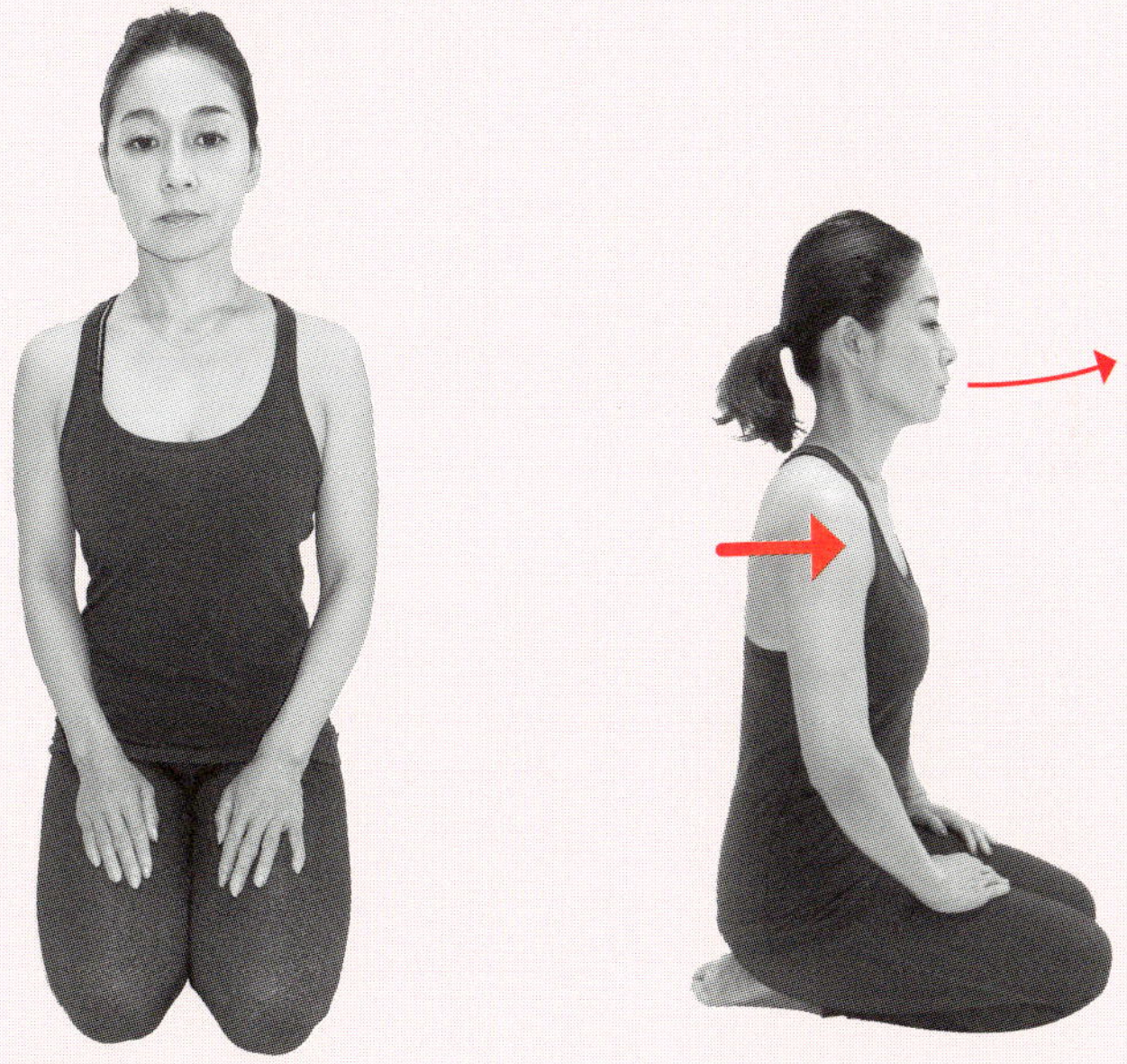

Step 3
①と②を繰り返します

本書に登場する主な骨と側線

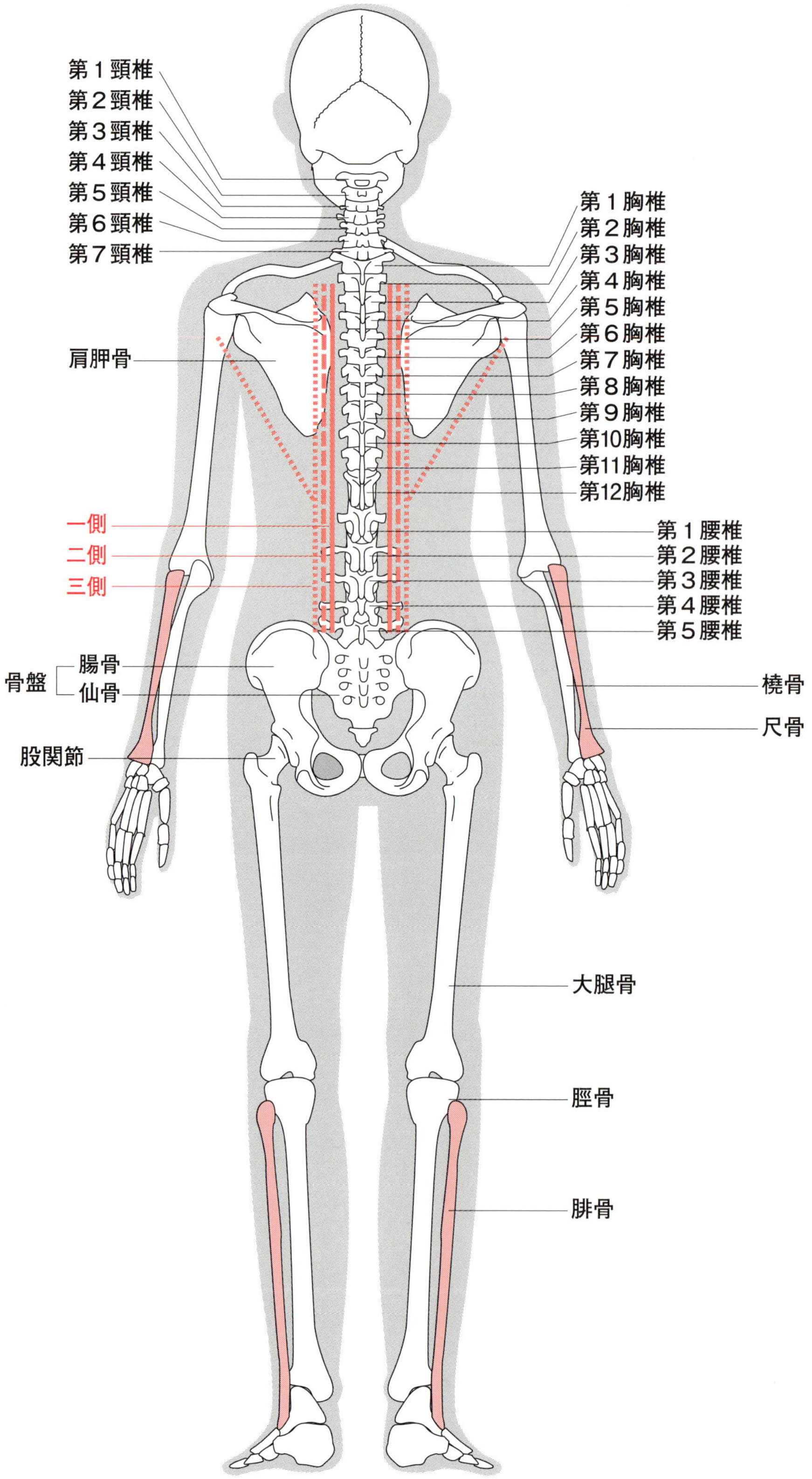

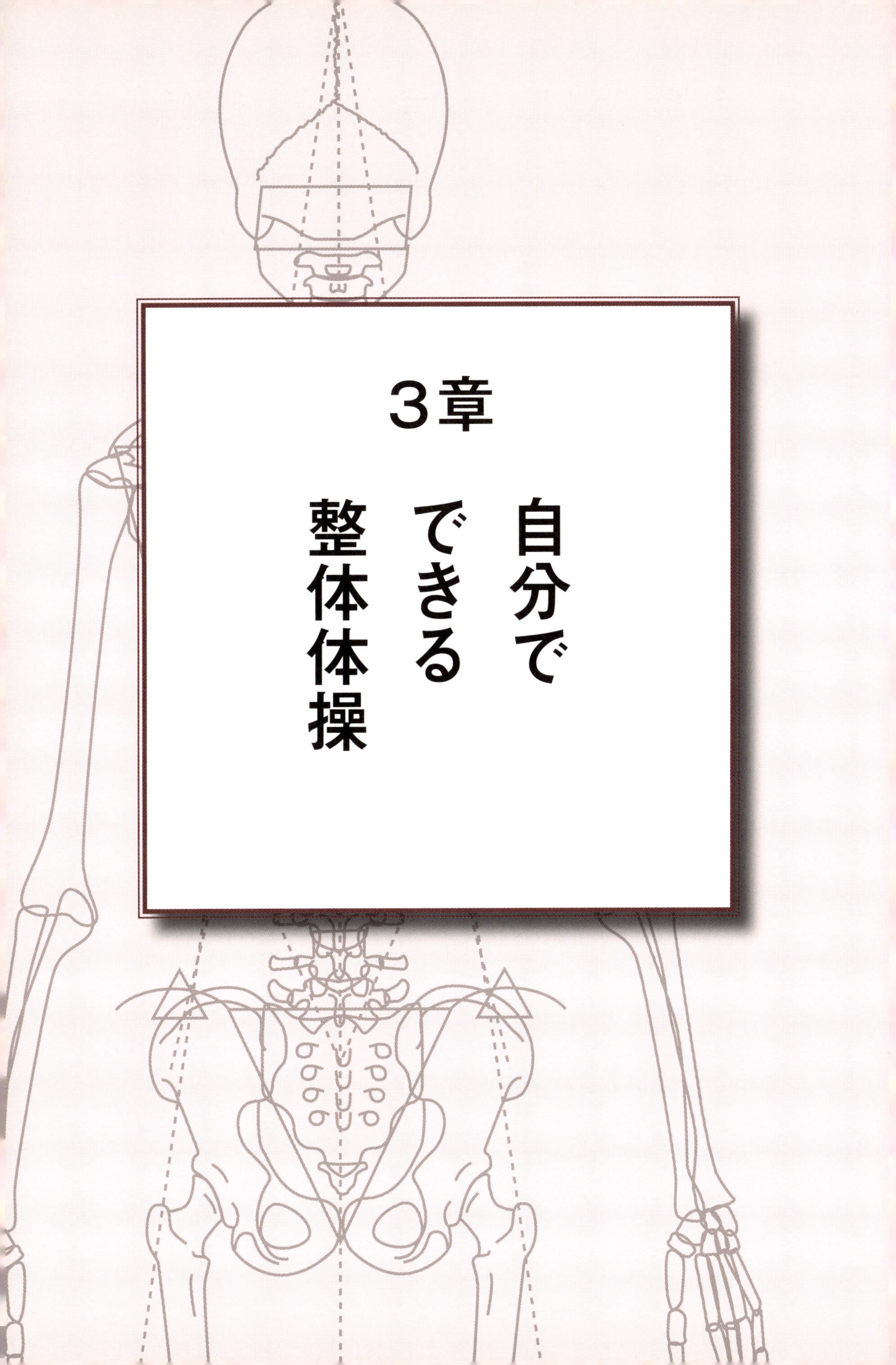

３章

自分でできる整体体操

整体体操で全身を整える

仙骨と胸郭の弾力が大事

一般的には、ストレッチや柔軟体操は部分的な筋肉の端と端（起始と停止）を伸ばすことだと考えられているようです。しかしながら、整体学では、柔軟体操やストレッチというものは単に部分的な筋肉を伸ばすことではないという視点に立っています。

整体学的に見て、**体の柔軟性に一番関与しているのが仙骨《せんこつ》の弾力と、胸郭《きょうかく》の弾力です。**このそれぞれに弾力がある体は、体全体の柔軟性に富んでいます。

私の考える整体体操は、実はこの**仙骨と胸郭に弾力をつけることを最終目的とします。**

「腰は呼吸器のためにある。体のすべてが呼吸器のためにある。体の動きの連動性も呼吸器の弾力にある。すべては呼吸器に繋がっている」のです。

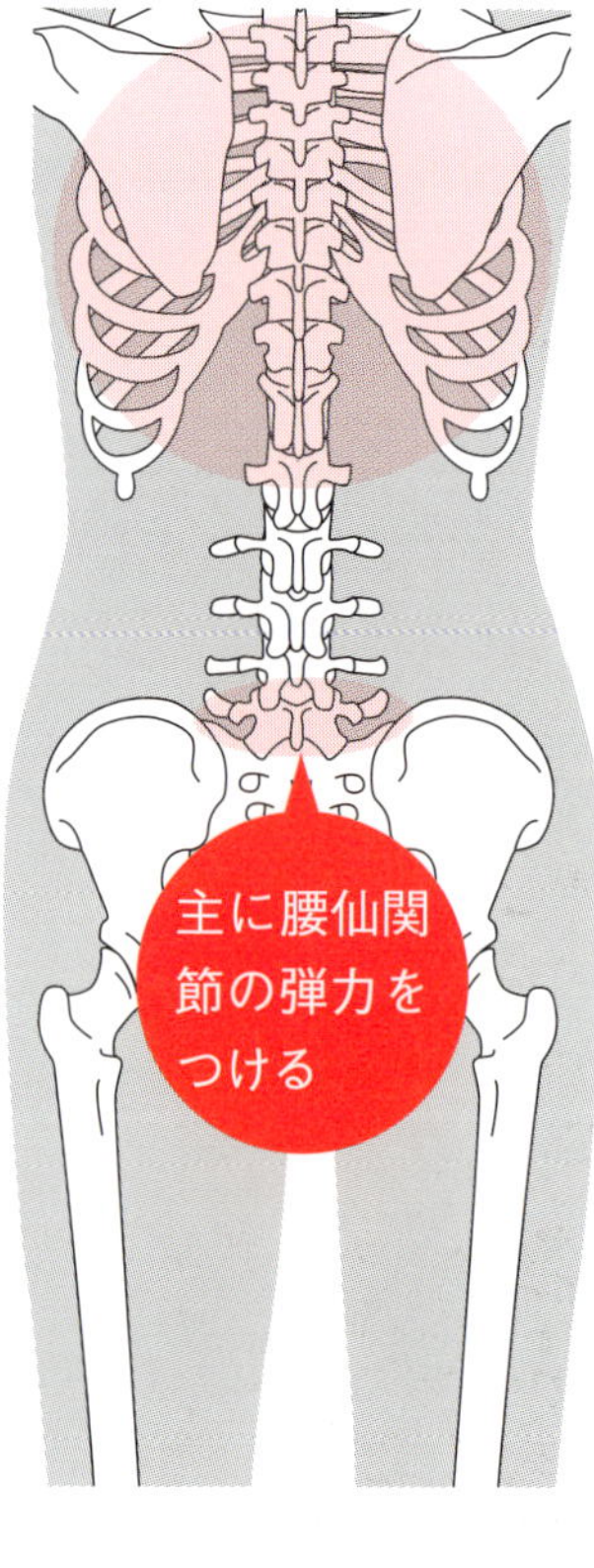
主に腰仙関節の弾力をつける

整体学では、体というものは、**頭のてっぺんからつま先までひとつの膜・筋膜に覆われているもの**と考えています。それぞれの筋肉を独立したものとして考えるのではなく、筋肉は筋膜に覆われて全身に繋がっているものとして捉えています。

ですから、そこに腰を中心とした人の体の中心軸という概念を作ることができるのです。

筋膜による体全体の繋がりがあるからこそ、体は全体のバランスを取りながら動いているのです。

全身は繋がっている

そしてまた、とても大切なことは、体の伸びというものは、もちろん仙骨の弾力にも繋がっていますが、最終的には**呼吸をするための胸郭・肋骨の伸び**に繋がっているということです。

筋膜は、腰を中心地点として体の伸びのバランスを取っていますが、すべての筋膜は腰を経由して、下では仙骨、上では胸郭・肋骨の弾力を取るために繋がっているといっても過言ではないということです。

つまり、一番大事な呼吸をするために**全身の筋膜は胸郭に繋がっているのです。**

究極の整体体操というのは、胸郭に繋がる筋膜の連動性を整えることです。ですから、実際に体操をするときは、体の伸びのラインを胸郭にまで繋げていって、**どんなポーズをやっても肋骨を開き、胸郭を動かすイメージで行なう**ことが大切なのです。

そのために呼吸を使うということをお忘れにならないでください。

体操を行なう時のご注意

①大きく呼吸しながら行なう。息を止めてはダメ

②筋力で無理にひっぱって伸ばすのではなく、力を抜いて、自分の体重を乗せるようにする

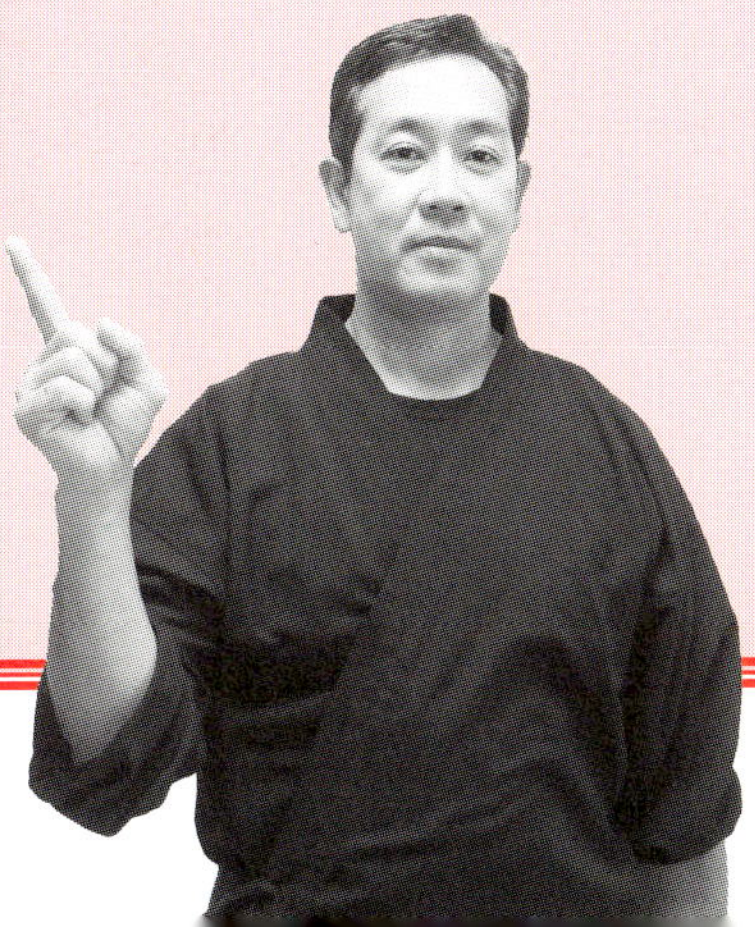

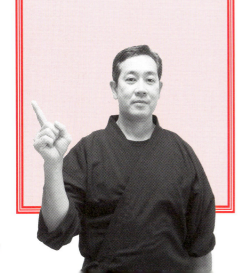

体の中心軸を作る整体体操

足腰を丈夫にして体を引き締める

3章
自分でできる整体体操

体に中心軸を作り、足腰を丈夫にして体を引き締める運動です。また、ダイエット効果もあります。痩せるには腰の反りと弾力が重要ですが、この運動によって良い腰の反りができ、少しの食べ物でよく動けるようになるので、痩せやすくなるのです。

体の中心軸を感じるポーズ

Step 1

お相撲さんがよくやる蹲踞《そんきょ》の姿勢を取ります

腰を反らしてバランスを取り、頭頂部から会陰に抜ける中心軸を感じるようにします

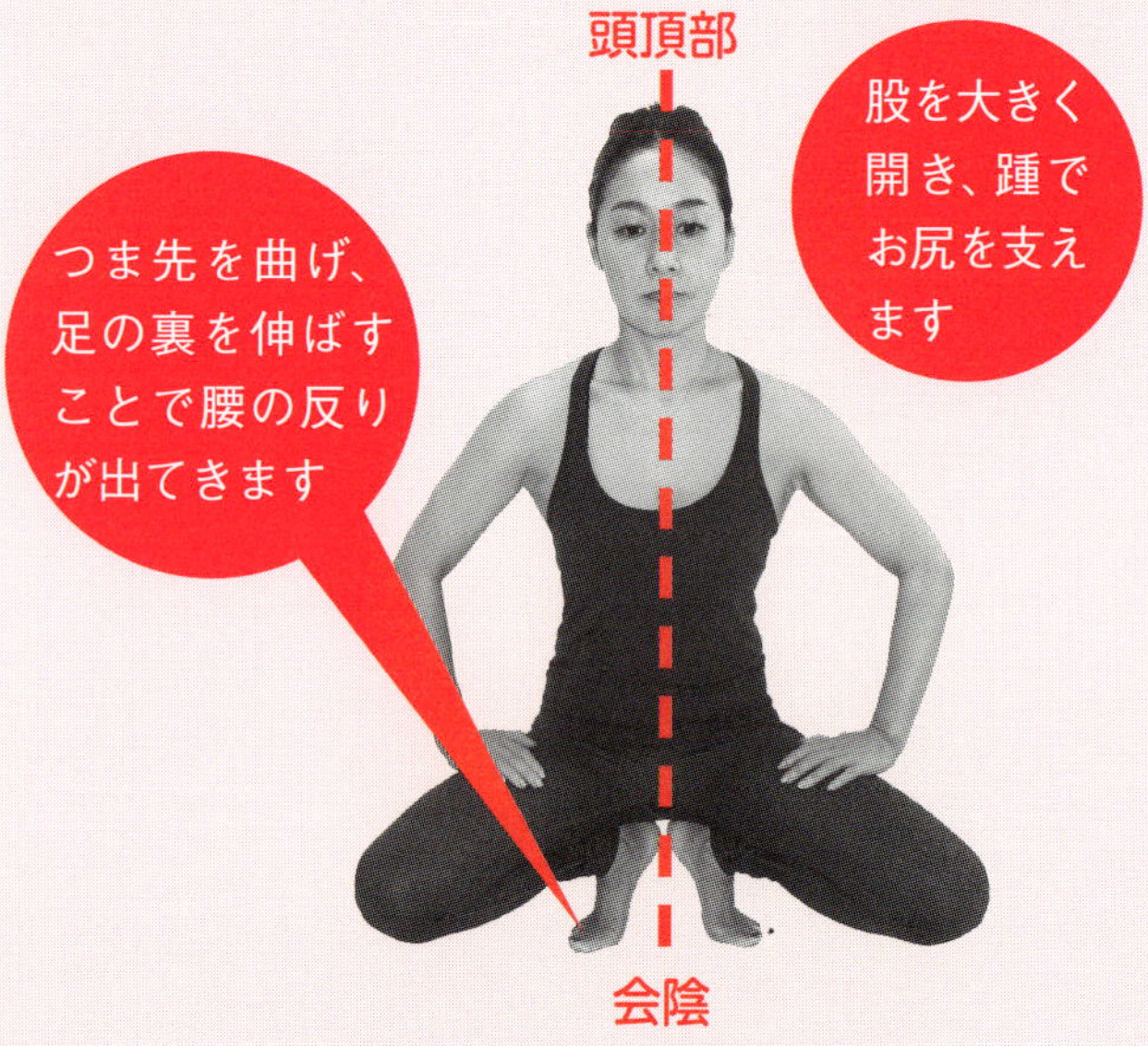
頭頂部
股を大きく開き、踵でお尻を支えます
つま先を曲げ、足の裏を伸ばすことで腰の反りが出てきます
会陰

難しい人はここから!

椅子に捕まり①のポーズを行ないます

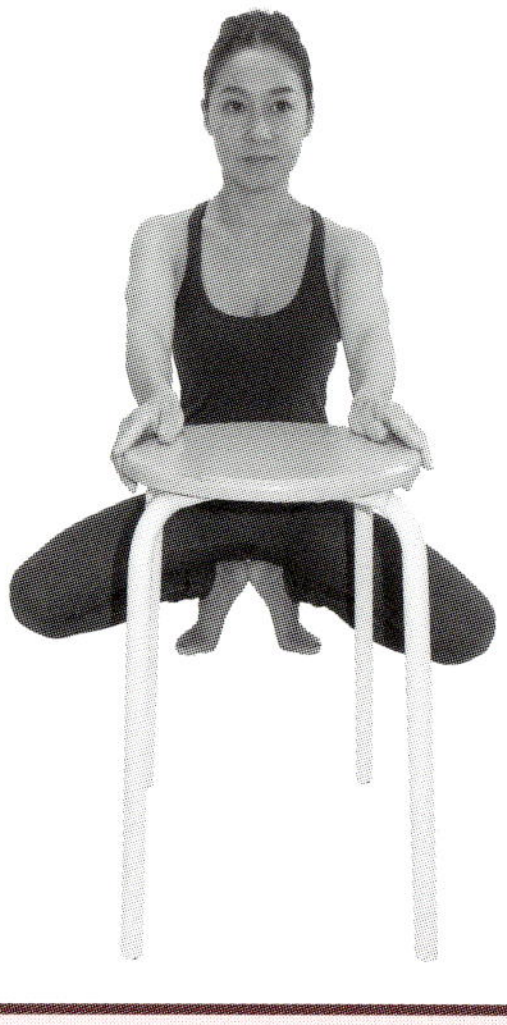

全身で体のバランスをとる体操

Step 1

前ページの蹲踞の姿勢から片膝を床につきます

(写真は右脚の例)

足、腰、股関節、すべてを使って自分の体のバランスを取ります

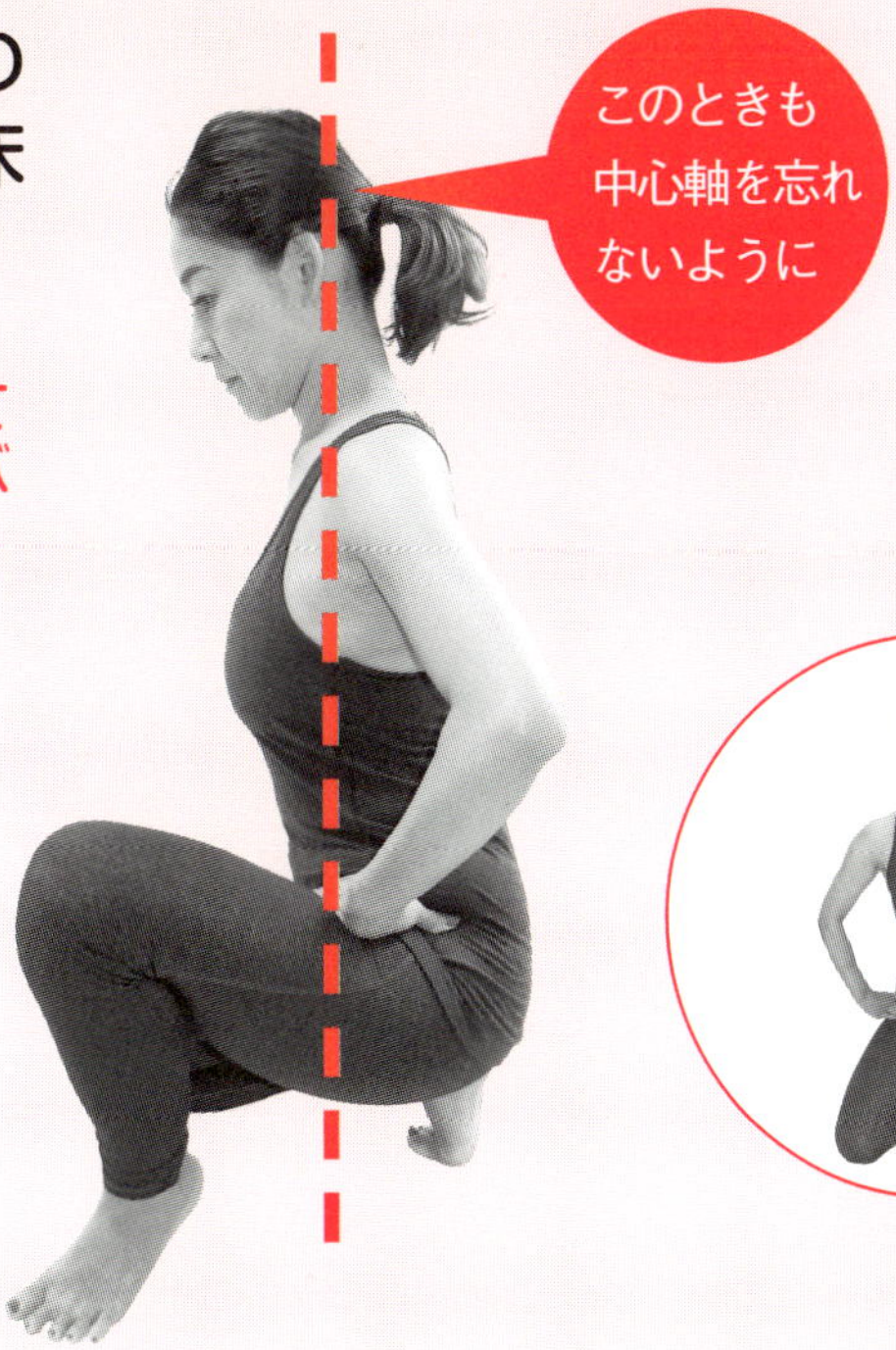
このときも中心軸を忘れないように

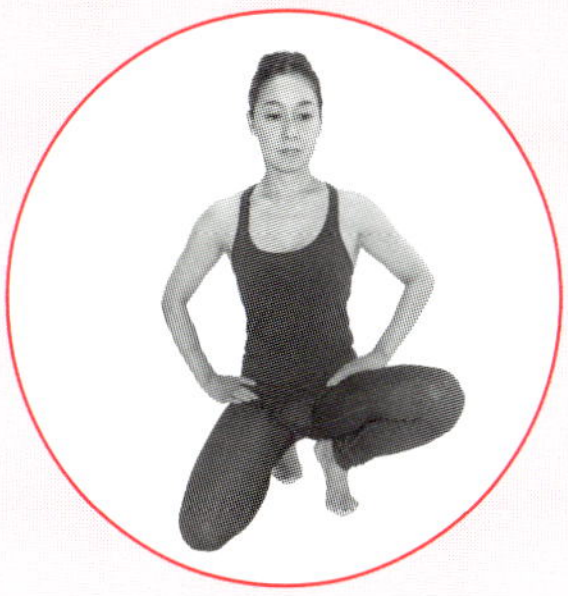

Step 2

逆の片膝を　つき、前に移動します

腰の反りを意識して、自分の体の中心軸をぶらさないように前方に移動してゆきます

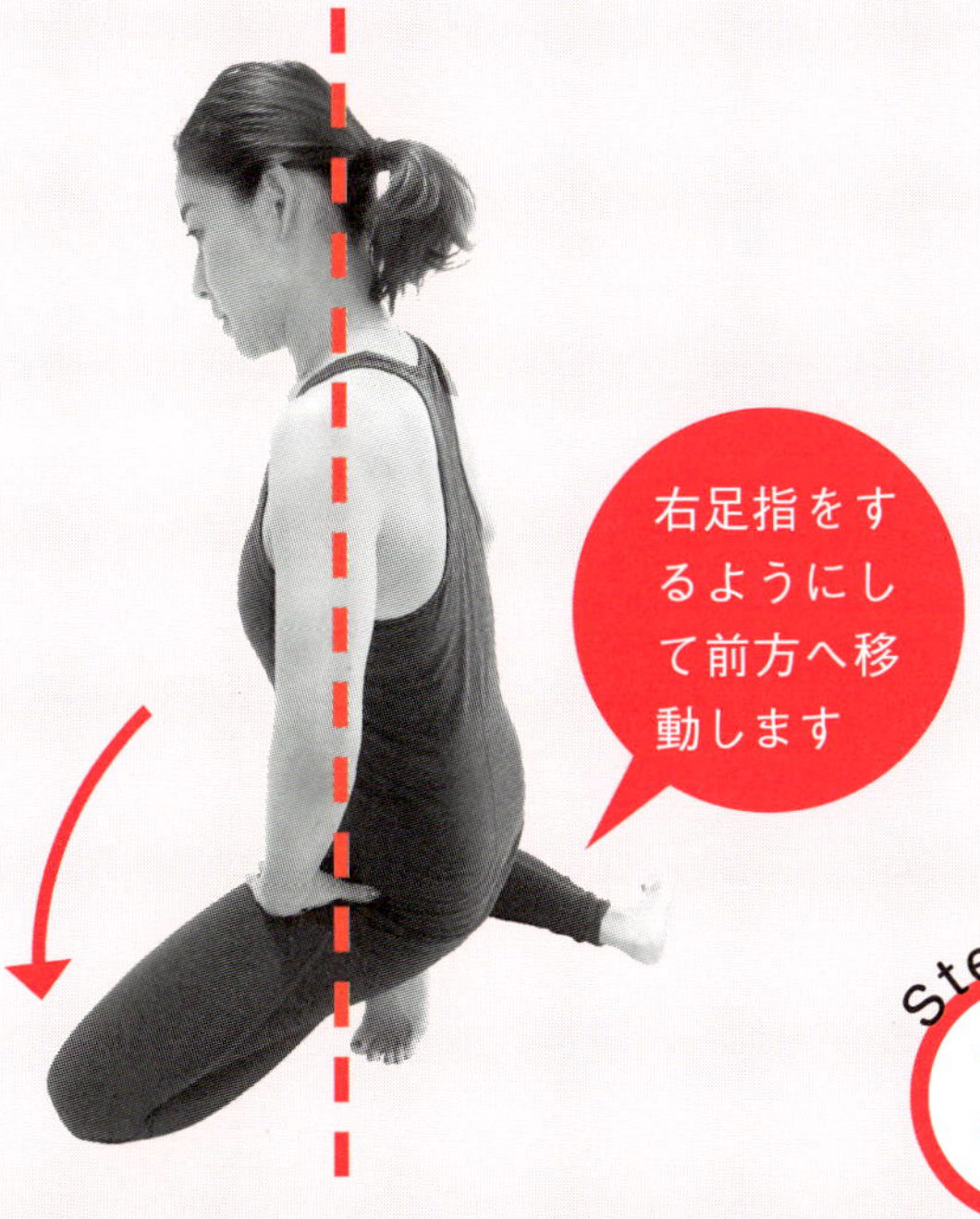
右足指をするようにして前方へ移動します

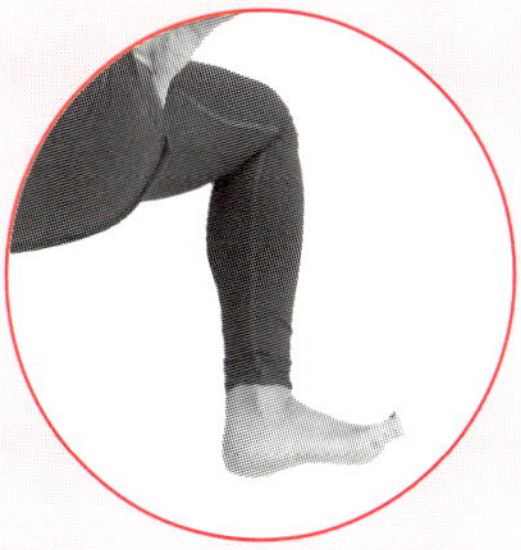

後ろにきた足の形はこのようになります

Step 3

②の動きを左右交互にします

仙骨の弾力を整える

カエル足の整体体操

3章
自分でできる整体体操

仙骨は体の意味のすべてが集約されている場所ですので、仙骨の弾力を整えるということは大変重要です。この体操はとても効果のある反面、非常にきつい形になりますので、いきなり無理してやることは避けてください。

Step ①
正座の位置から両方の踵《かかと》をお尻の外に出して座ります

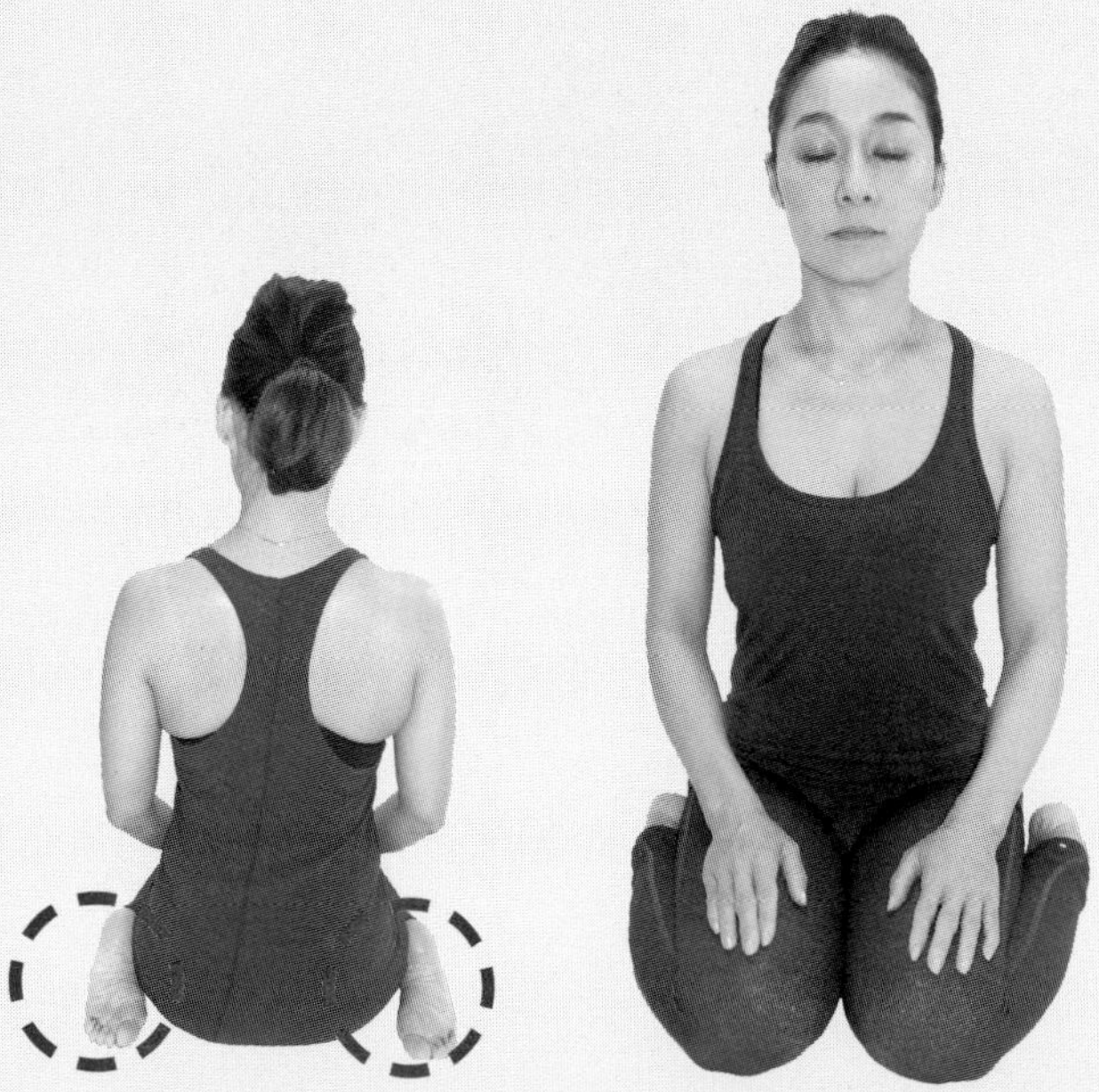

Step ②
座れたら、足首を曲げ両方の足のつま先を横に向けます（カエル座り）

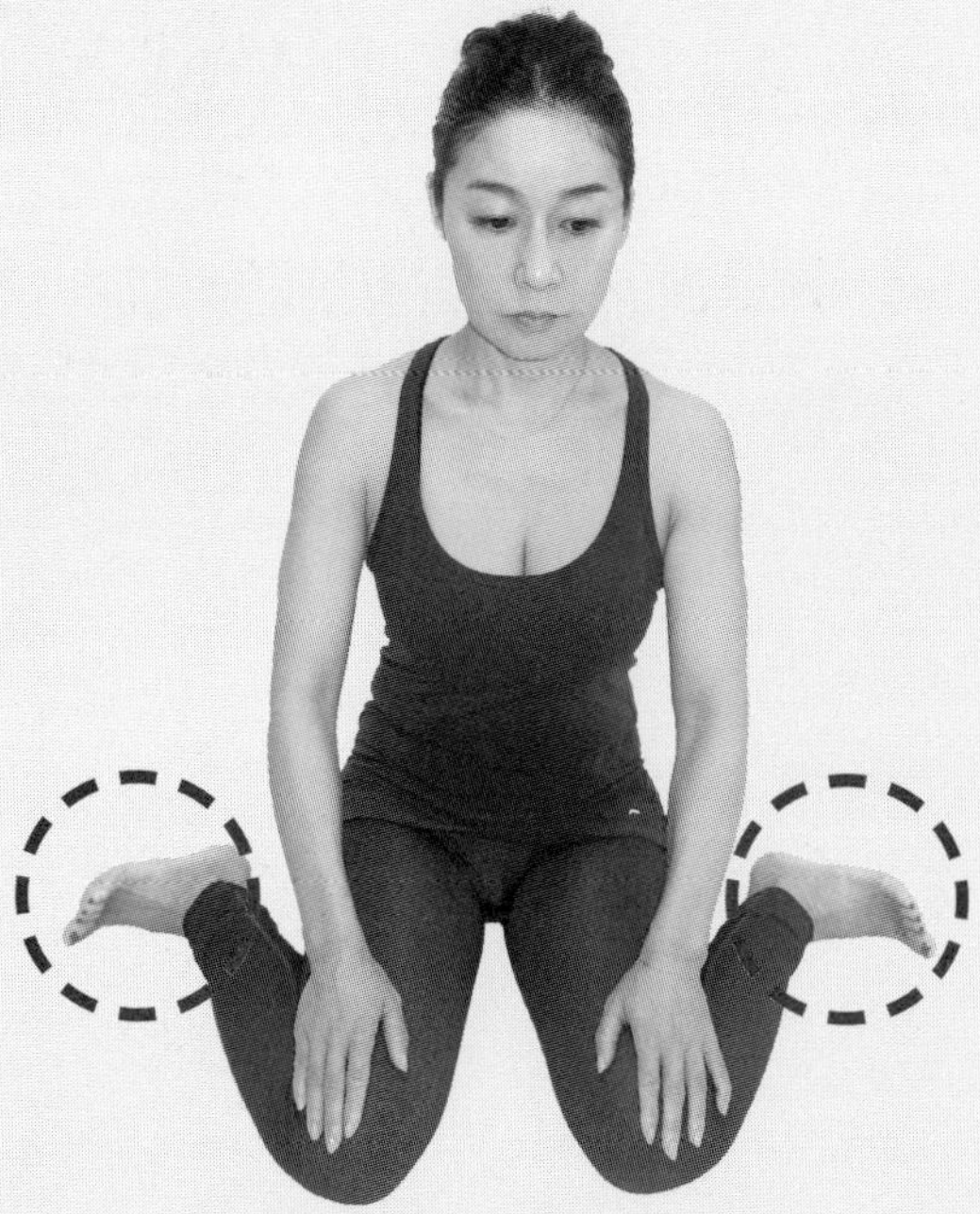

Step 3 前にお辞儀をします

お尻をなるべく持ち上げないようにしてください

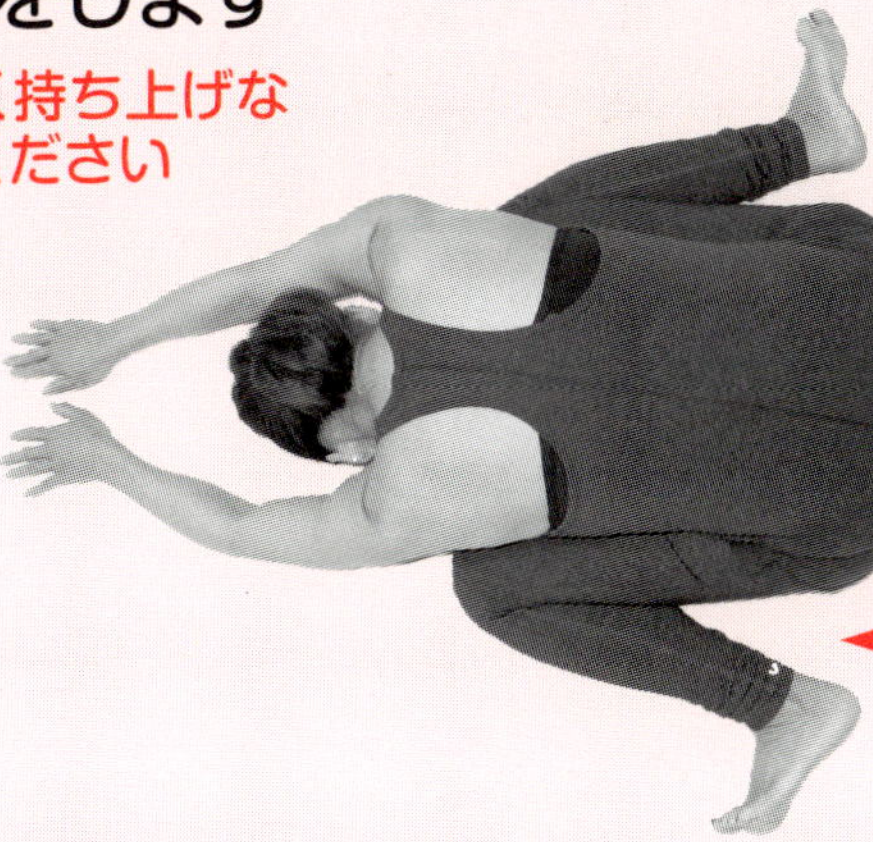

お腹を太ももの間に入れるようにしましょう

Step 4 足はカエル座りのまま、今度は後ろに寝ます

体の力が抜けるまでそのままでいます

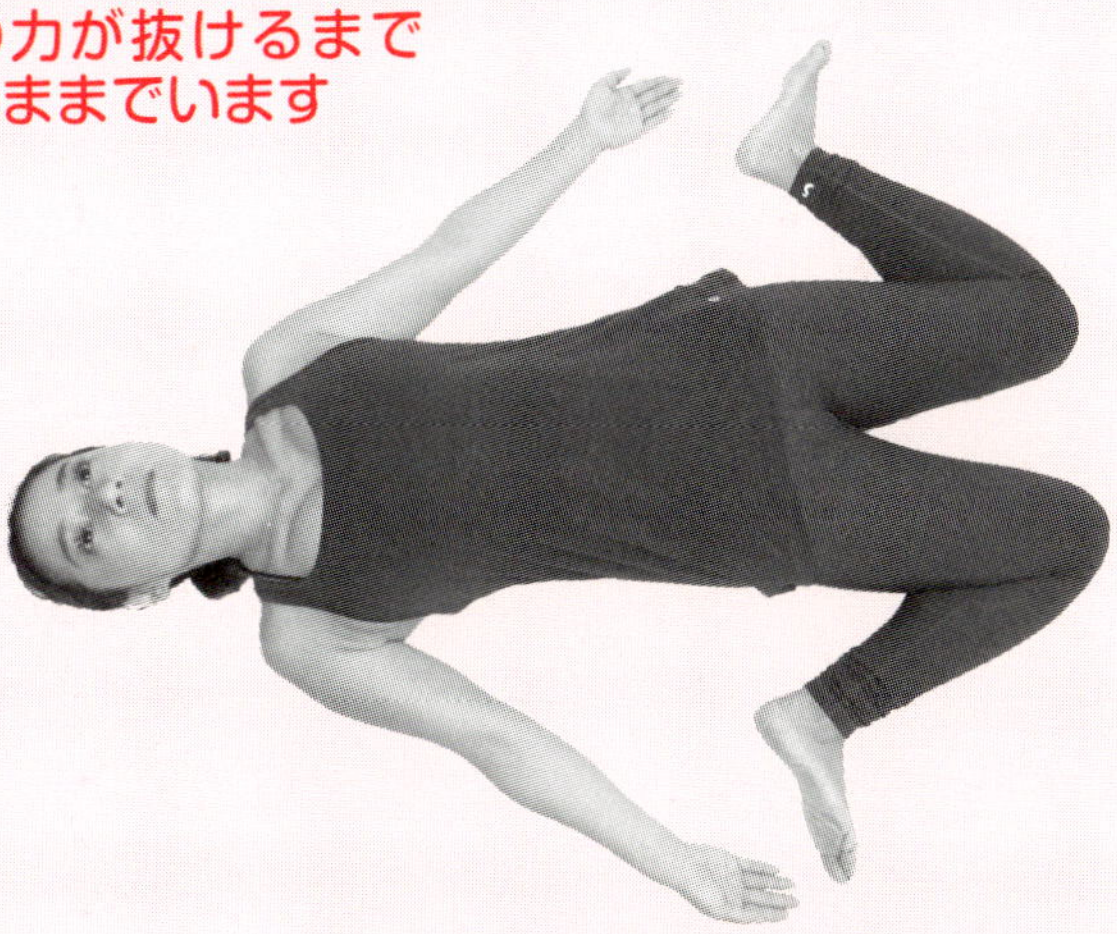

左右やってみると、どちらがやりづらいか感じられます

難しい人はここから!

Step 1 ③のポーズが難しい場合は片脚は伸ばしたまま行ないましょう（左右交互）

Step 2 ④が難しい場合も片脚は伸ばした状態で後ろに寝そべります（左右交互）

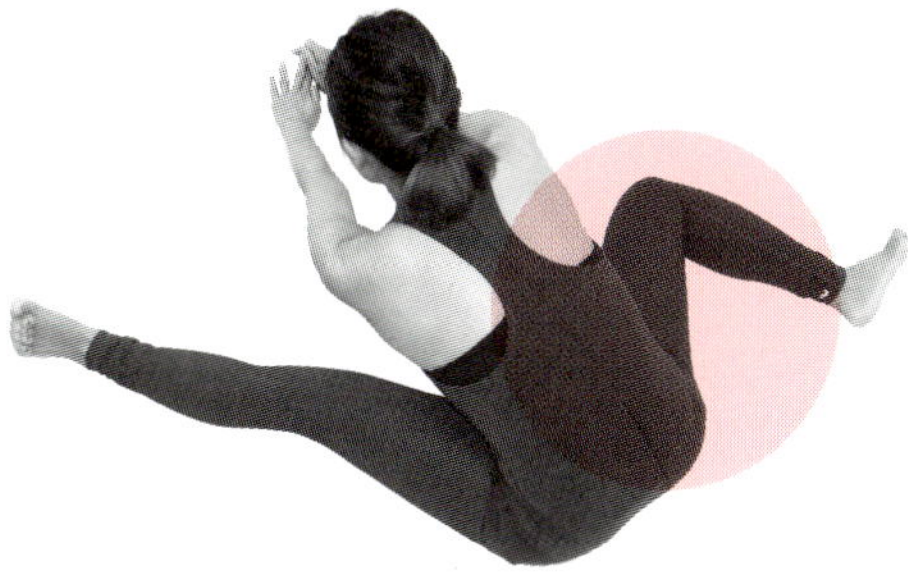

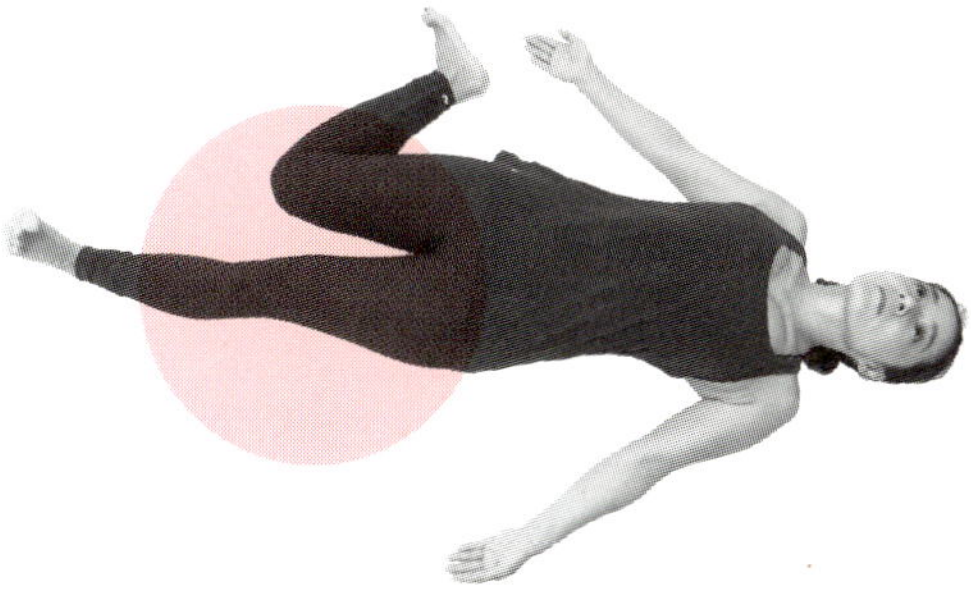

Step 5 ④の形から起き上がり、カエル座りはそのままで、両手を前に着き、お尻を持ち上げ、両膝を左右に広げます

できるところまで広げましょう

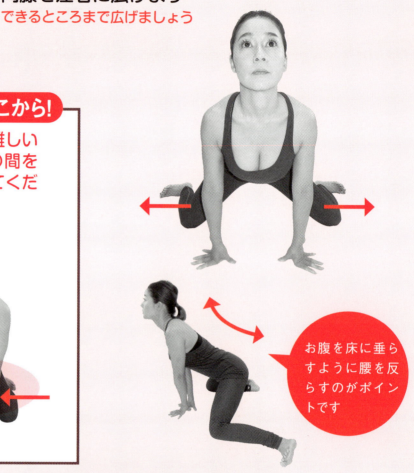

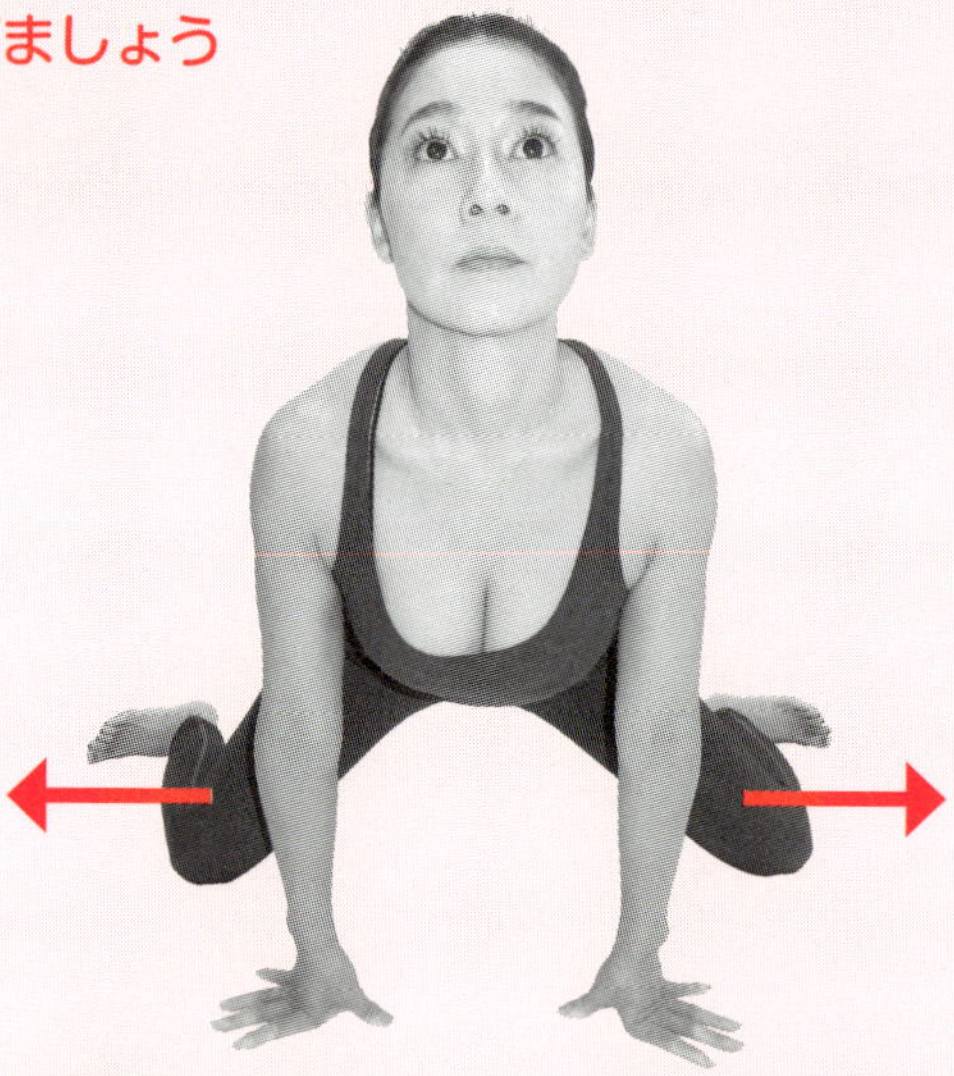

難しい人はここから!

⑤のポーズが難しい場合は、両膝の間を狭めて行なってください

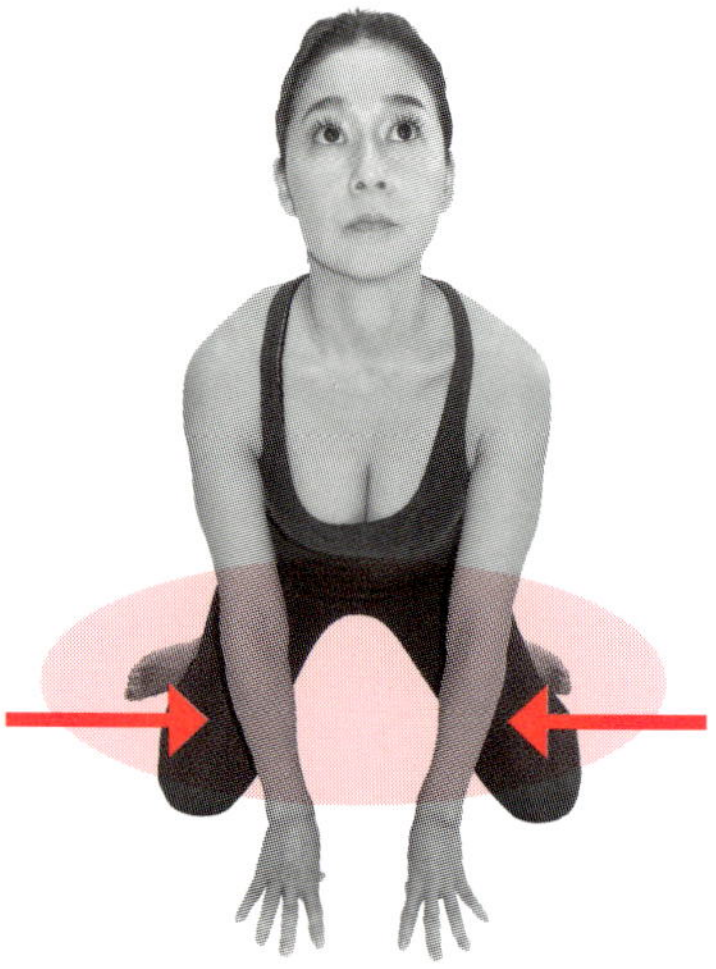

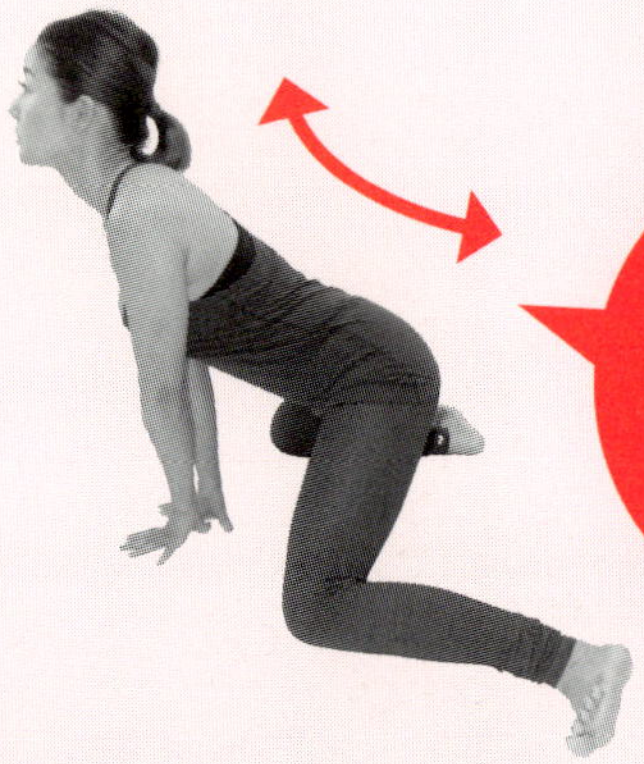

お腹を床に垂らすように腰を反らすのがポイントです

赤ちゃんの「ずりばい」の形

つま先を外側に向け、足の親指の内側が床についています

両脚の内側、つまり内股を床につける形です

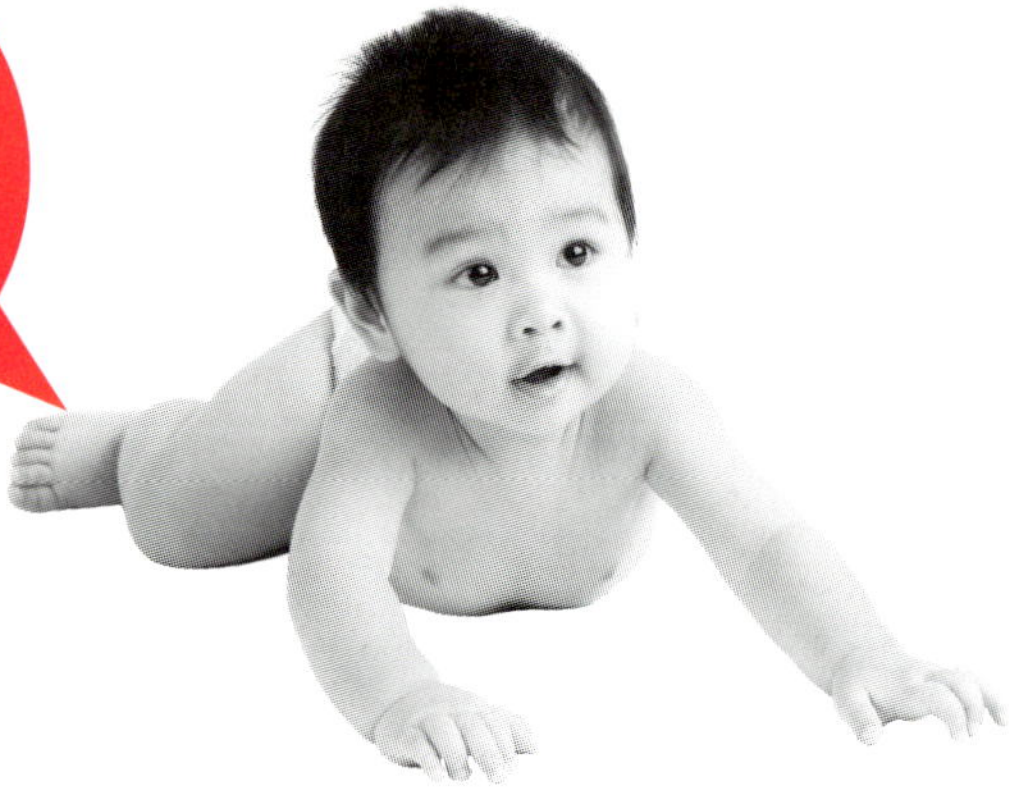

この形は赤ちゃんがおこなう「ずりばい」と同じです。

この形で前に移動してゆけば「ずりばい運動」になり、内股が伸びて腰が反るので、慢性腰痛の改善に非常に効果があります。

Step 6 今度は両股の内側を床に着けるように上下に腰を揺さぶります

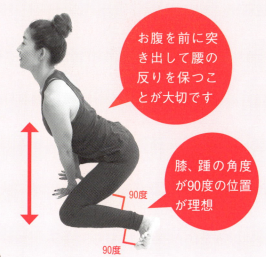

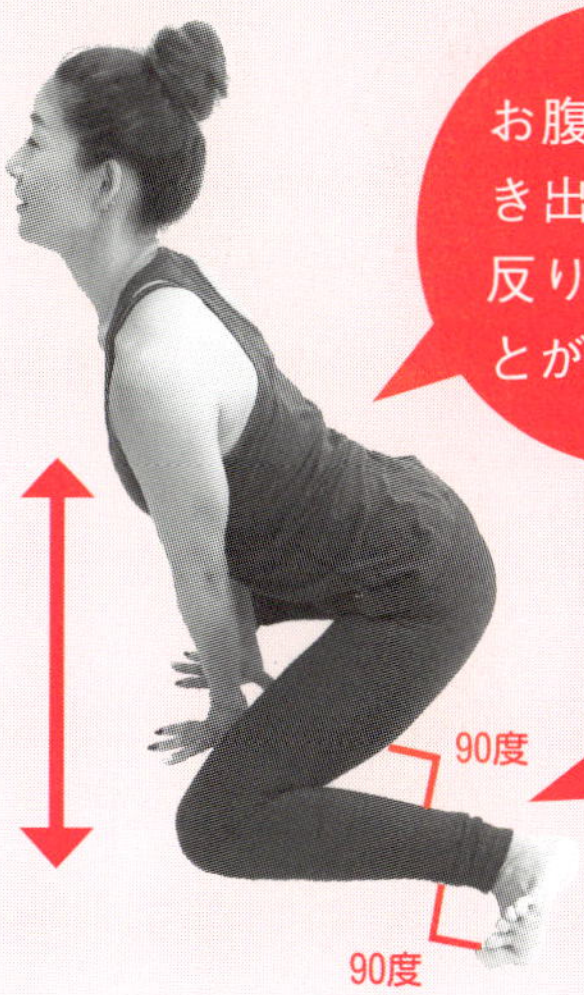

お腹を前に突き出して腰の反りを保つことが大切です

膝、踵の角度が90度の位置が理想

Step 7 なるべくその膝の幅のままで、お尻を床に着けるように座ります

この形が一番きつくなりますので無理はしないでください

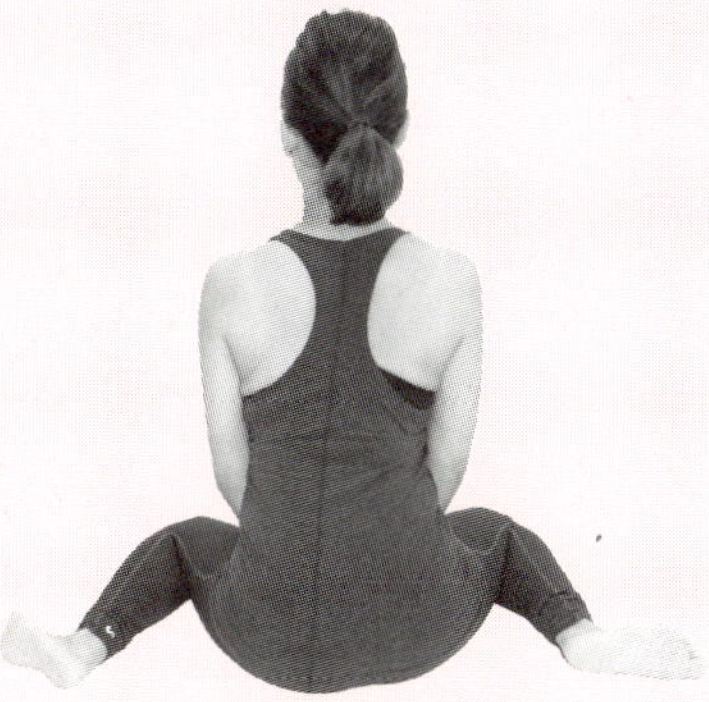

難しい人はここから!

⑦のポーズが難しい場合は、お尻を浮かせたままで結構です

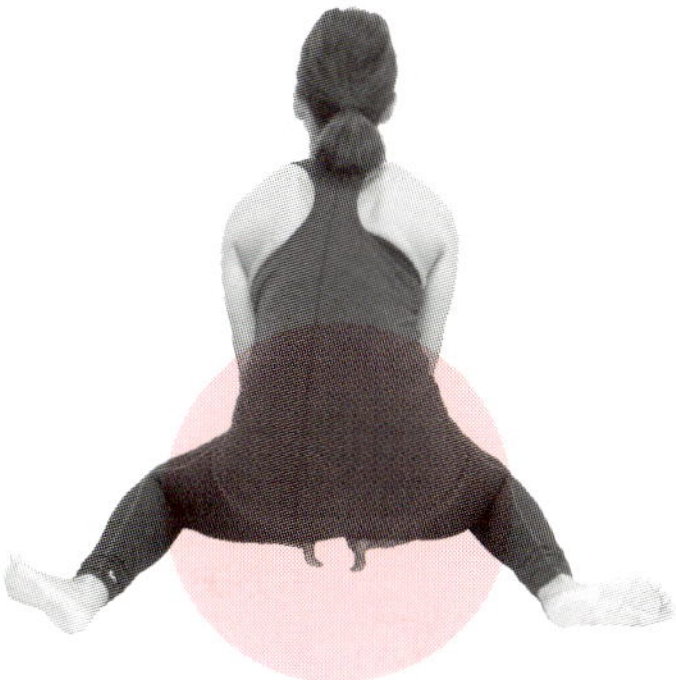

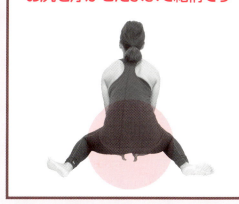

男性にはこの体操はきついので、無理のない形から始めてください

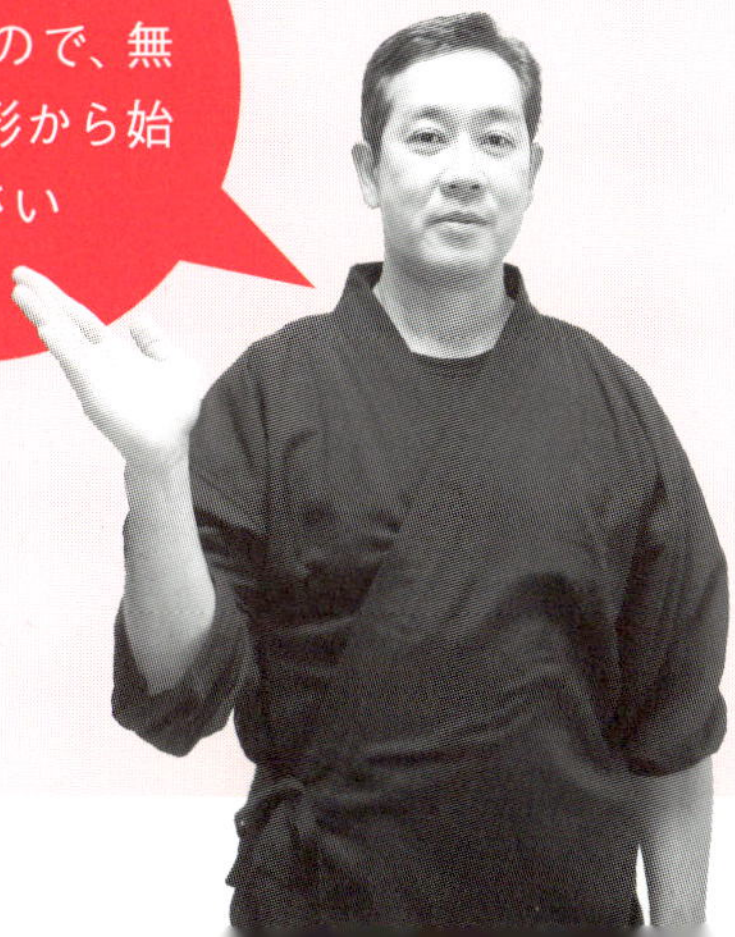

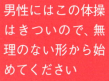

こんな症状に効果的

S字側弯(胸郭の偏り)、子宮筋腫、卵巣嚢腫、外反拇趾、前立腺肥大、慢性腰痛、痔、尿漏れ、性機能障害、膝の痛み、膝の変形防止、肺気腫、肥満

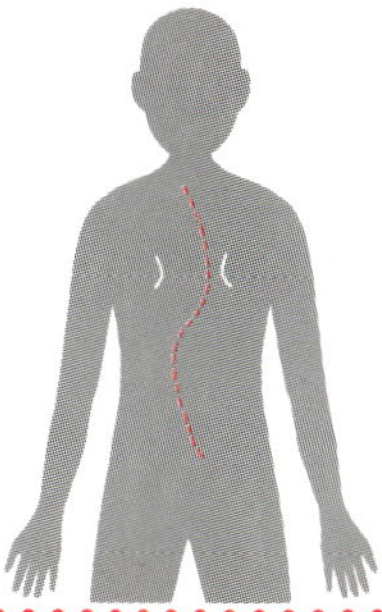

股関節の動きを良くする
弾力のある骨盤の整体体操

股関節は、左右開脚の体操を基本とします。まず開脚を行ない、内股を伸ばします。内股の伸びは非常に大切で、内股が伸びることでヒップアップし背中が伸びるのです。

左右開脚の2パターン

Step 1 開脚して、つま先を天井に向けたまま体を前に倒してゆきます

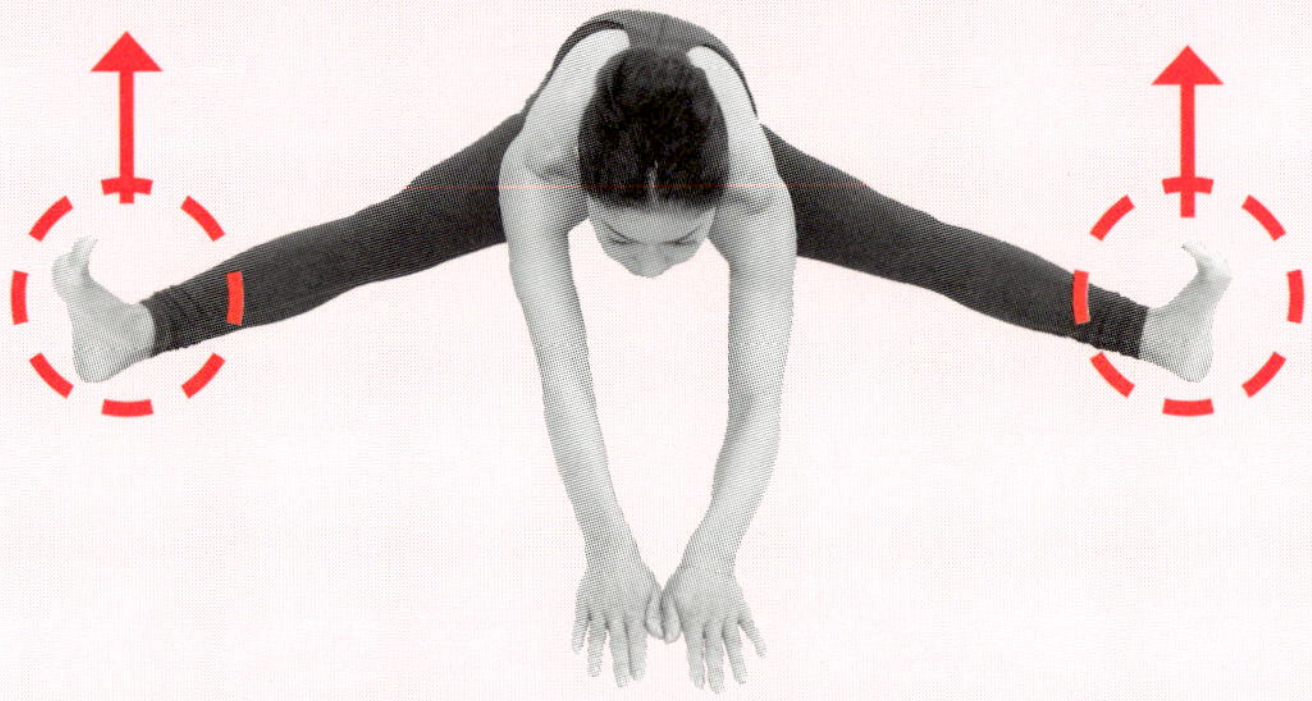

Step 2 開脚して、足の裏を床につけるようにして、つま先を前方に向かせたまま体を前に倒してゆきます

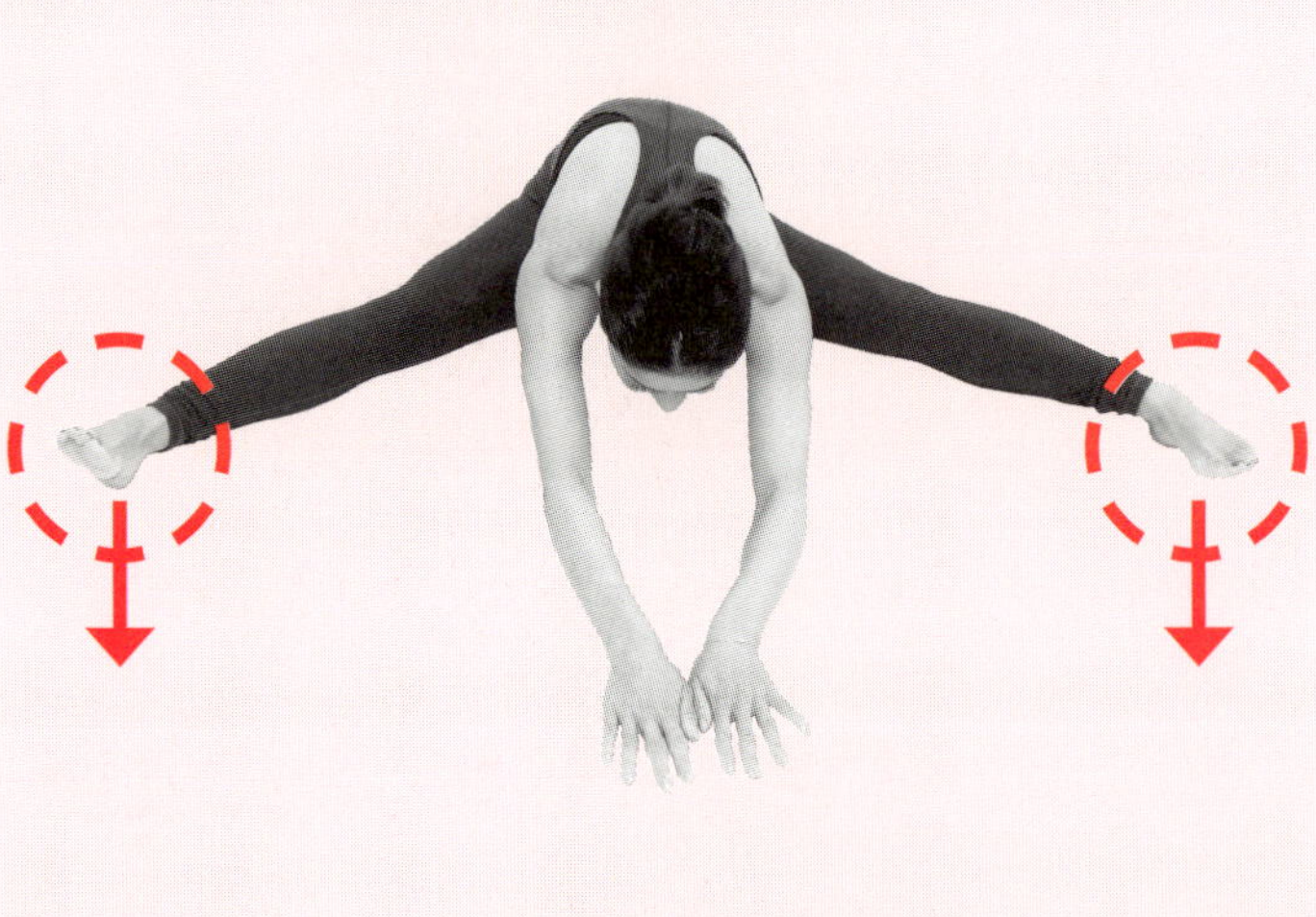

ハードル飛び越しの形の体操

Step ③ 曲げている方の足首はカエル足座りの形で行ないます

膝の角度は90度が理想形ですが、膝を少し閉じても良いです

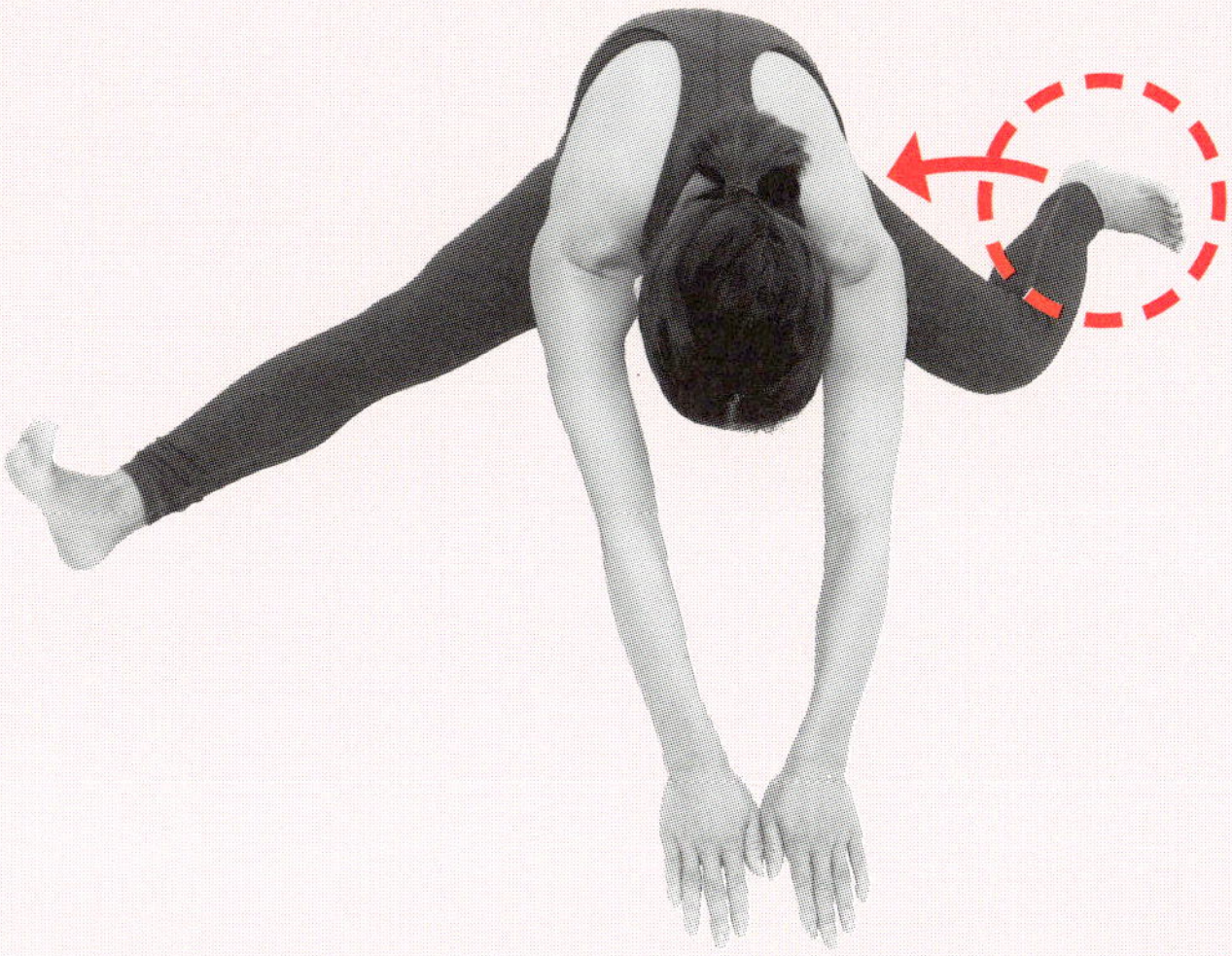

難しい人はここから!

③のポーズが難しい場合は、
足首を伸ばして行ないます

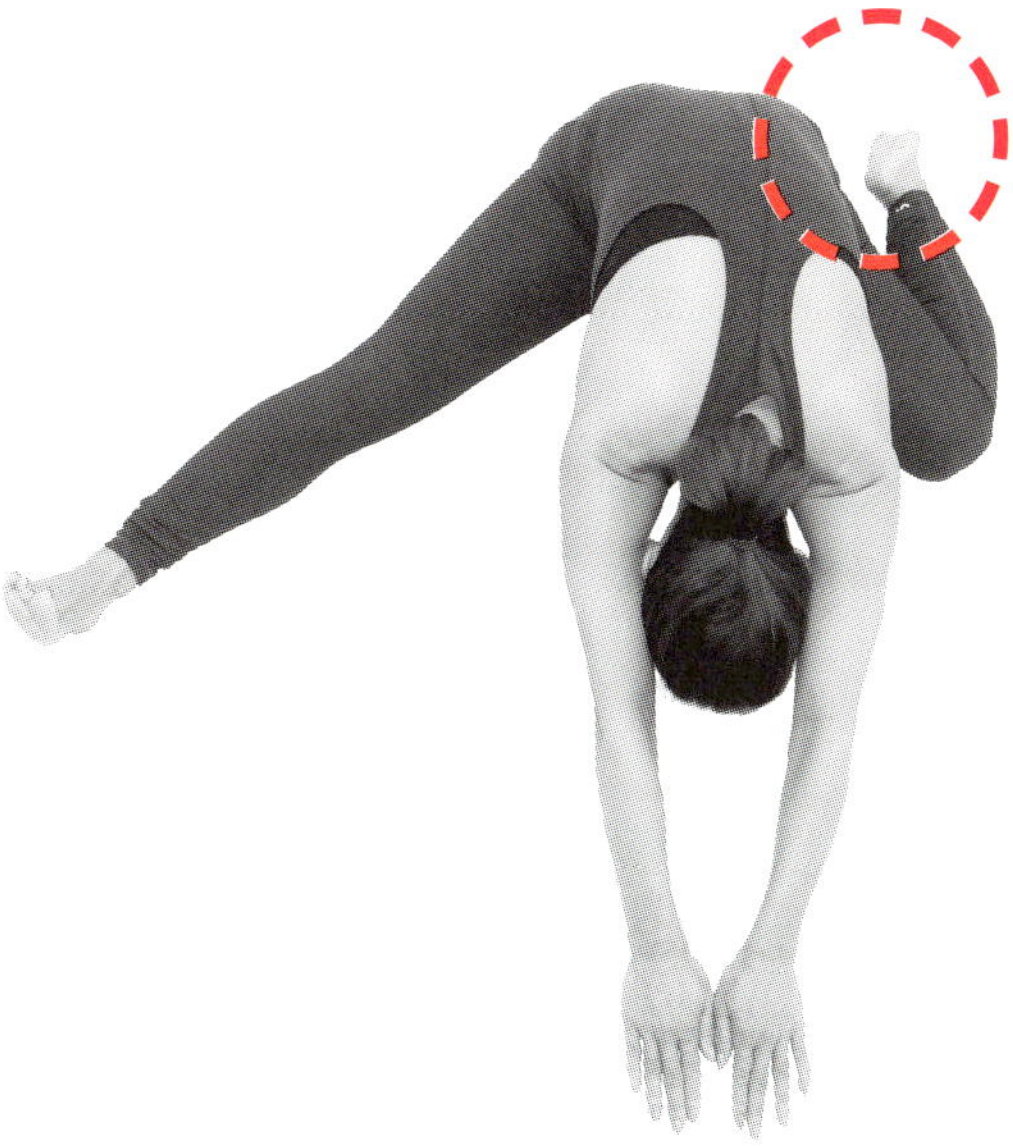

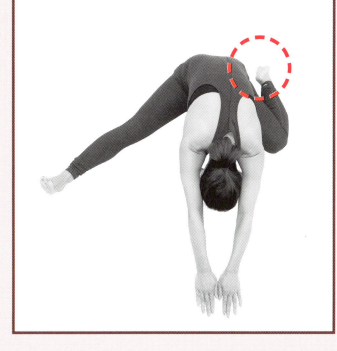

この体操は、骨盤の硬直を取り、結果的に肺に弾力をつけてゆくものなので、様々な症状を変えてゆくのにとても効果があります

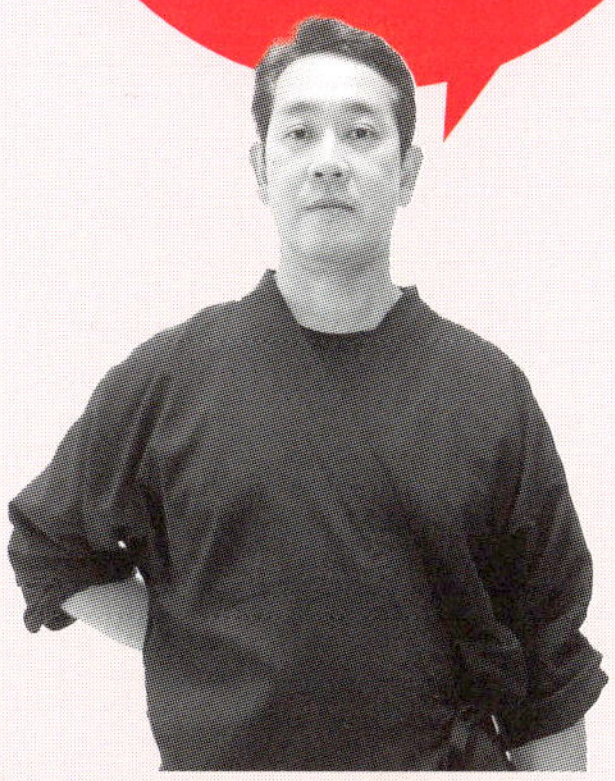

こんな症状に効果的

男性の機能不全、前立腺の問題、子宮筋腫、生理痛

股関節体操・片足ずつバージョン

Step 1 片方の膝は曲げ、
片方の脚は後ろに
伸ばします

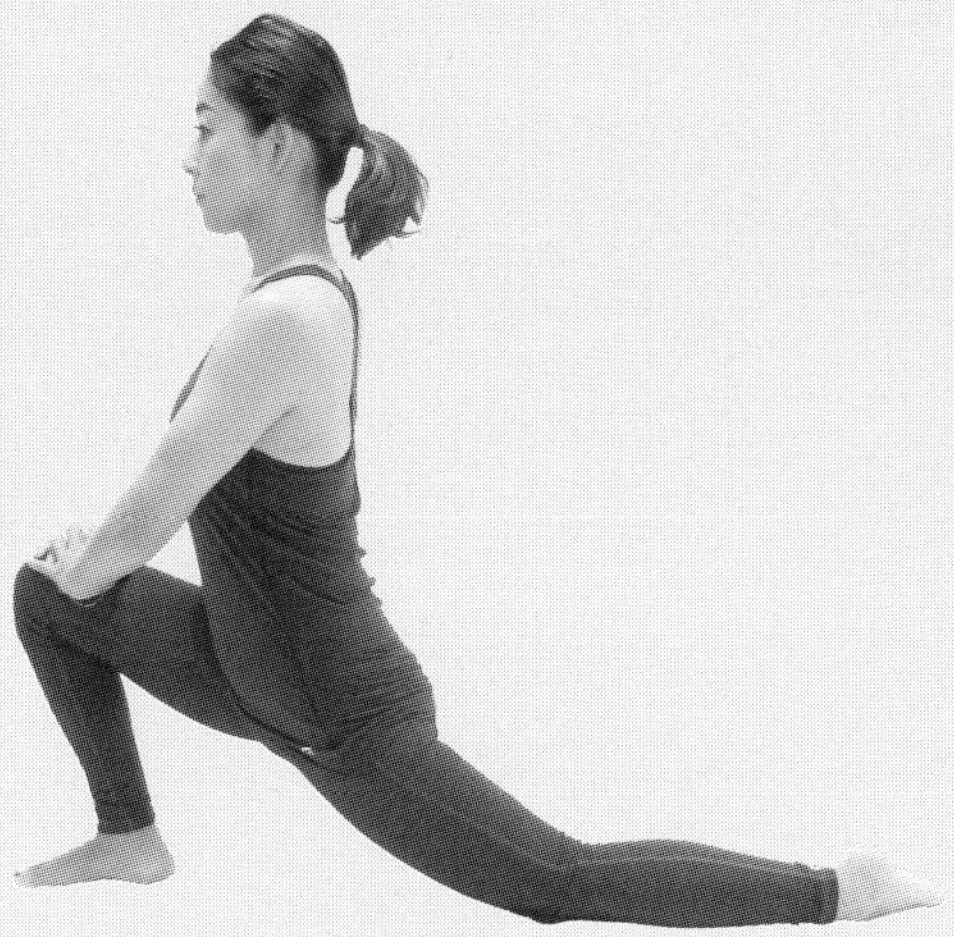

Step 2 後ろに伸ばした脚の内側を伸ばすように横向きになります。この時、伸ばしている方の足裏は床につかせます

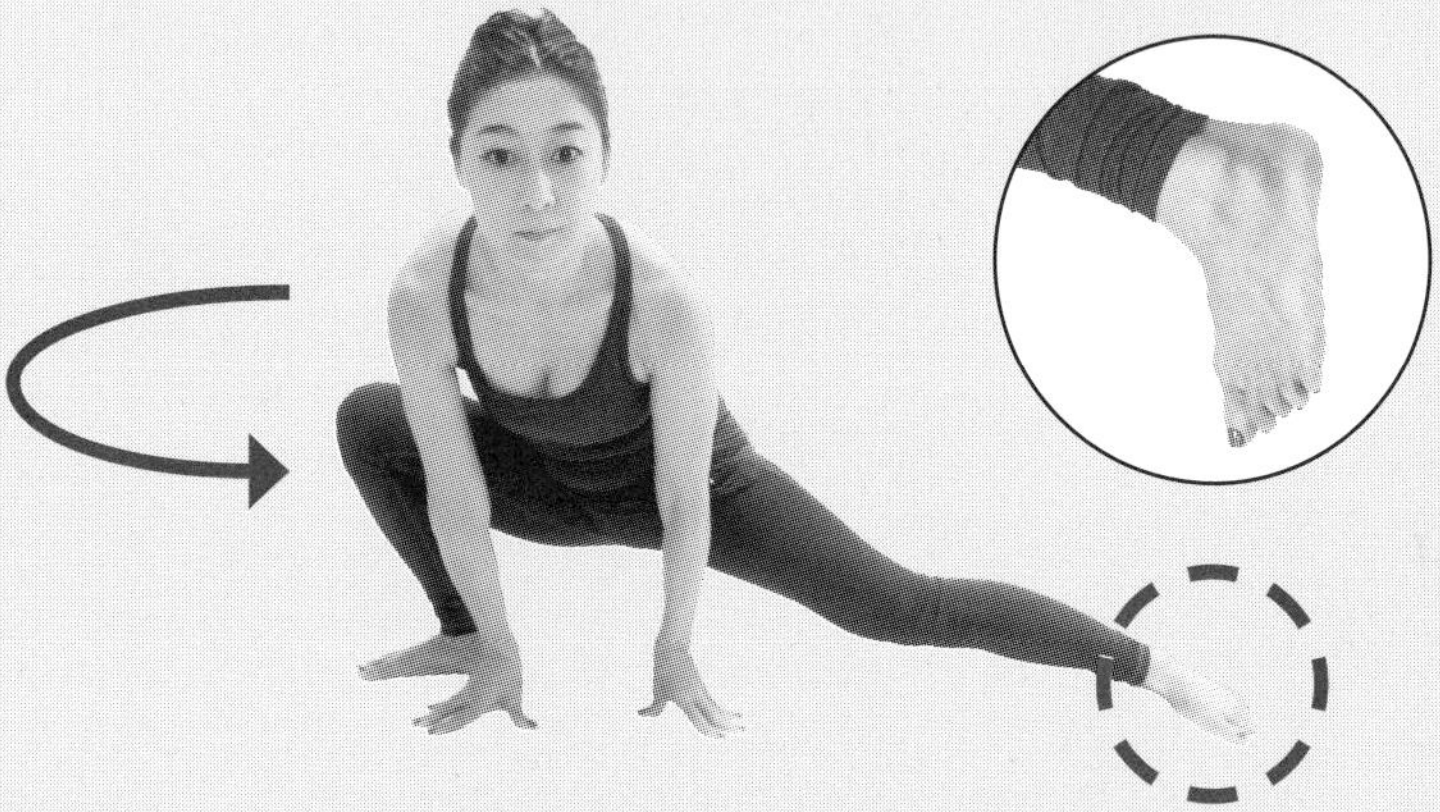

Step 3 ふとももの後ろを伸ばすようにつま先を
天井に向ける形をとります

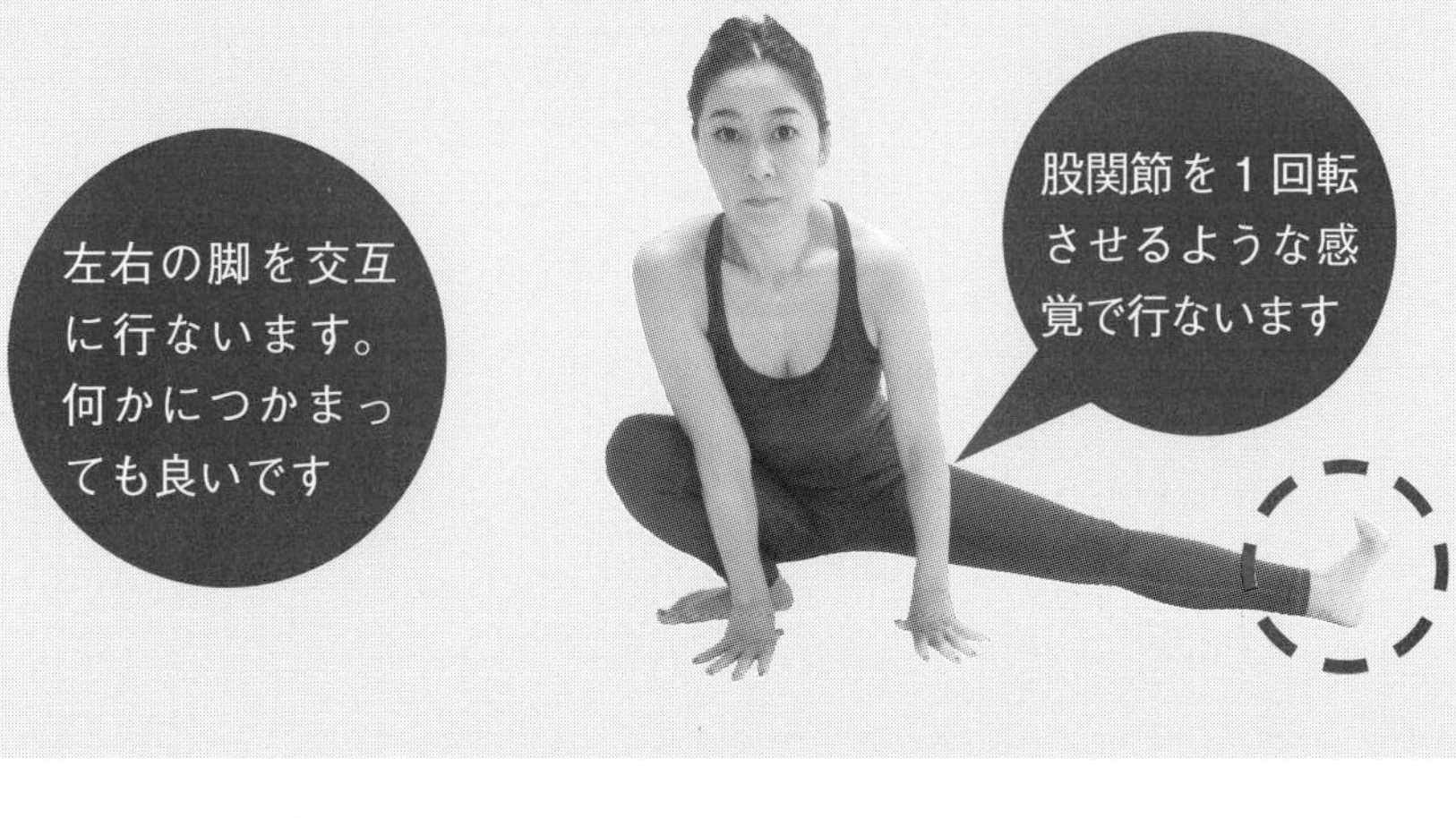
左右の脚を交互に行ないます。何かにつかまっても良いです
股関節を１回転させるような感覚で行ないます

股関節体操・後屈バージョン

Step 1

正座から後ろに寝る後屈体操の状態で、両方の踵を両手で押さえてお尻の外に開かないようにします

Step 2

両膝をポンポンと勢いよく外に開きます

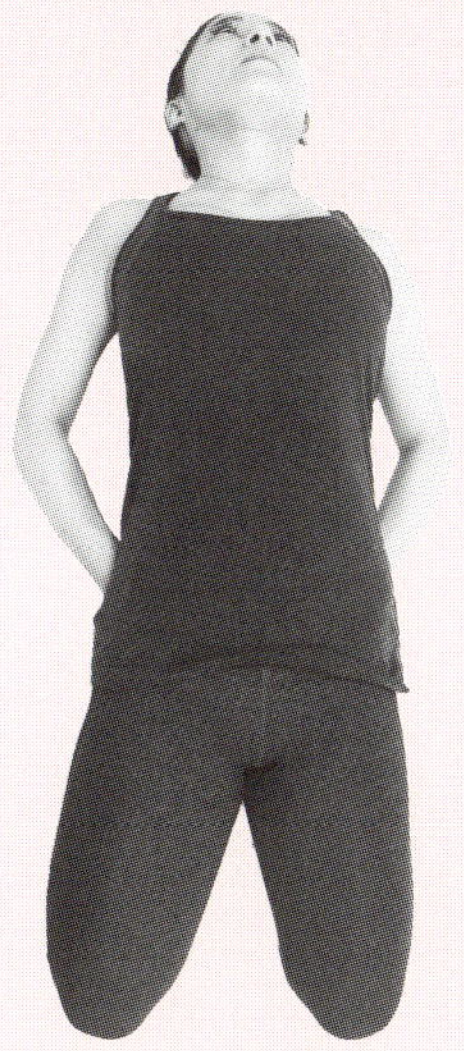

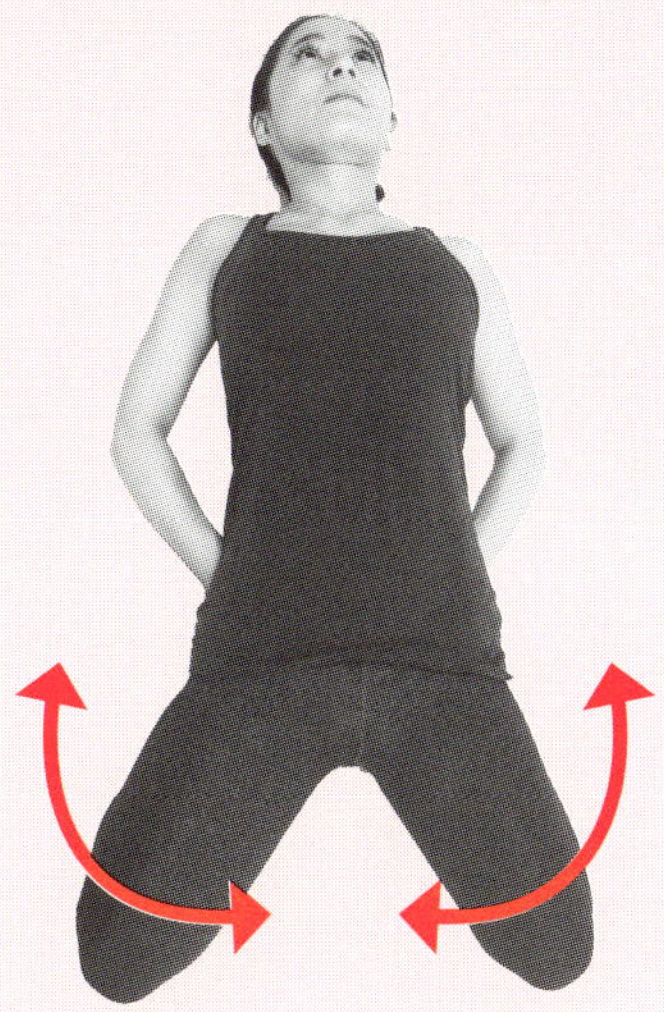

股関節体操・正座バージョン

Step 1

正座から膝をおもいきり開き、両手を股関節の上に乗せ、左右に体をひねるようにして体重を片側ずつ股関節に乗せて揺さぶります

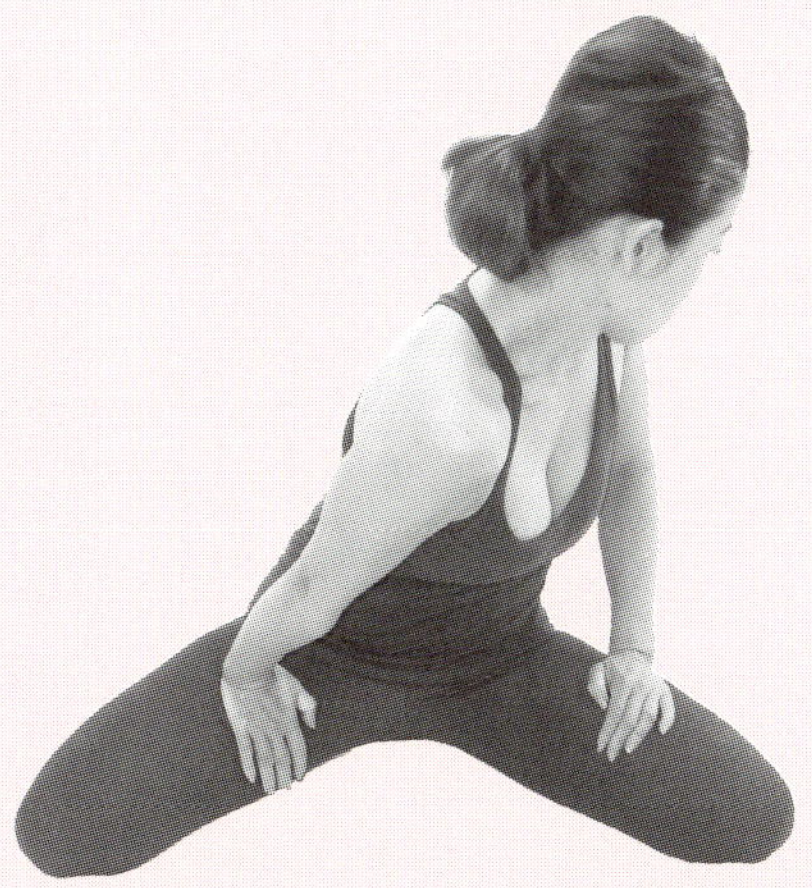

こんな症状に効果的

骨盤の捻じれがかかわる症状
女性…婦人科の病症
男性…機能不全、前立腺の問題、尿もれ

腰椎4、5番・腰仙関節を整える

骨盤の整体体操

腰仙関節は腰椎4、5番の土台です。つまり、腰椎4、5番の動きを最大限に保つには腰仙関節の可動性をつけることが重要です。すべての体操は、この腰仙関節に連動してゆきますので、他の体操をすることでもちろんこの土台の柔軟性は増します。

ひねりの可動性をつける

Step 1 一方は片膝立ちし、片方の脚は後ろに伸ばします

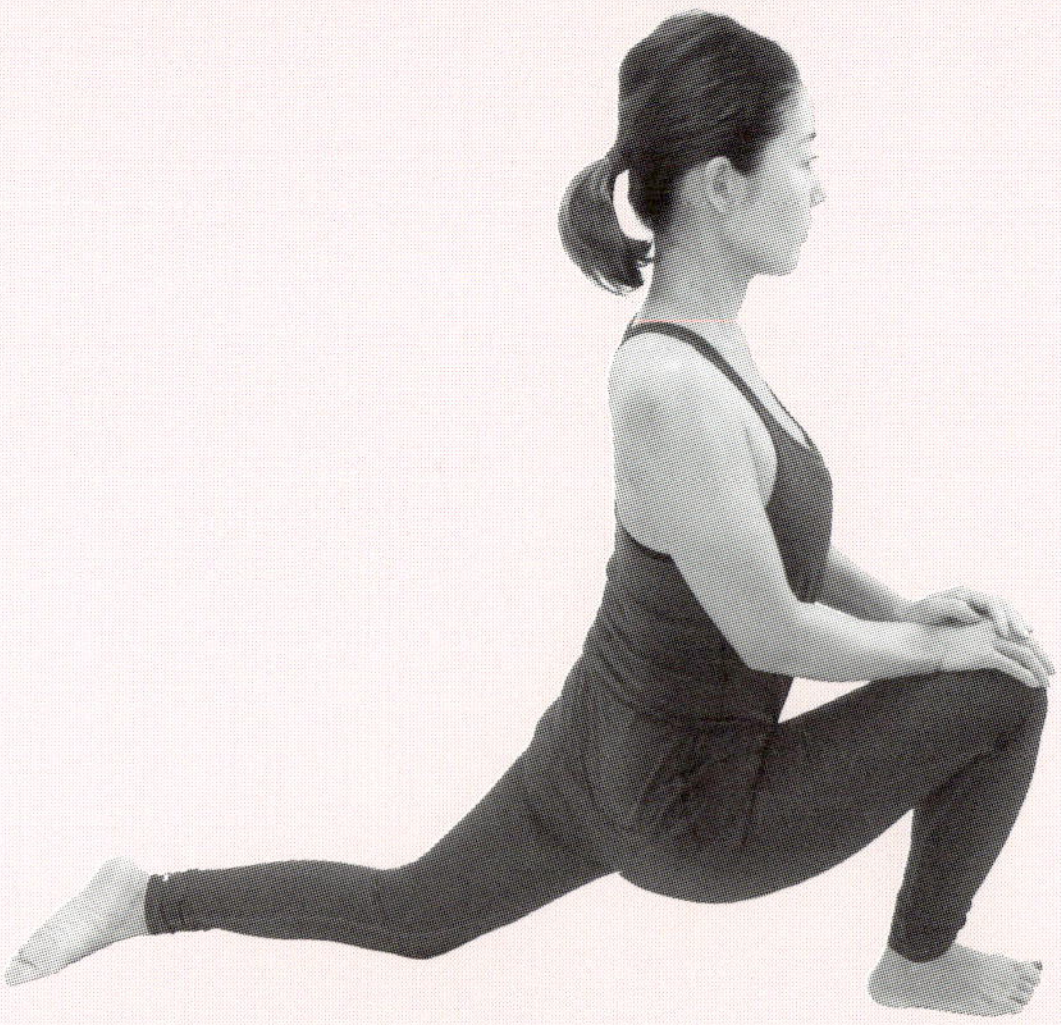

Step 2 後ろを向くように、曲げた脚の方に腰をひねってゆきます

腰の付け根の腰椎５番を捻転させてゆくイメージで行ないます

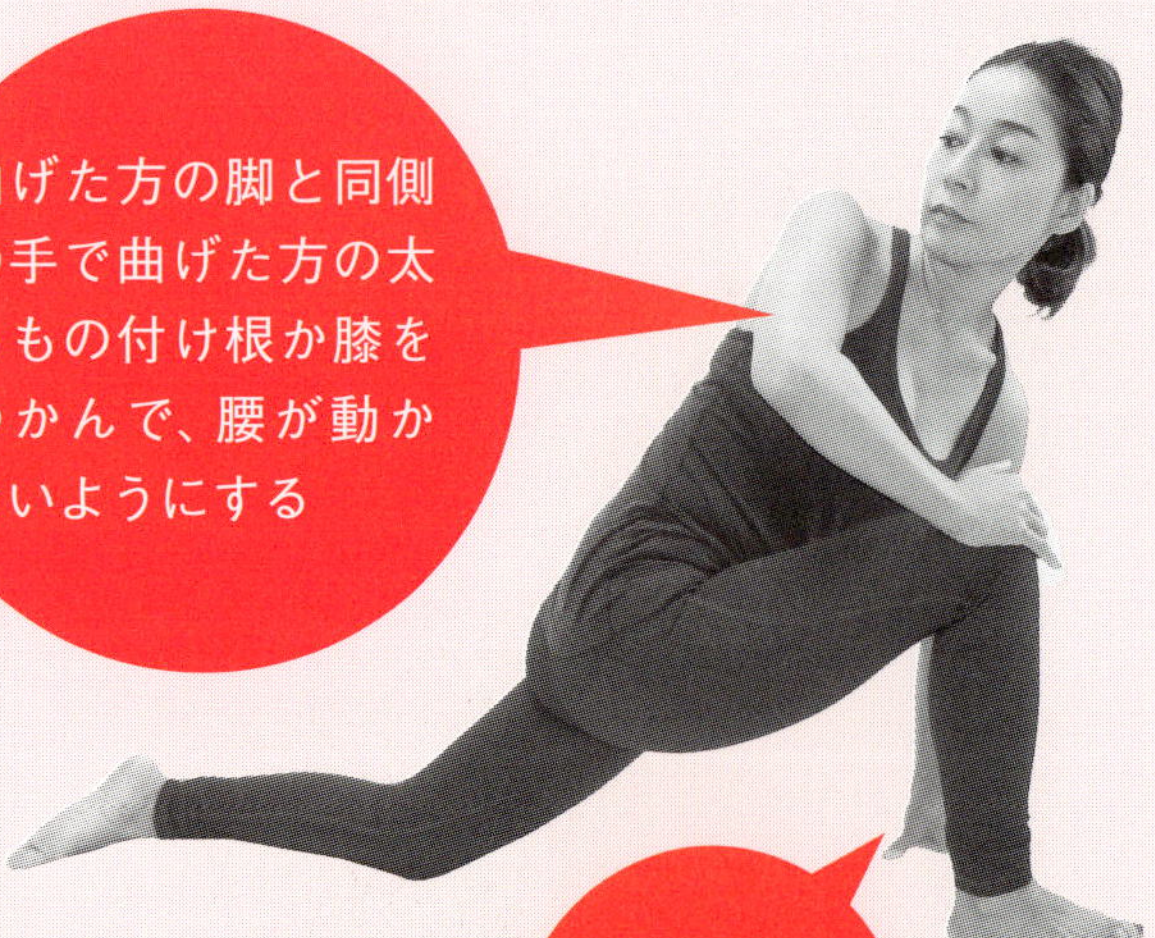
曲げた方の脚と同側の手で曲げた方の太ももの付け根か膝をつかんで、腰が動かないようにする
伸ばした脚の方の手は床についておく

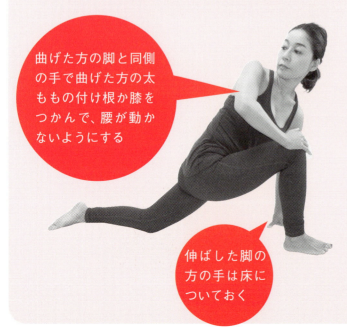

骨盤の上下の動きに弾力をつける

Step 1

両方の足の裏を
合わせて座ります

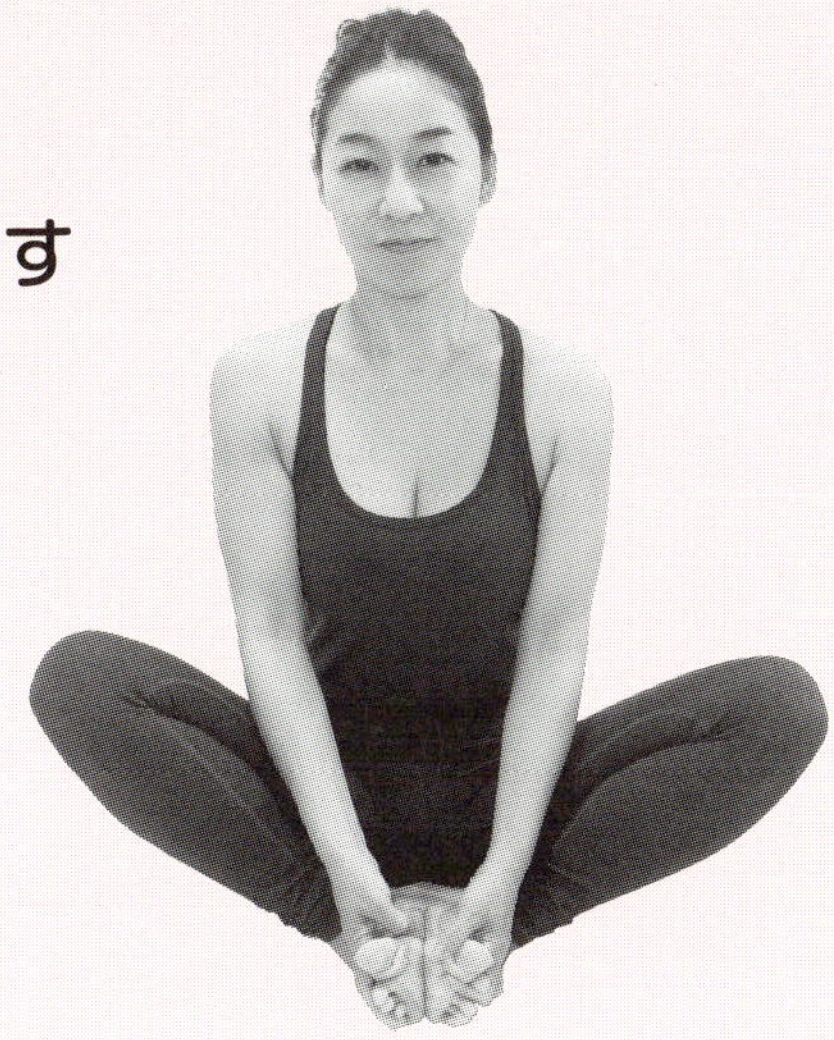

Step 2

そのまま体を前に
倒してゆきます

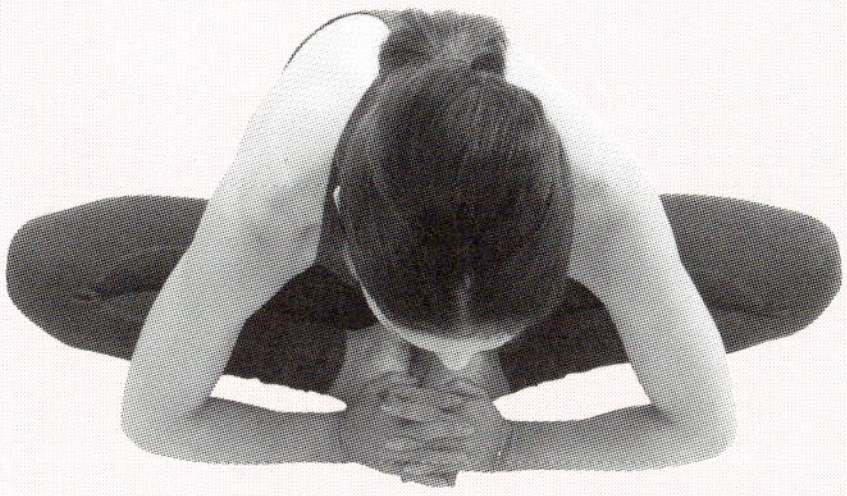

こんな症状に効果的

子宮筋腫、婦人病、男性の
機能不全

難しい人はここから!

Step 1

右ページ①のポーズが
難しい場合はイスなどに
つかまって行ないます

Step 2

上の①のポーズが難
しい場合は安座で前
屈しても良いです

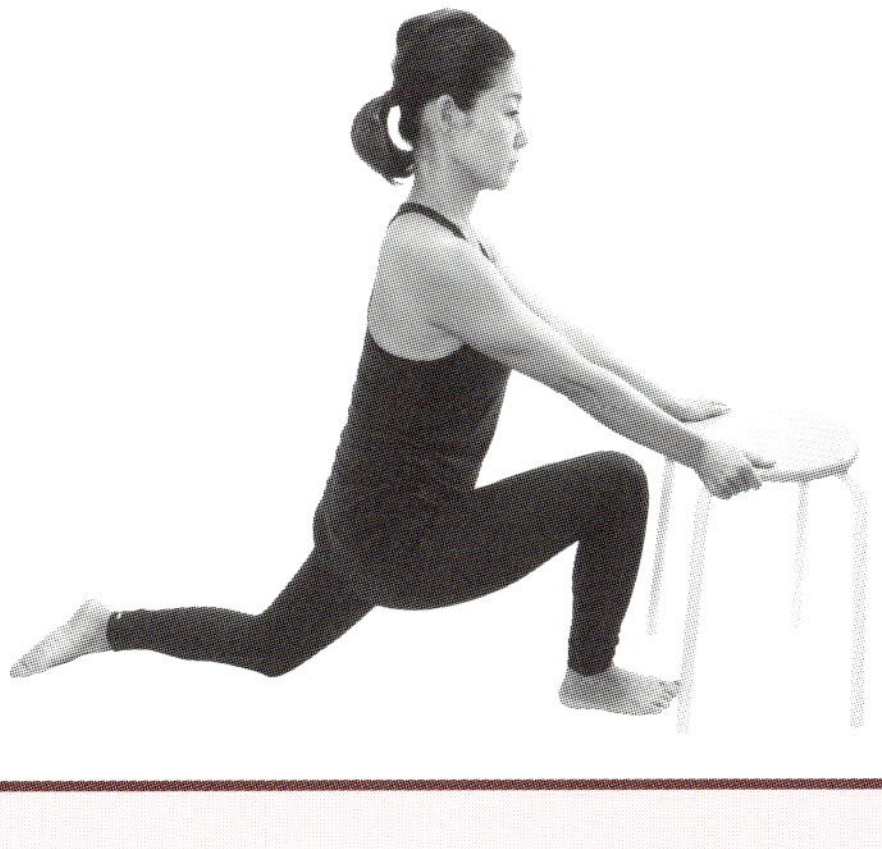

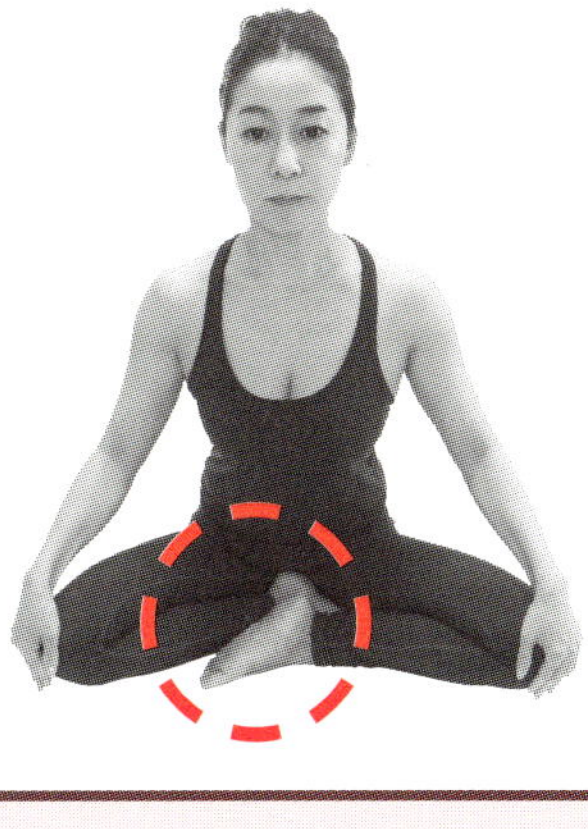

胸椎10～12番を整える

内臓を整える整体体操

胸椎10番から12番が下がって硬直していると、体をひねることができなくなってきますので、前後開脚してからさらに体をひねるという2つの動きをミックスした体操をすることによって、この部分の可動性を改善することができるのです。

Step 1 前後開脚をして、後ろを振り返るように腰を捻転してゆきます

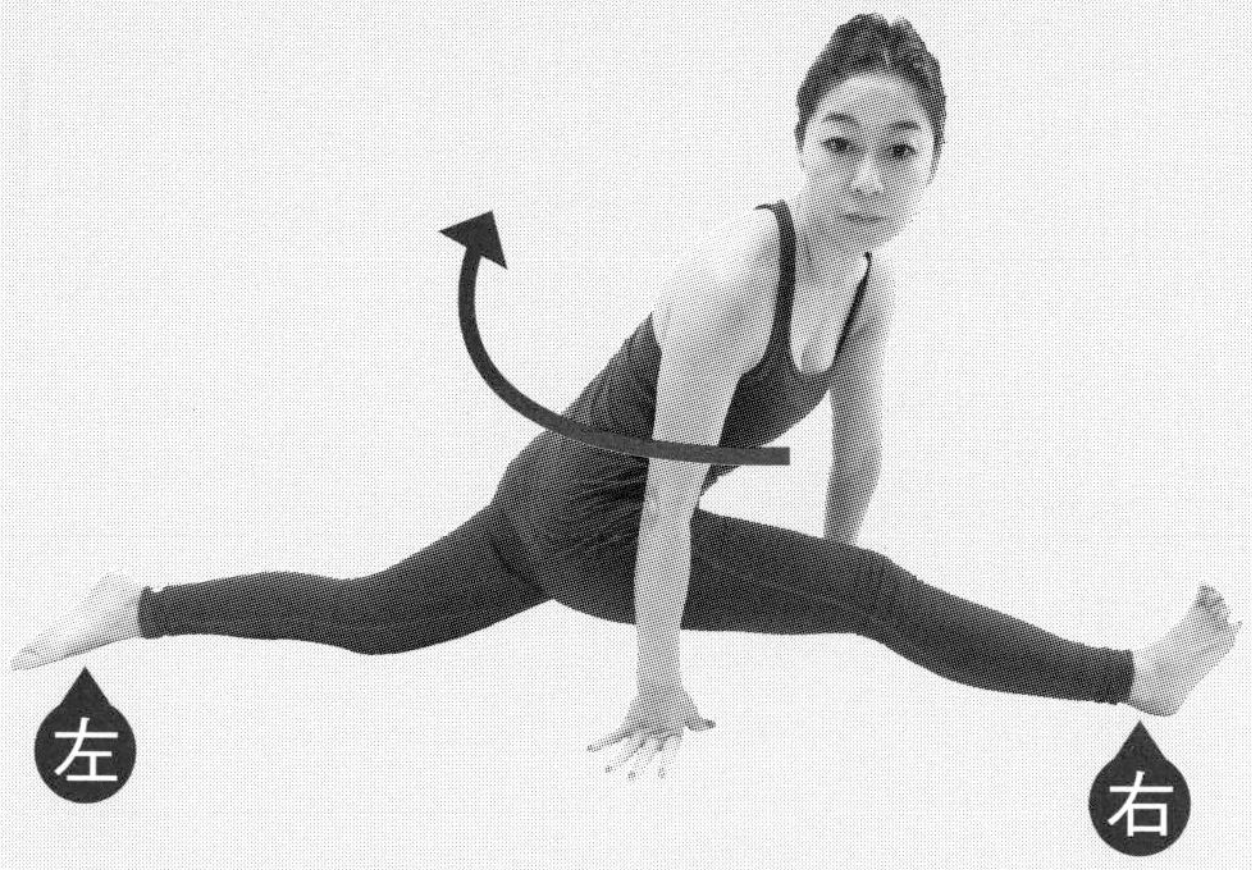

右脚を前にする前後開脚で、右に体を向ける形は、胆嚢（肝臓）の問題の解消に効果があります

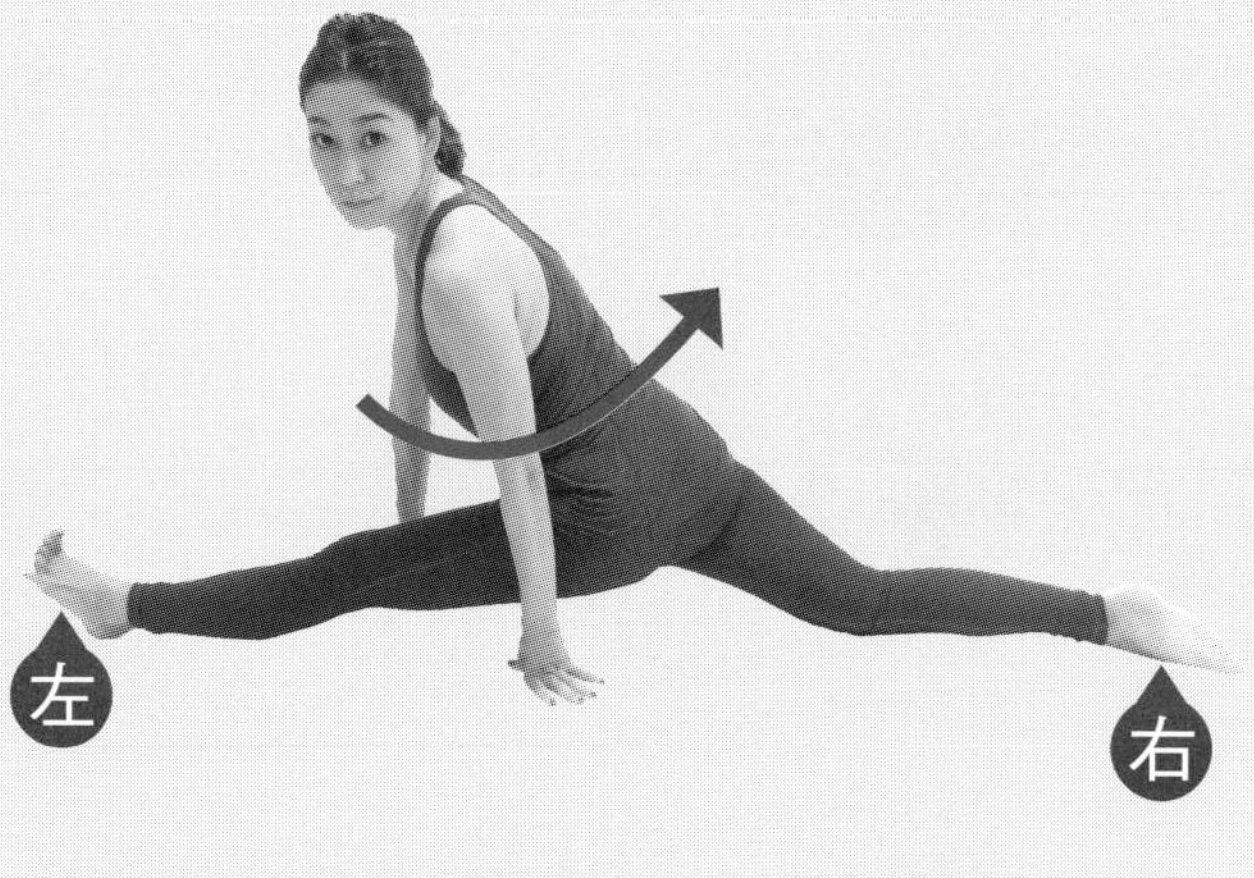

左脚を前にする前後開脚で、左に体を向ける形は膵臓、胃、心臓の問題の解消に効果があります

難しい人はここから!

①のポーズが難しい人はイスなどに
つかまって行なってください

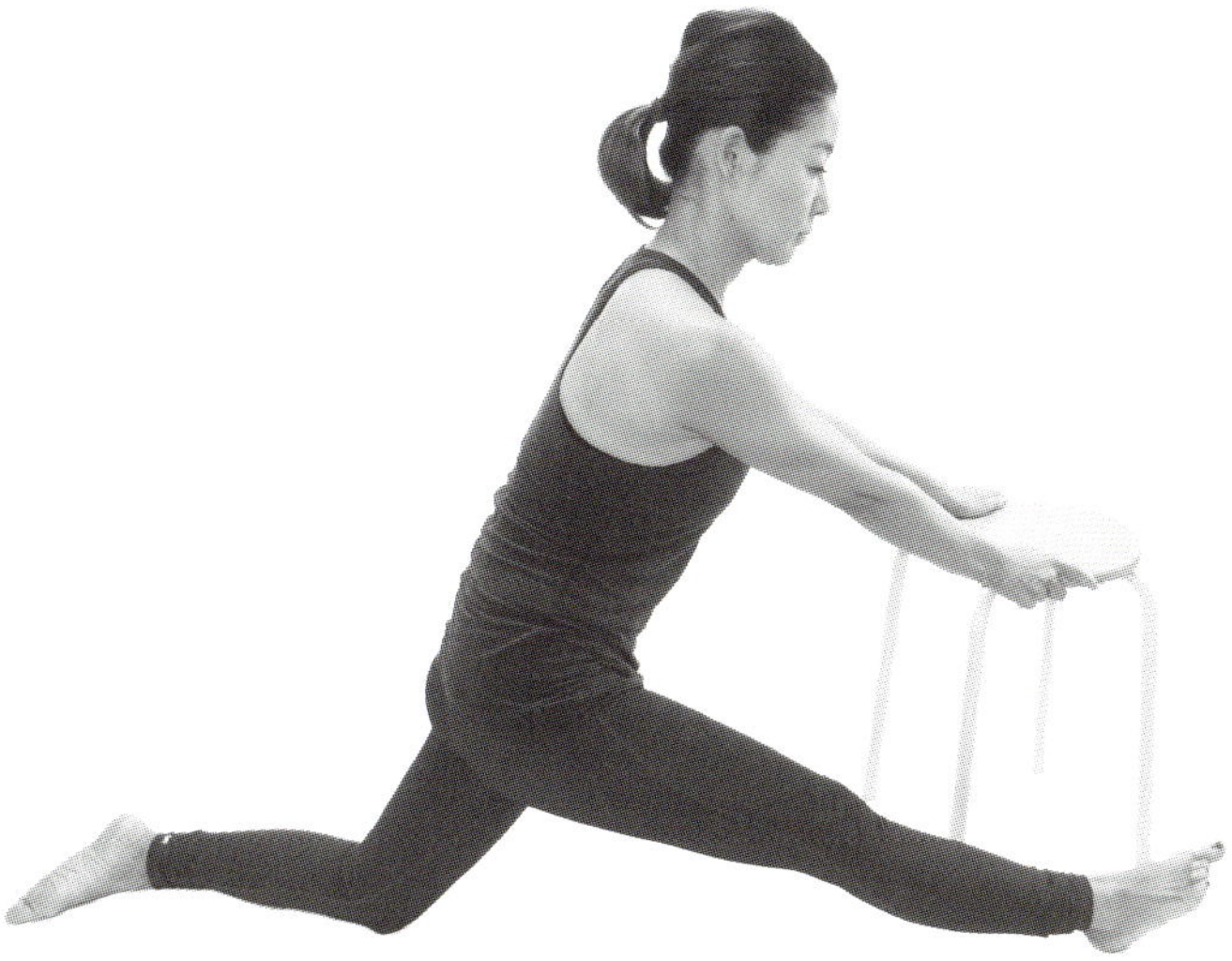

無理のない形から体を捻転してみてください

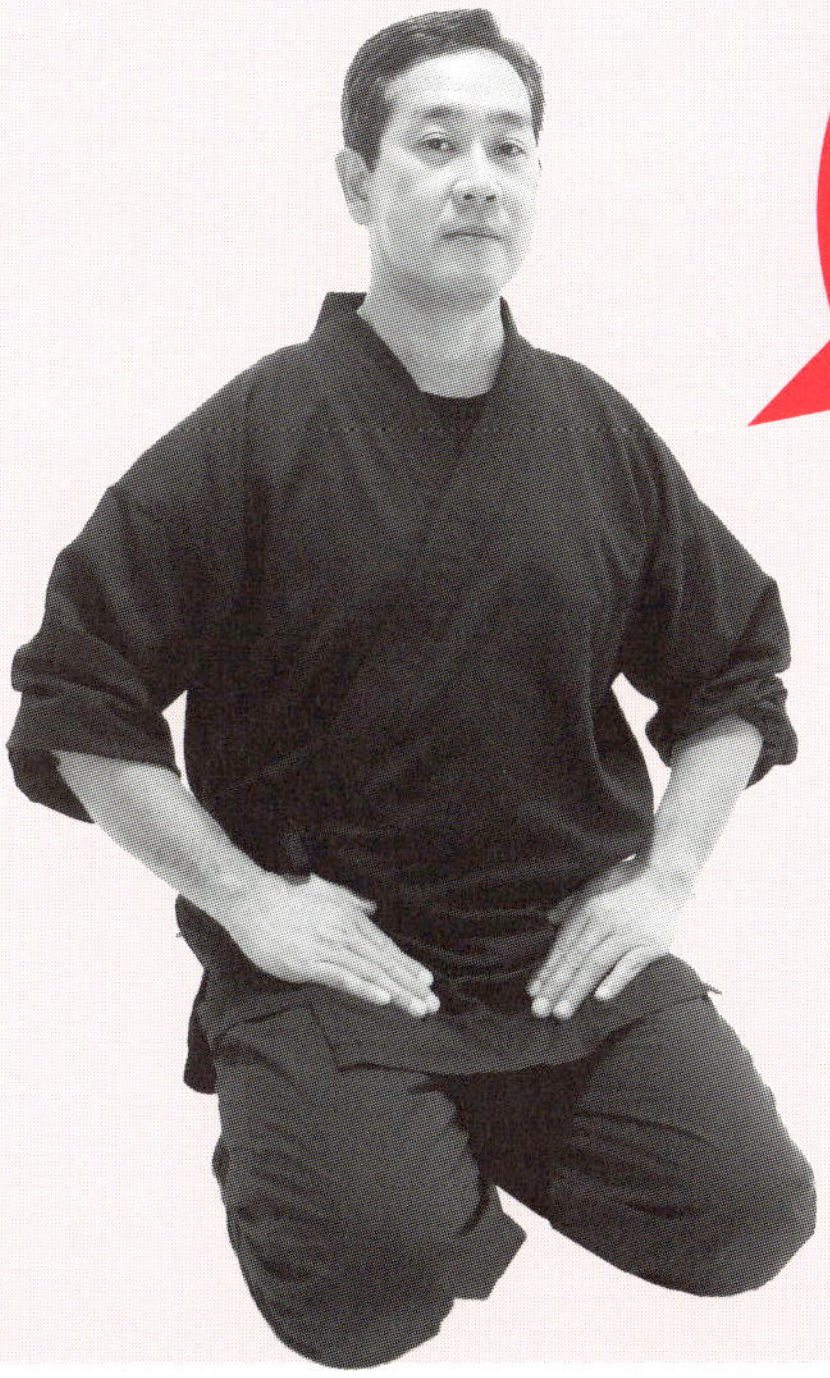

これは、副腎、腎臓に刺激を入れて体の中の流れをスムーズにさせ、ホルモンの働きを良くする体操でもあります

こんな症状に効果的

鼻づまり、胆石、首の痛み、
女性の婦人科系の病気、
男性の消化器系の病気

体の左右の萎縮を取り、内臓の働きを良くする体操

Step 1

右脚を時計の２時の方向に出し、
左脚は６時の方向に伸ばします

右脚は内股を床につけるようにします

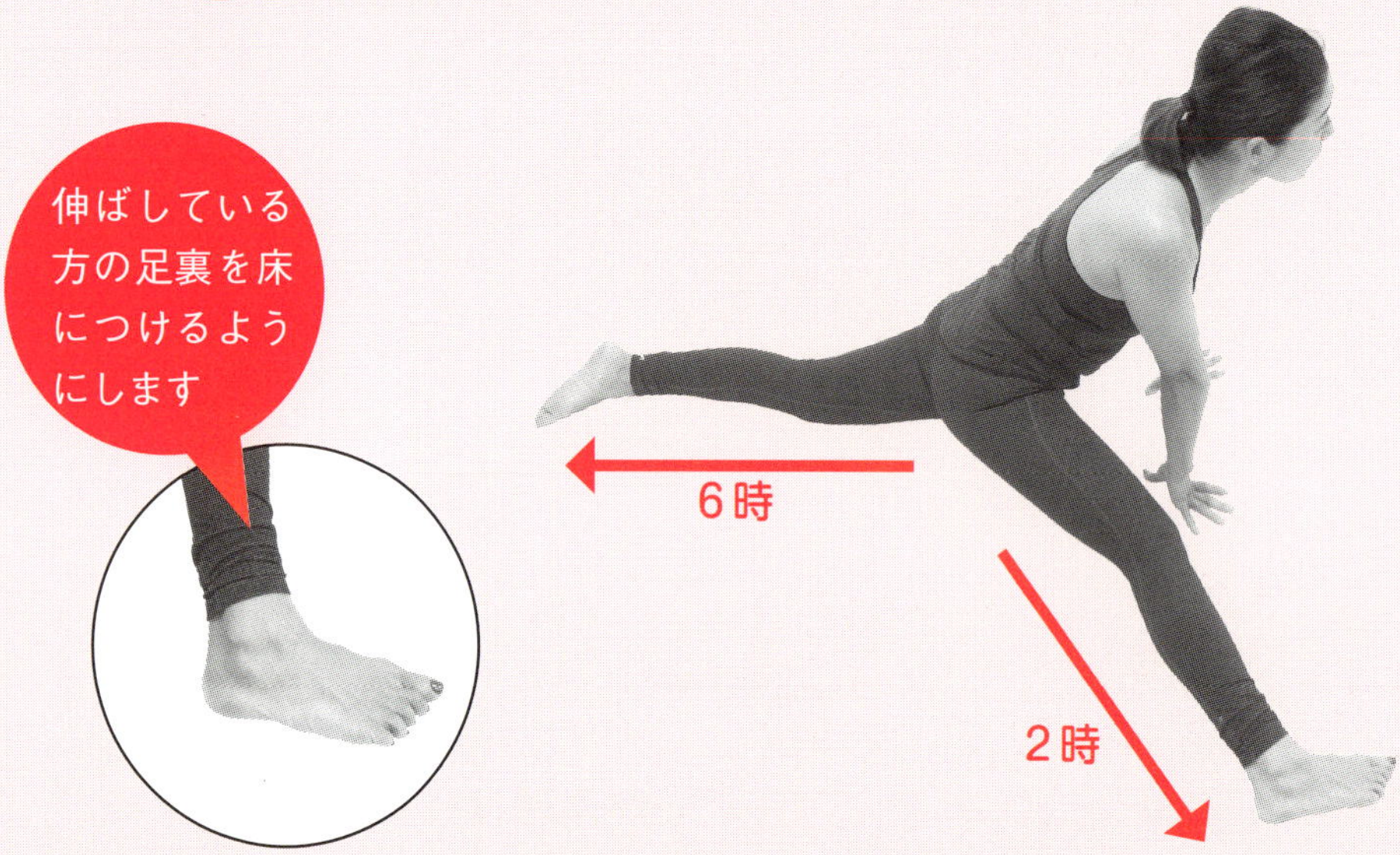
伸ばしている
方の足裏を床
につけるよう
にします
6時
2時

Step 2

左の太股の前の付け根を伸ばす
ように右脚の方に体を反らしひ
ねってゆきます

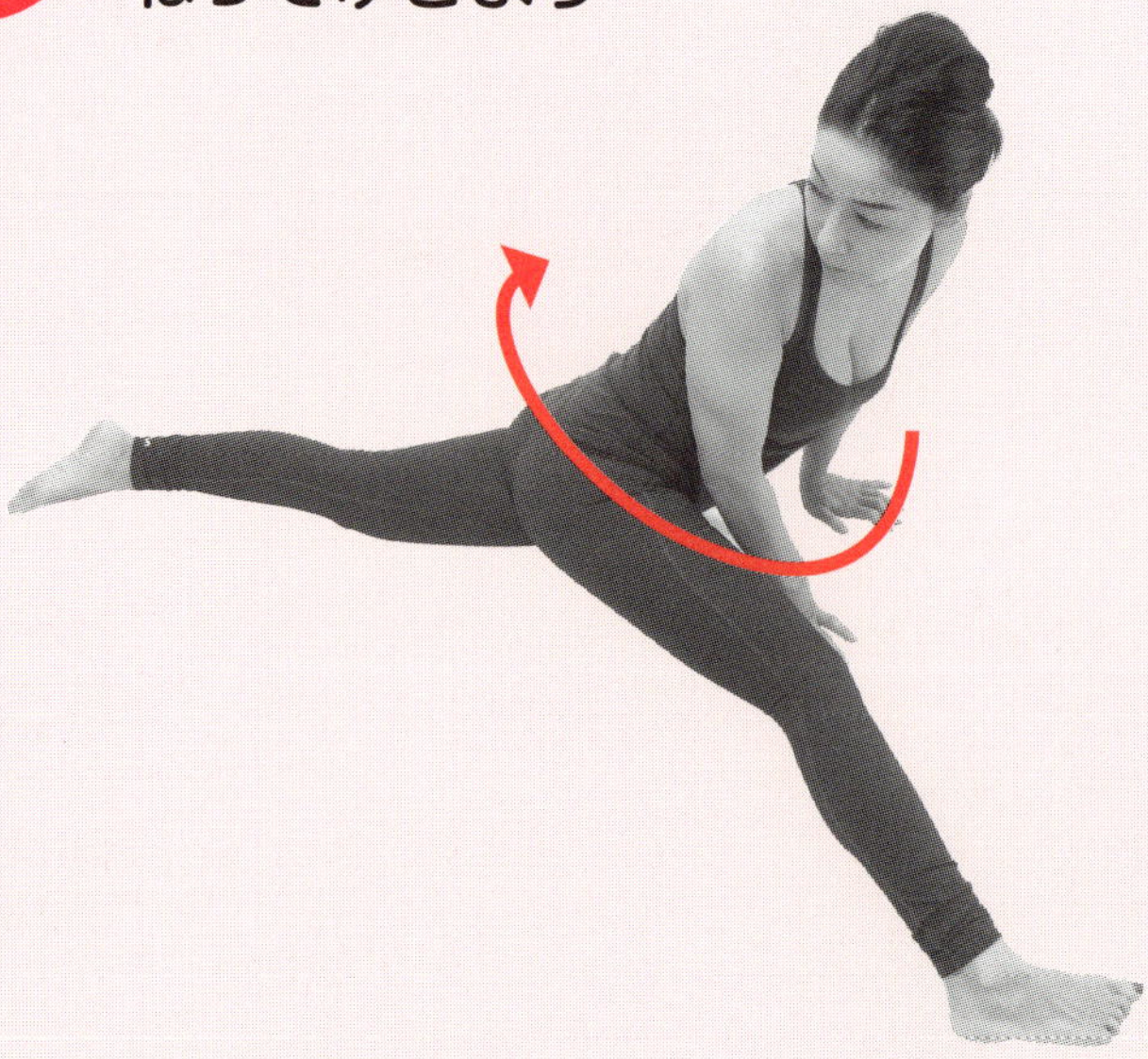

Step 3

頭を右足のつま先に近づけるようにして、左の腰の付け根から左の背中、左首にまで引っ張られる感じが出てくるまで左側面を伸ばします

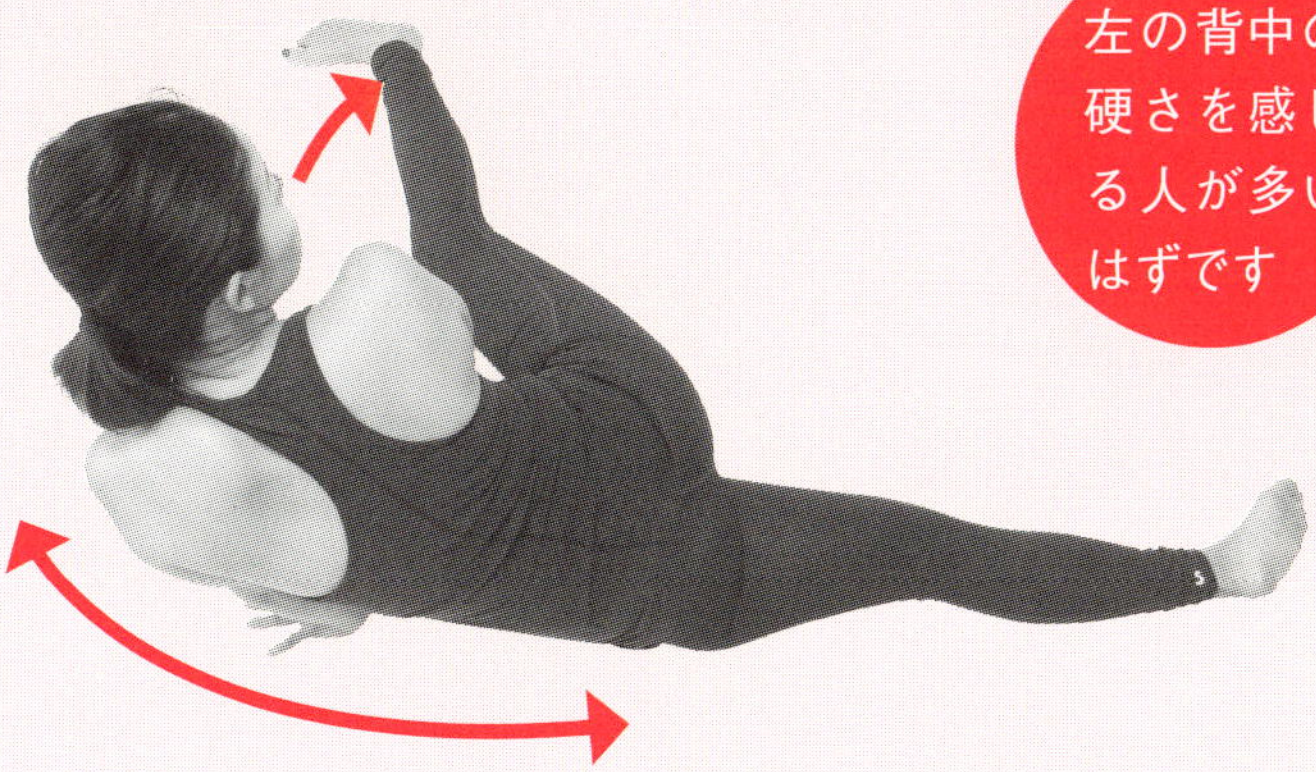

左の背中の硬さを感じる人が多いはずです

Step 4

今度は、左脚を10時の方向に出して、右脚を６時の方向に伸ばす。そして体を左脚の方に反らしてゆき、頭を左足のつま先に近づけるようにすると、右側面が伸びます

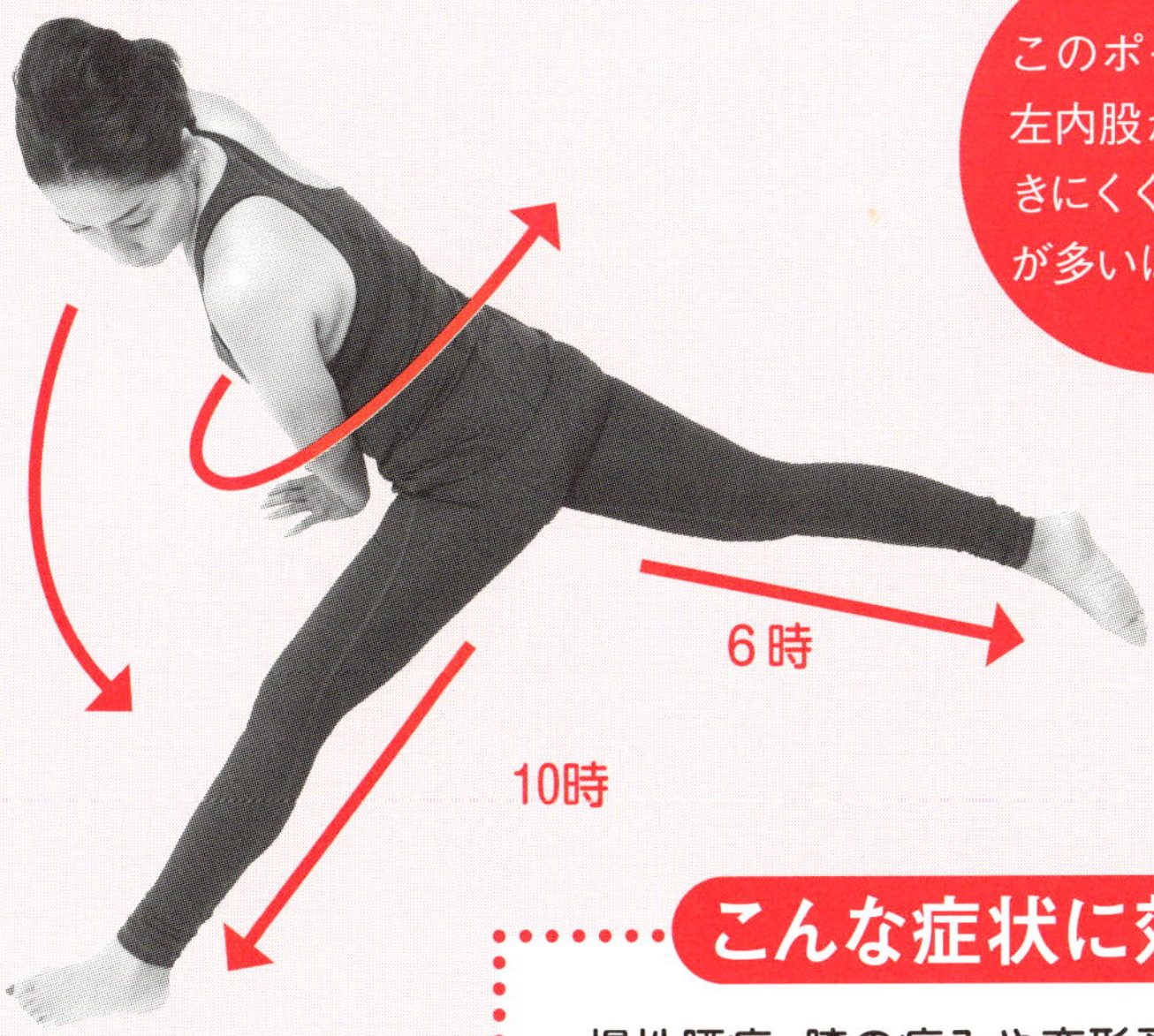

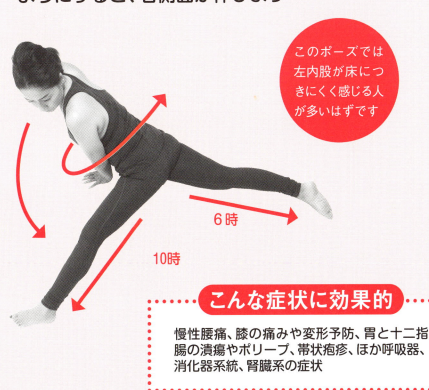

このポーズでは左内股が床につきにくく感じる人が多いはずです

こんな症状に効果的

慢性腰痛、膝の痛みや変形予防、胃と十二指腸の潰瘍やポリープ、帯状疱疹、ほか呼吸器、消化器系統、腎臓系の症状

胸椎7、8番を整える

免疫を強くする整体体操

3章
自分でできる整体体操

胸椎の7、8、9、10番は、整体的には肝臓、膵臓、腎臓に連動しているエリアです。このエリアの椎骨の可動性を高めるには、側屈の動きを取り入れることが効果的です。側面を伸ばすことで肋骨と肋骨の間が広がり、弾力が出ることで胸椎の可動性を良くするのです。

Step ① 大きく左右開脚します

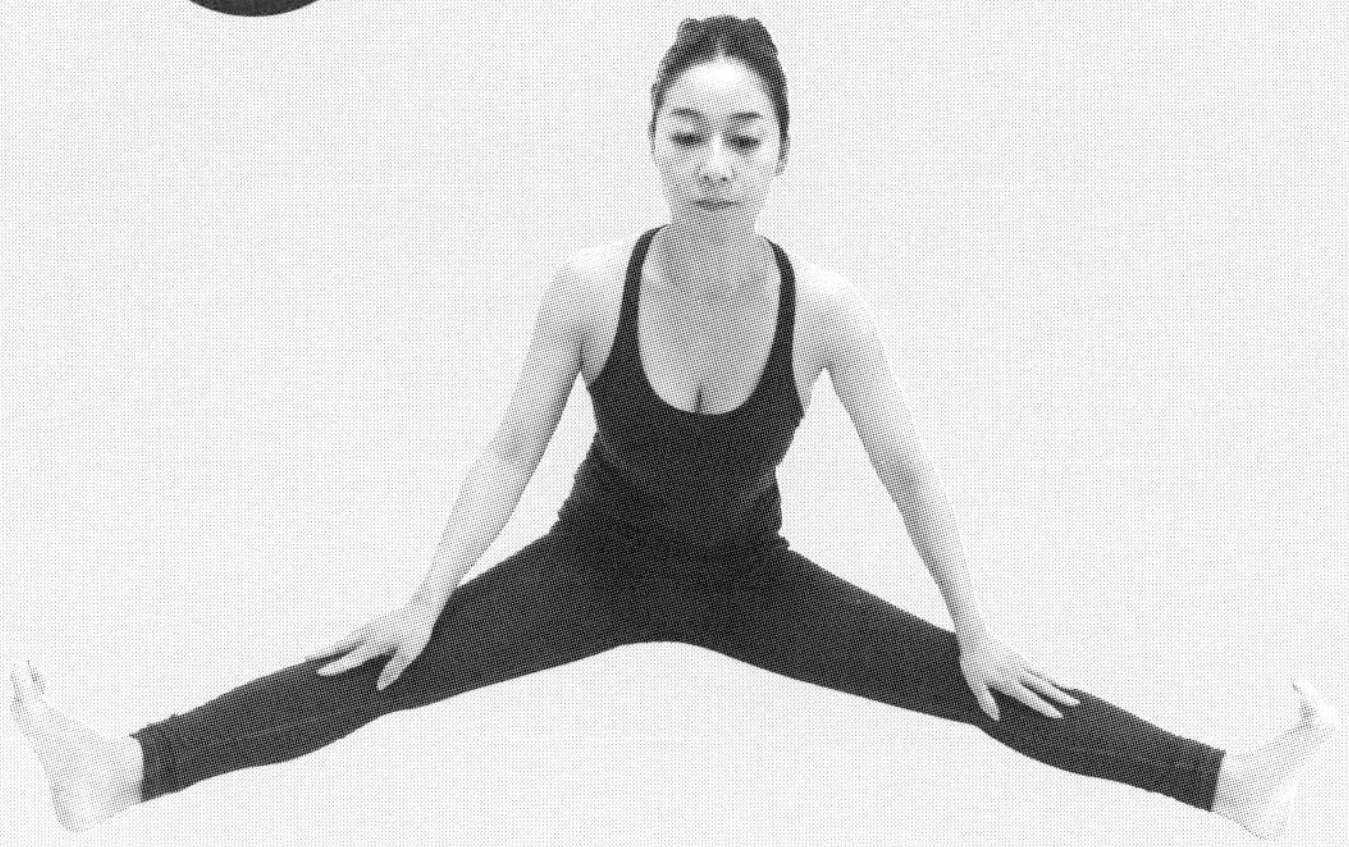

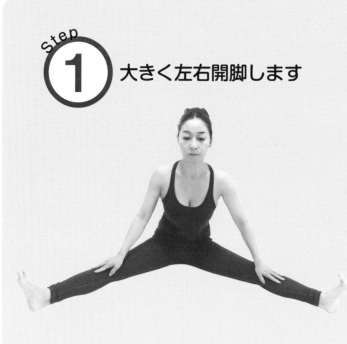

Step ② 手で逆側の足の親指をつかみ脇を伸ばすように側屈します

足の指をつかんだまま脇の下から天井を見るようにすると、より肋間が伸びます

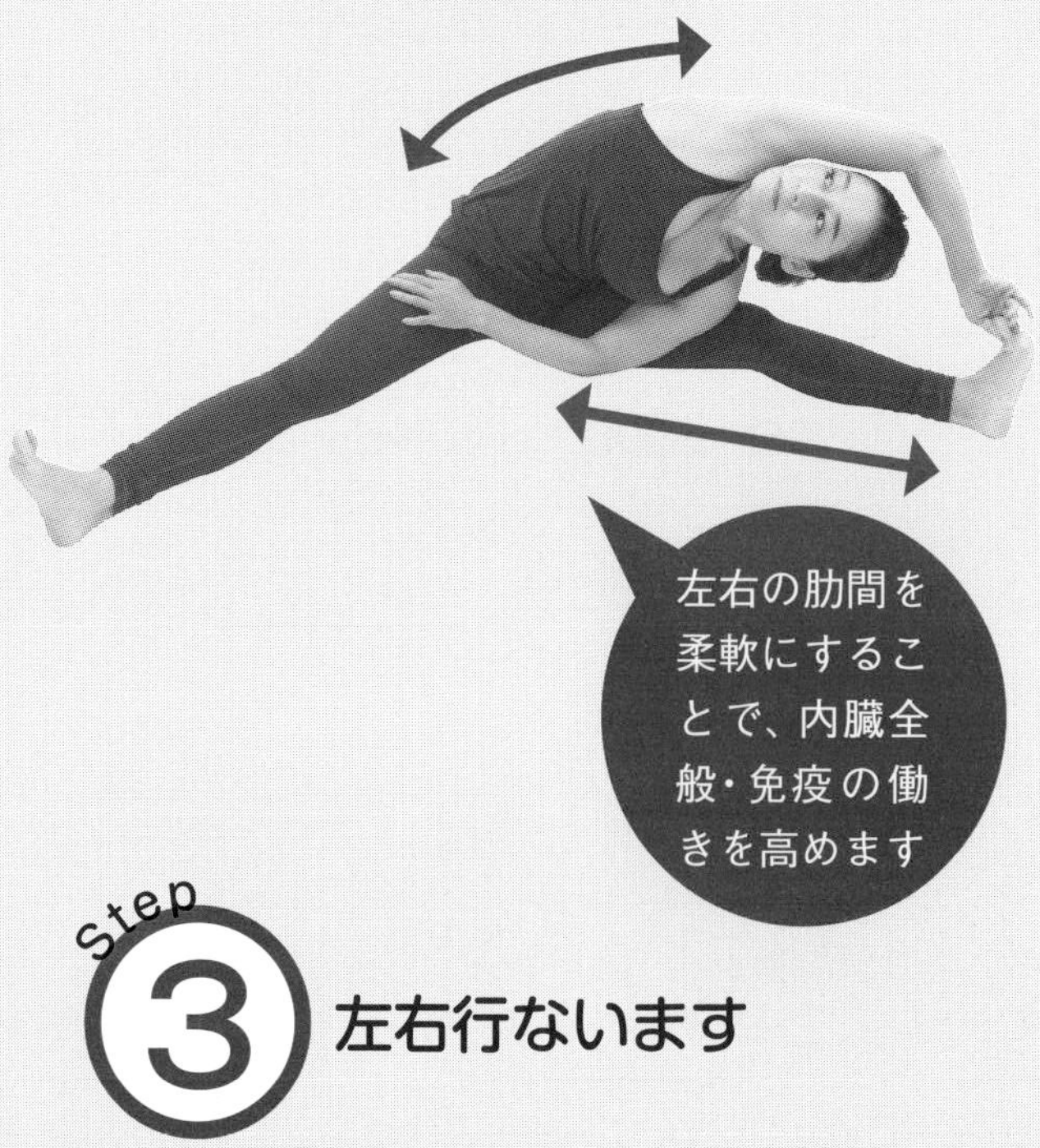

左右の肋間を柔軟にすることで、内臓全般・免疫の働きを高めます

Step ③ 左右行ないます

難しい人はここから!

足の親指をつかむのが難しい人は、足の指をつかまなくてもいいので、脇が伸びるイメージで側屈してください

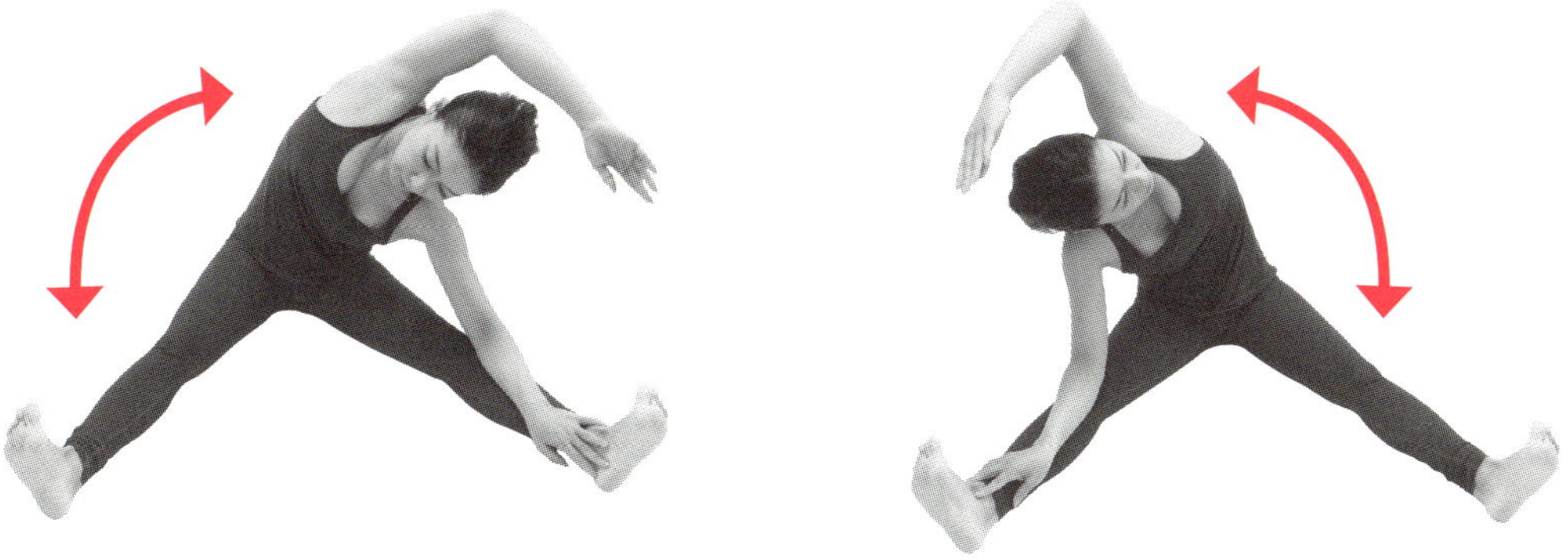

上記も難しい人は、両脚を閉じぎみにしてください

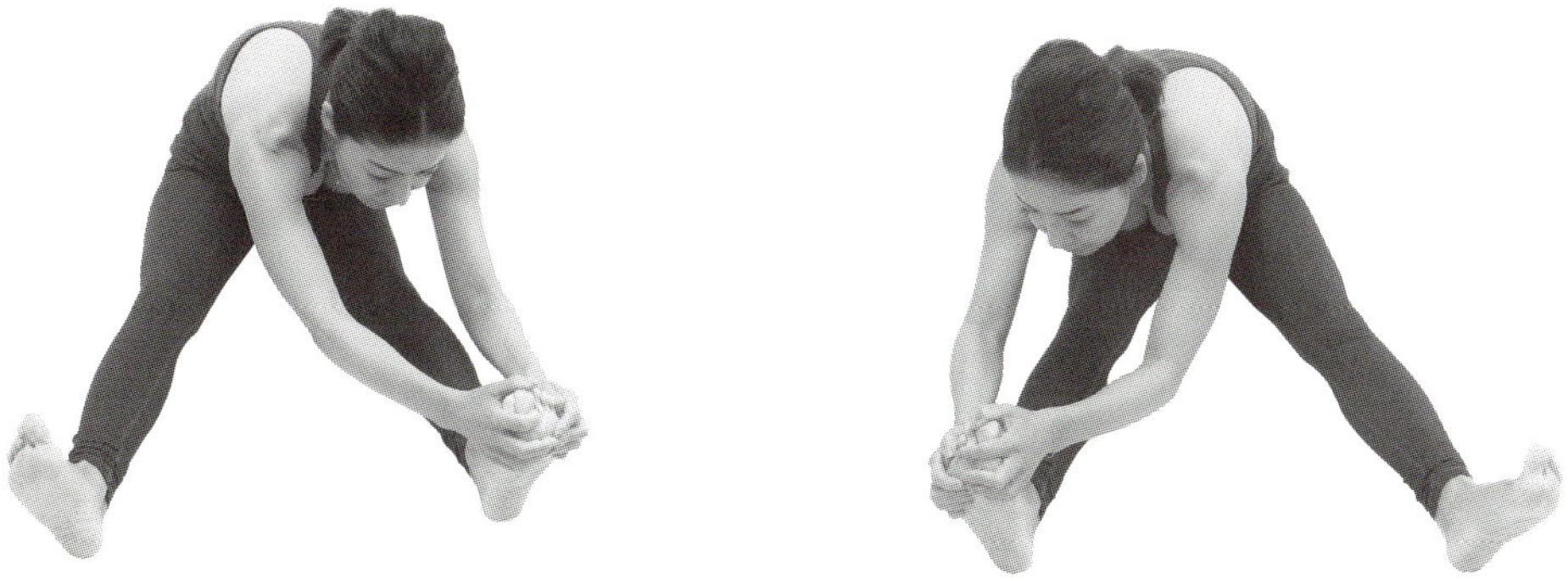

脚の後ろの伸びと逆側の脇腹の伸びは連動しています。五十肩は腕が挙上できませんが、肩関節が問題なのではなく、痛い方の腕と同側の脇腹と、逆側の脚の後ろの硬直があるのです

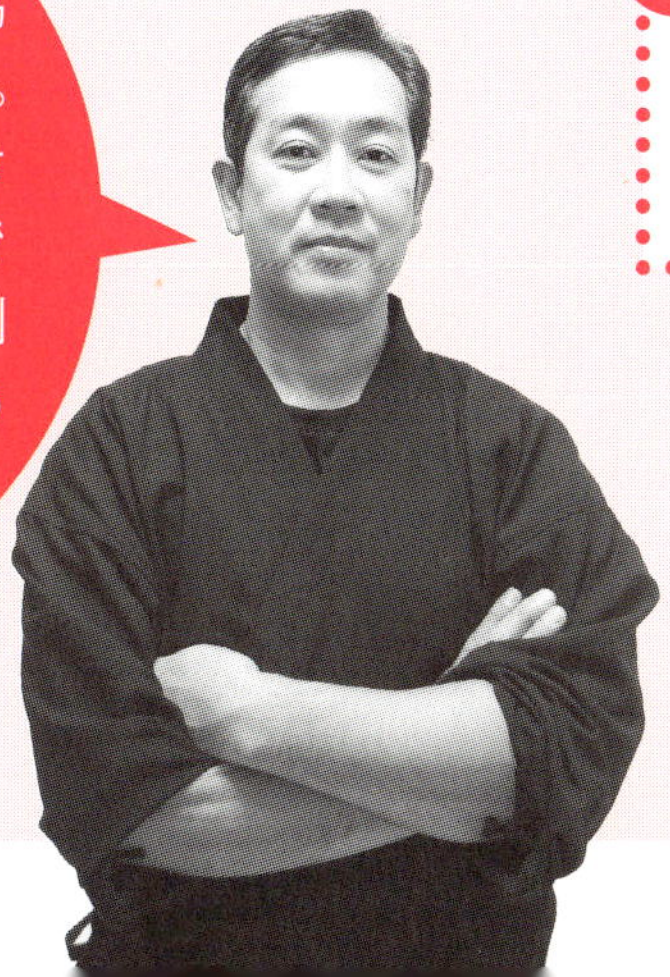

こんな症状に効果的

がん予防、乾燥肌、湿疹、五十肩予防、腰痛予防

頸椎7番、胸椎1番、肩甲骨を整える
呼吸器等の緊張をとる体操

頸椎7番と胸椎1番は首、頭の土台になる場所で、肩甲骨の動きにも連動しています。この部分の可動性を広げ、弾力を取り戻すことは、腕や首の疲れを取り、呼吸器系に弾力をもたせ、首より上に出る症状を改善し、いつまでも若々しい体を保つことになるのです。

頸椎7番と胸椎1番を矯正する体操

Step 1 正座して、両手を背中に回し、指を素直に組みます

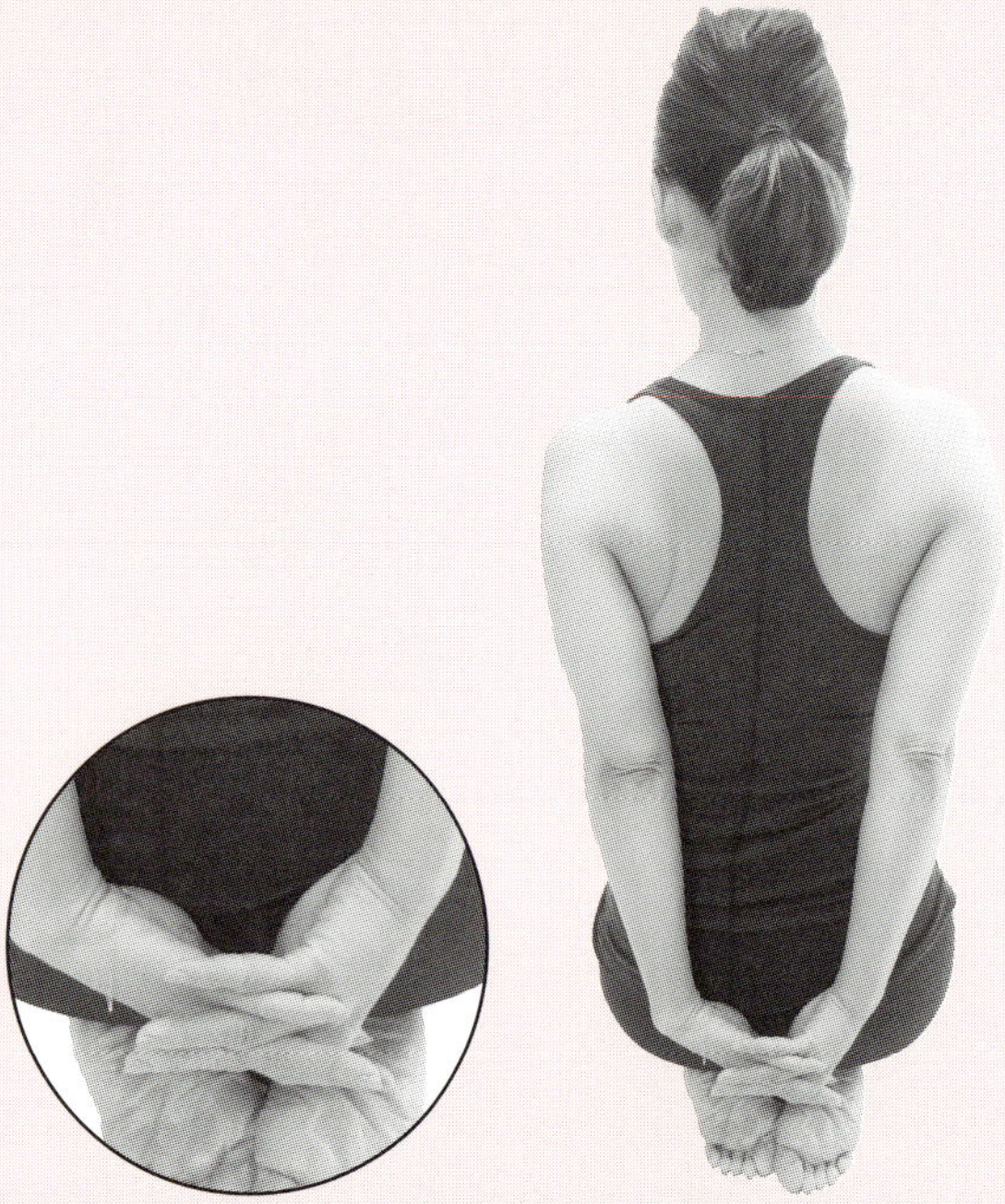

Step 2 お辞儀をするように頭を下げ、それにともなって両手を天井に向けるように伸ばします

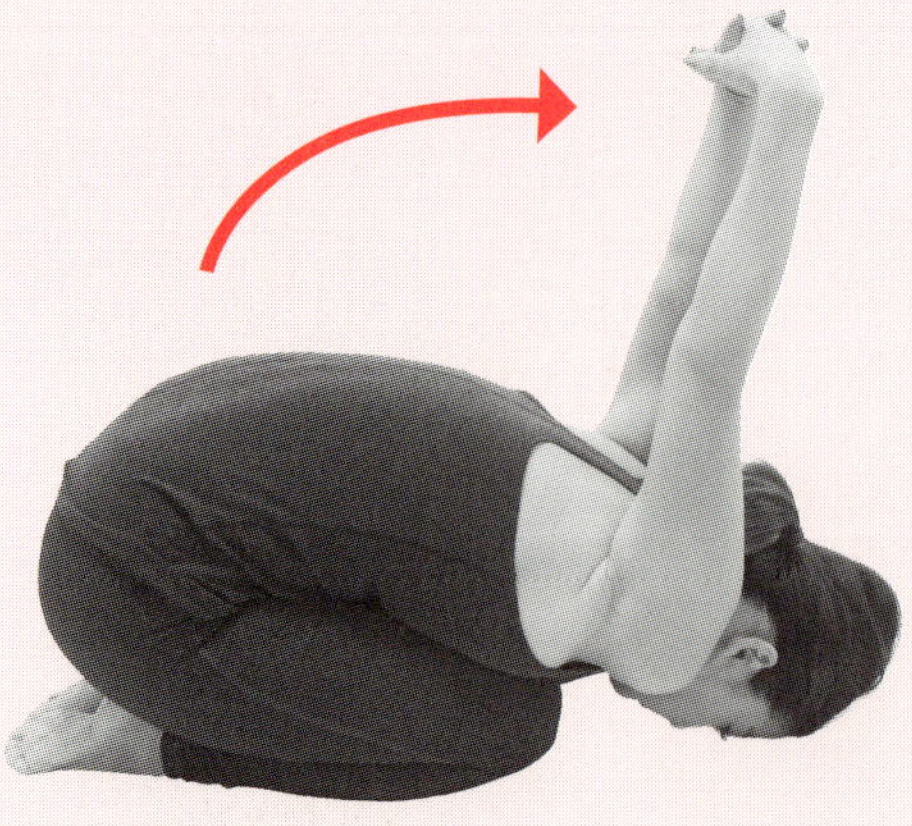

甲状腺、咽頭の流れを良くし、頭の緊張を緩めるときの体操

Step ①

先ほどと同じく指を組んだら手のひらを一回転させます

一回転の向きに注意

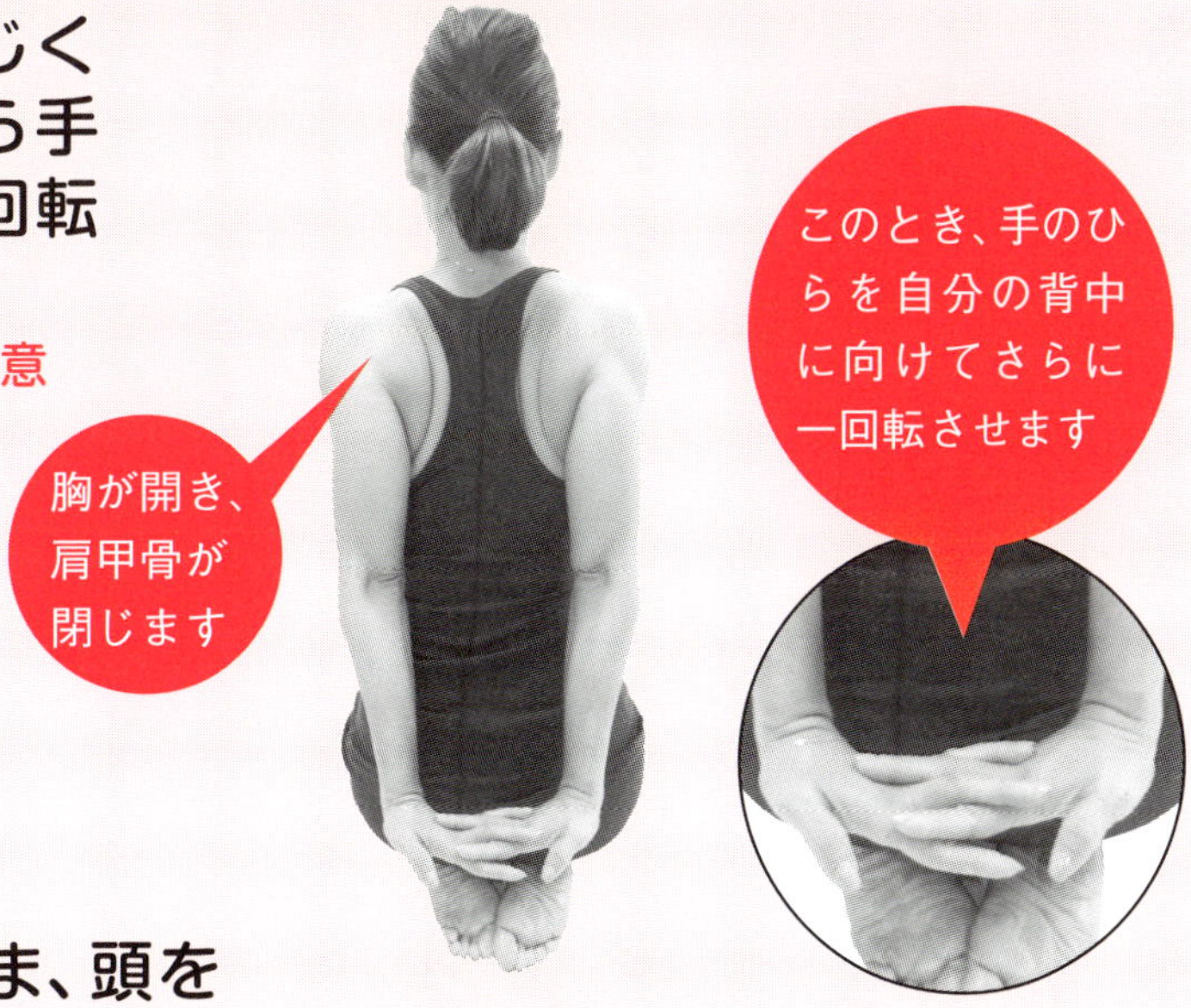
胸が開き、肩甲骨が閉じます
このとき、手のひらを自分の背中に向けてさらに一回転させます

Step ②

①の形のまま、頭を下げ、両手を上げてゆきます

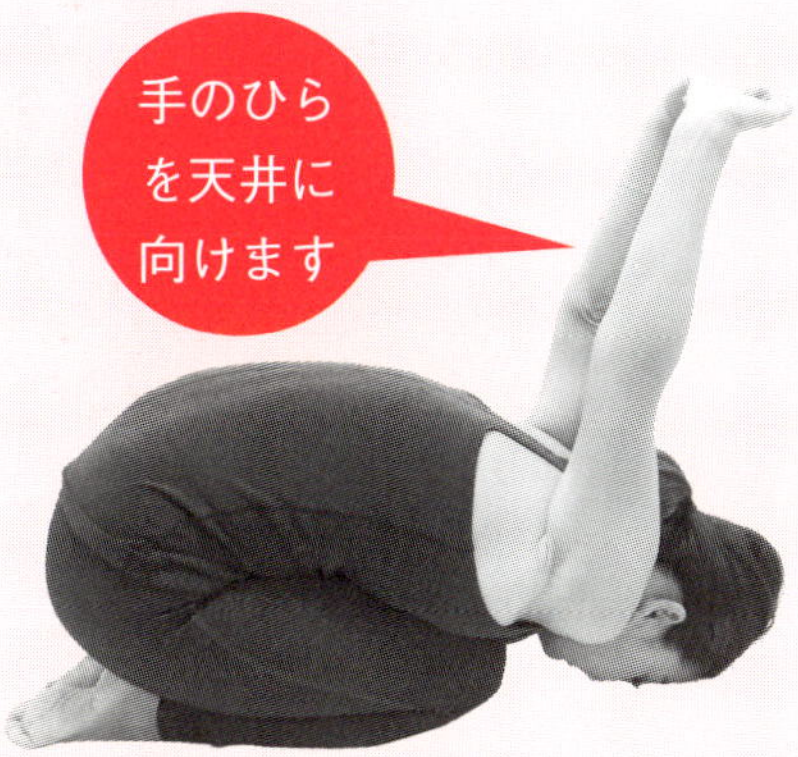
手のひらを天井に向けます

Step ③

体を起こし、天井を向き、さらに顎を上に突き出し「アイーン」の口で顎の下を伸ばし、腕と顔を横に揺らします

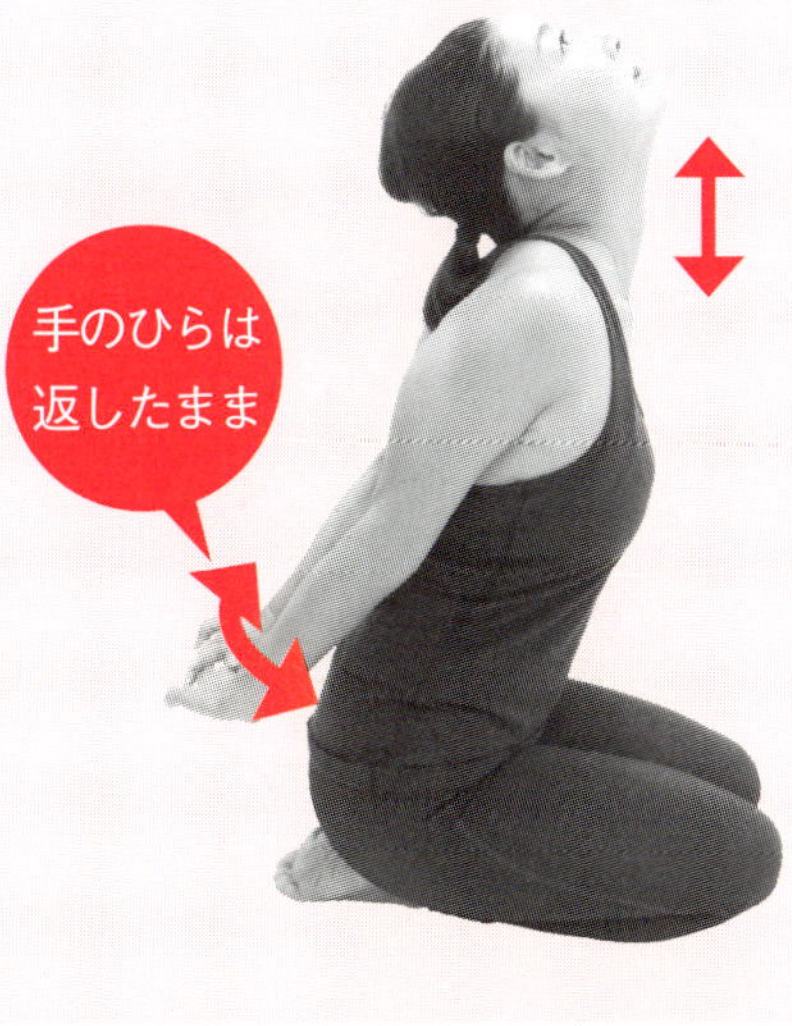
手のひらは返したまま

こんな症状に効果的

首の痛み、せき、花粉症、指のしびれ、五十肩、アトピー性皮膚炎、不整脈、悪夢を見る、慢性的な胃炎、胃痛、睡眠時無呼吸症候群、心臓の問題、寝違え、甲状腺の問題

鎖骨や肋骨を整える
首の整体体操

腰が緩み、肩甲骨に弾力が出てくれば、自然と首は緩みます。ここではよりいっそう首の柔軟性をつけてゆく体操を紹介します。

鎖骨や肋骨に弾力をつける体操

Step 1
後ろ手を組んだら胸を張り、そのままの状態で顔を左右、上下、側屈、1回転させます

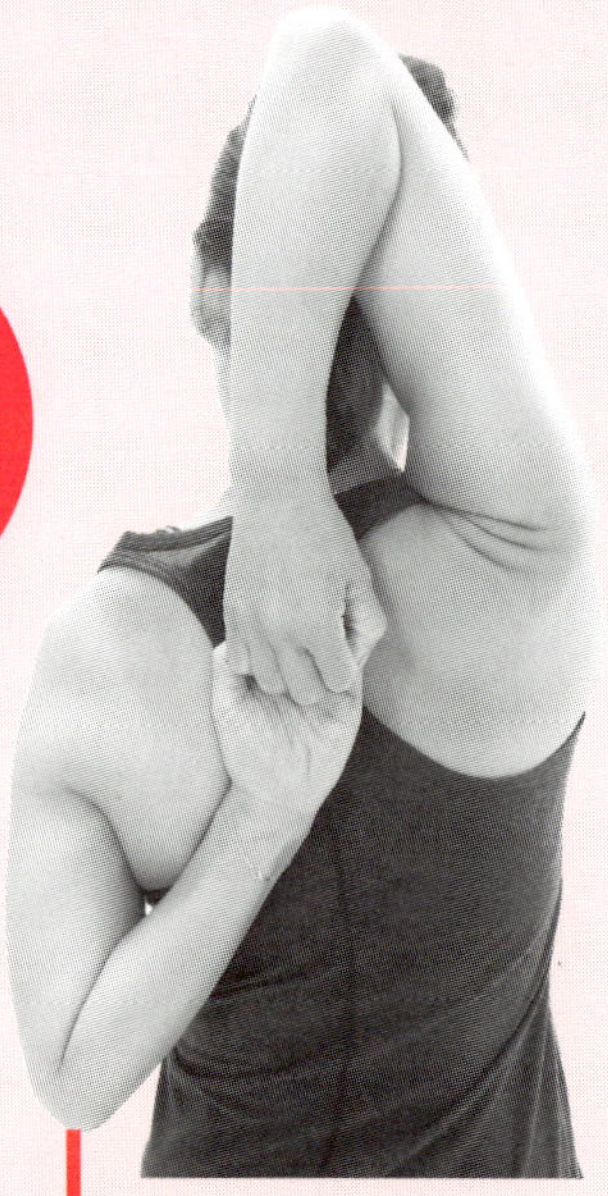

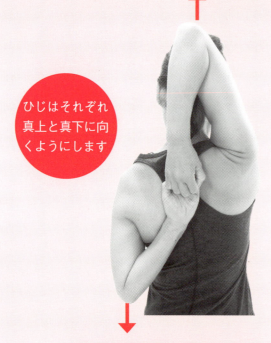

ひじはそれぞれ真上と真下に向くようにします

難しい人はここから!

タオルなどを持って行なってください。ポイントは胸を張って背中を反ること、腕力でやらないことです

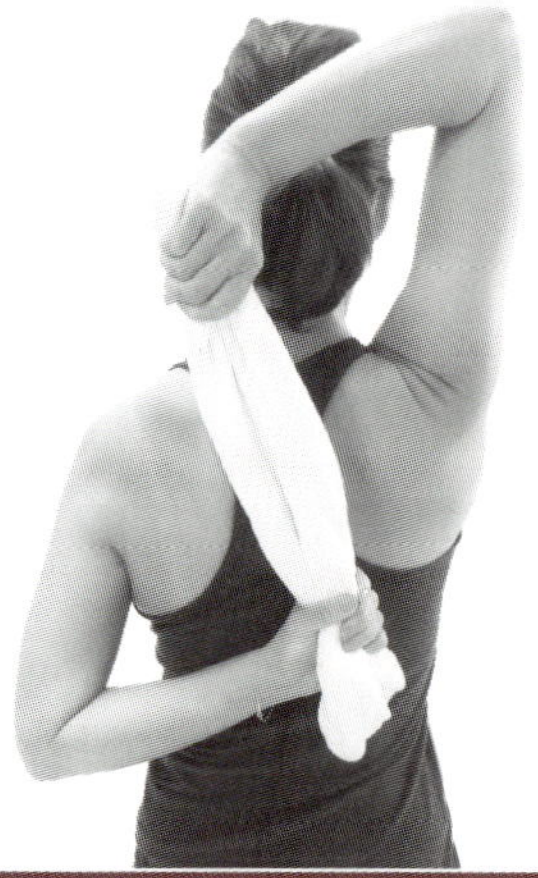

坐骨神経痛予防にもなる首の体操

Step 1
仰向けに寝て、両足を頭のほうに持ち上げます

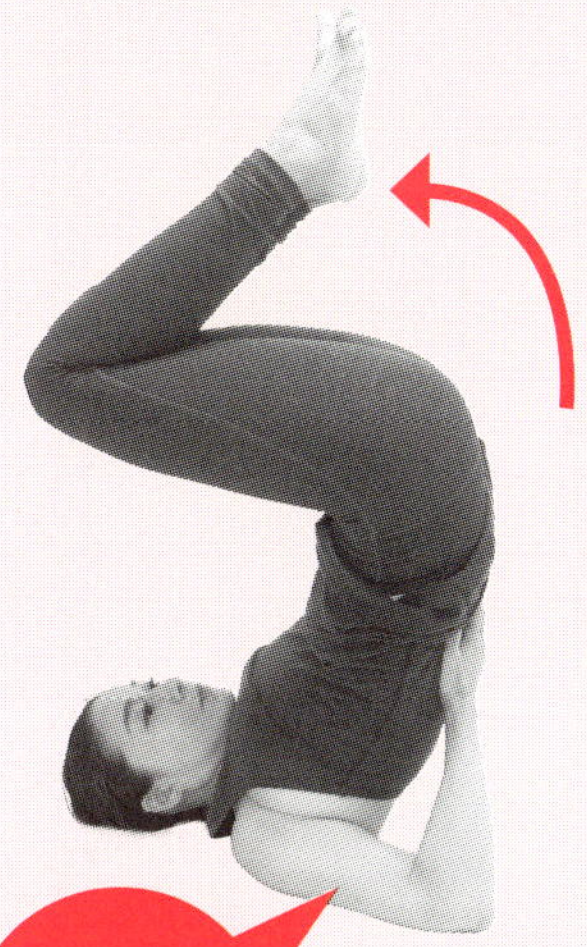

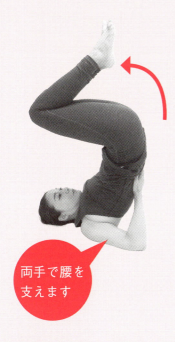

両手で腰を支えます

Step 2
でんぐり返りをして、つま先を床につけるようにします
背中側で指を組み、組んだまま手のひらをひっくり返したり戻したりします

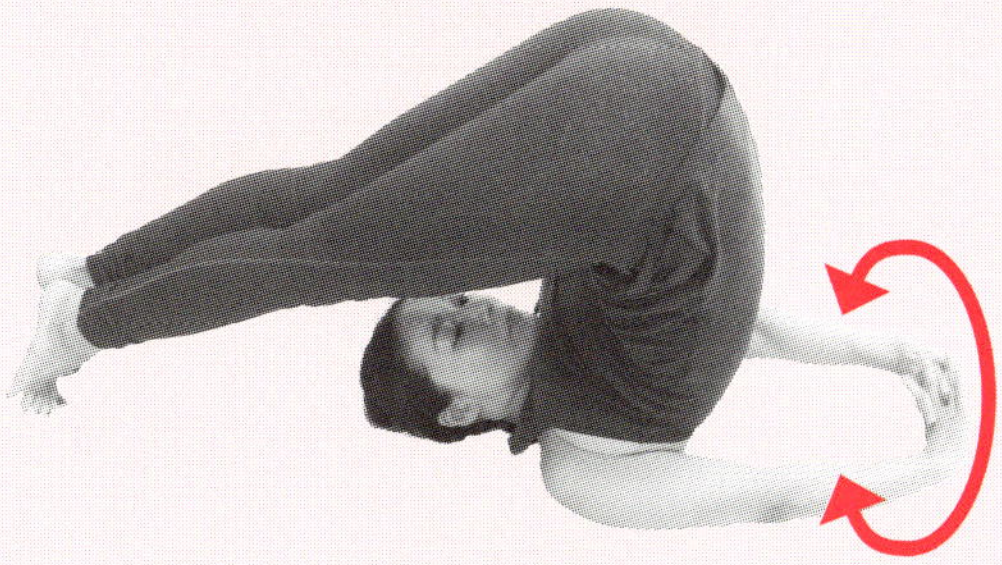

②ができた人は…
（ただし無理に行なわないでください）

Step 3
片方の膝を床につけるように曲げ、もう片方の脚の後ろをグーと伸ばすことを左右交互に繰り返します

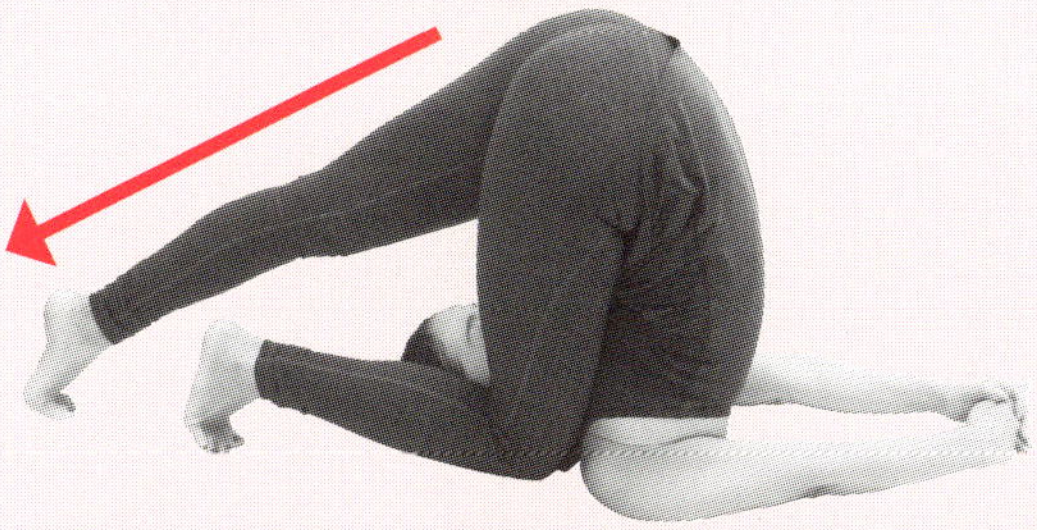

すでに坐骨神経痛が出ている人、首が異常に緊張している人は、いきなりこの体操を行なうことは控えてください。

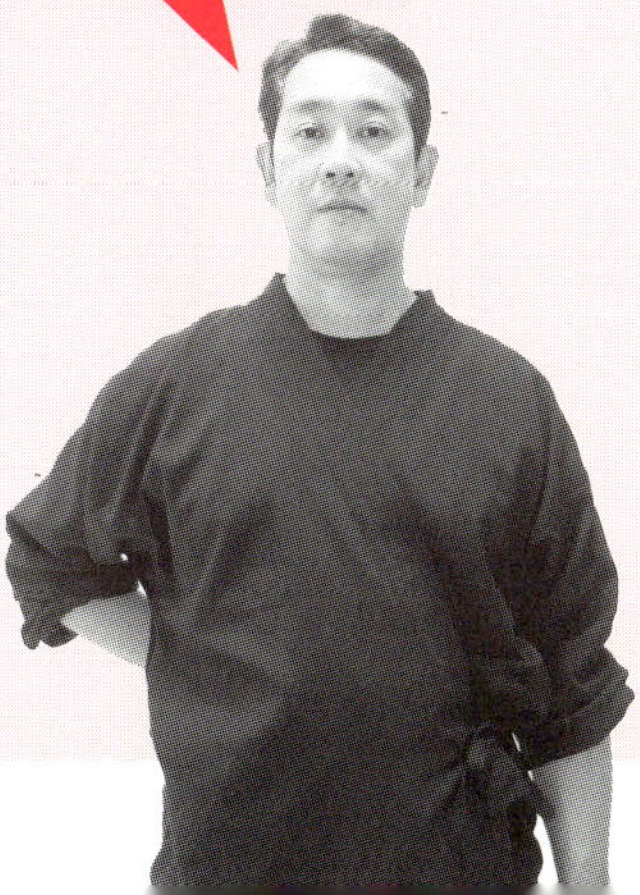

こんな症状に効果的

頭痛、肩こり、背中のS字側弯の改善、乳がん予防、五十肩予防、坐骨神経痛予防

尺骨・手首・肩甲骨を矯正する

手首の動きを良くする体操

3章
自分でできる整体体操

五十肩や、肩に痛みが出る人は、体の反りの動きに制限が出てきた人と言えます。加えて、肩甲骨と手首が硬直して、尺骨と橈骨《とうこつ》がクロスしている人です。このような人がいきなり後ろで手を組む体操をするのは不可能です。この体操から始めましょう。

肩甲骨が硬直して
尺骨に制限が入ると…

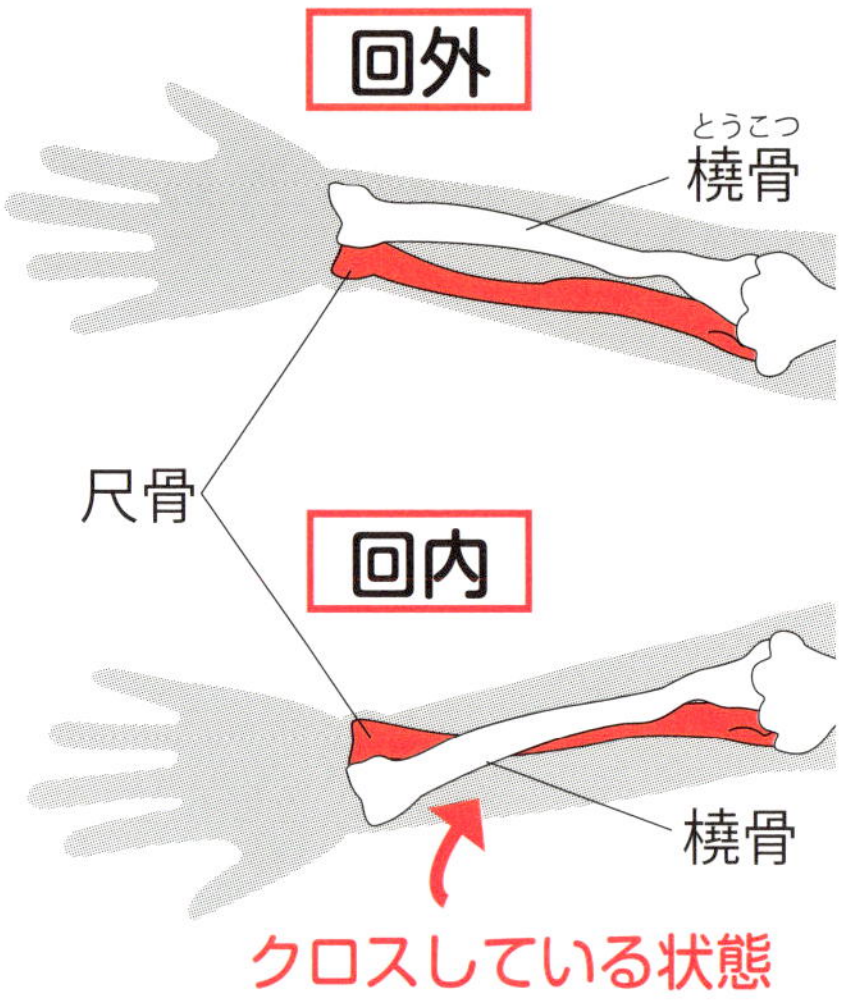

前腕の2つの骨（尺骨と橈骨）が常にクロスした状態（回内）になって手首が硬直する

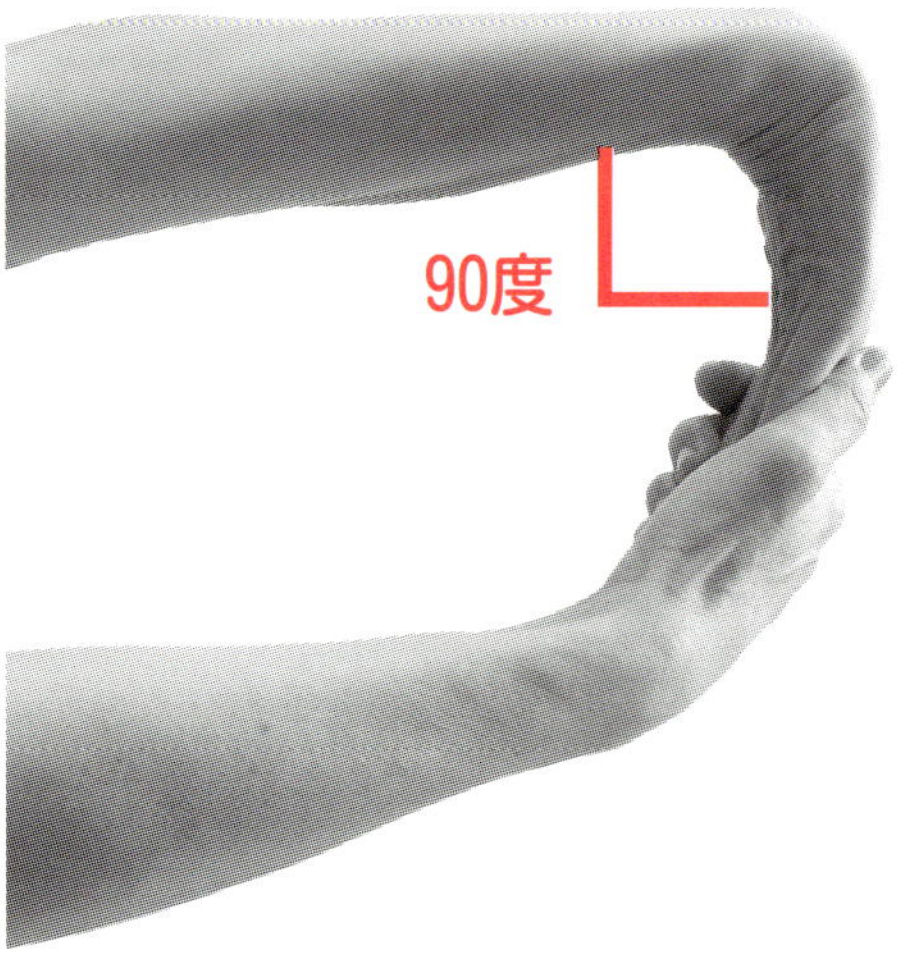

尺骨と橈骨がクロスした状態が続いて手首が硬直している人は、手のひらを90度に返しにくい

尺骨と橈骨の位置を直す体操

Step 1

右手を上、左手を下にして、ひじを伸ばして体の前で手を組みます

（右手首を伸ばす場合）

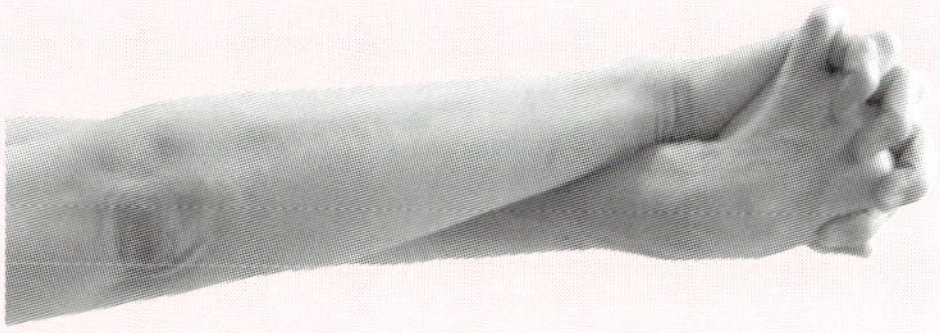

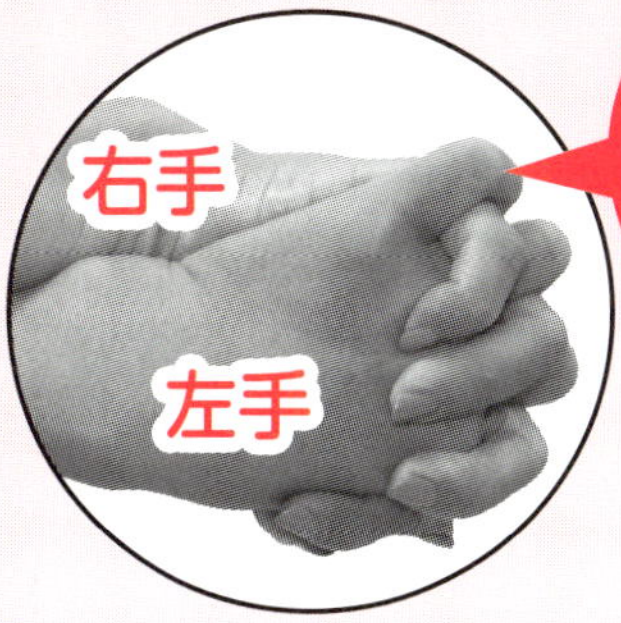

左手の小指の方を自分に近い方にします

Step 2

手を組んだままクルっとひじを伸ばすように一回転させます

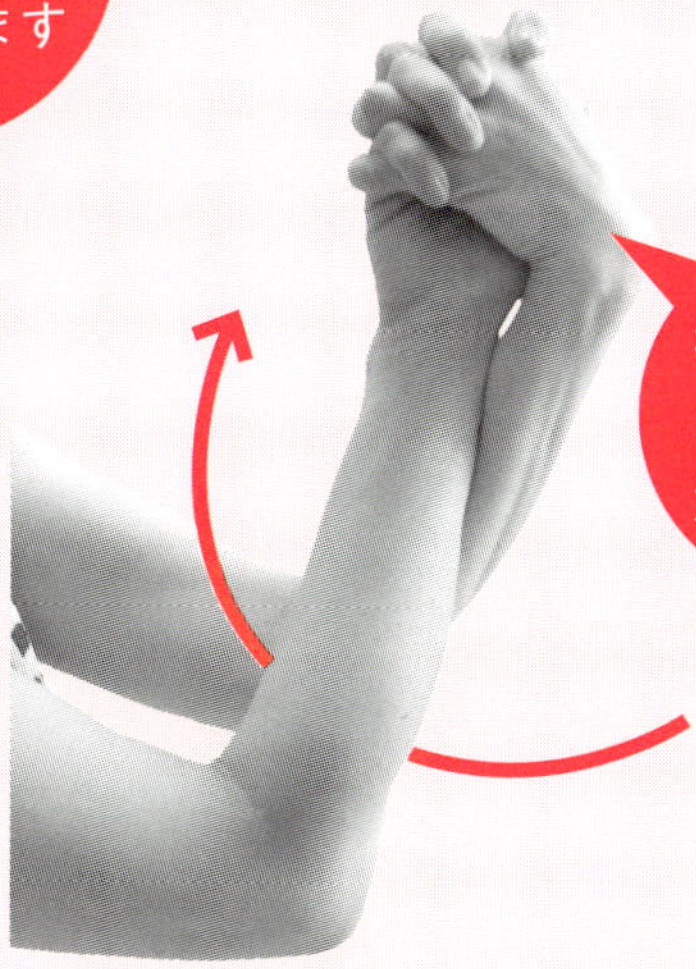

指を開かないように注意します

Step 3

一回転した腕をそのまま前に伸ばします

組んだ手のひらと手のひらを、一回転したときもなるべく離さないようにします

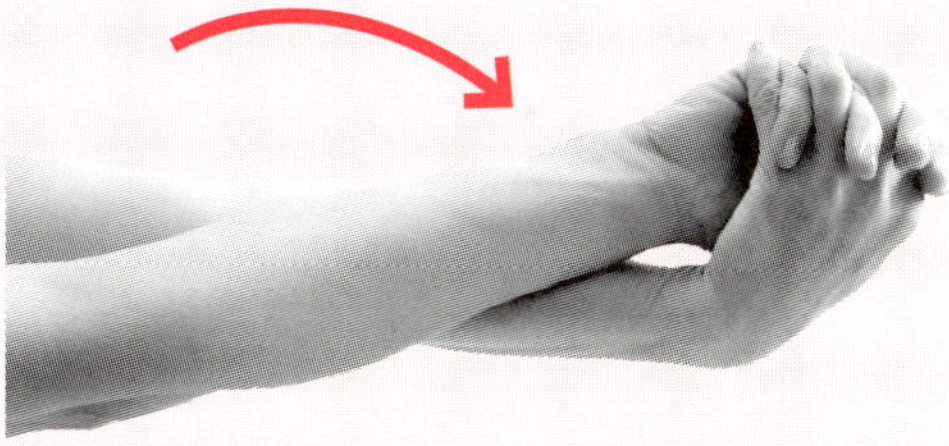

Step 4

左手を上、右手を下にして、同じように一回転させます

左手が上の場合、右手の小指が手前にきます

こんな症状に効果的

脳卒中予防、リウマチ予防、頭痛、首・肩こり、腕の疲れ、ひじ痛

腓骨を矯正し、正しい位置に戻す

結跏趺坐の体操

下肢では、最初に目を向けなければならないところが、腓骨《ひこつ》です。特に左側の腓骨が重要で、この腓骨を矯正し、正しい位置に戻すのがこの体操です。ちなみに、この結跏趺坐は美脚の体操にもなりますので、ぜひチャレンジしてみてください。

結跏趺坐のふたつの型

右足を上に乗せる

吉祥坐《きっしょうざ》

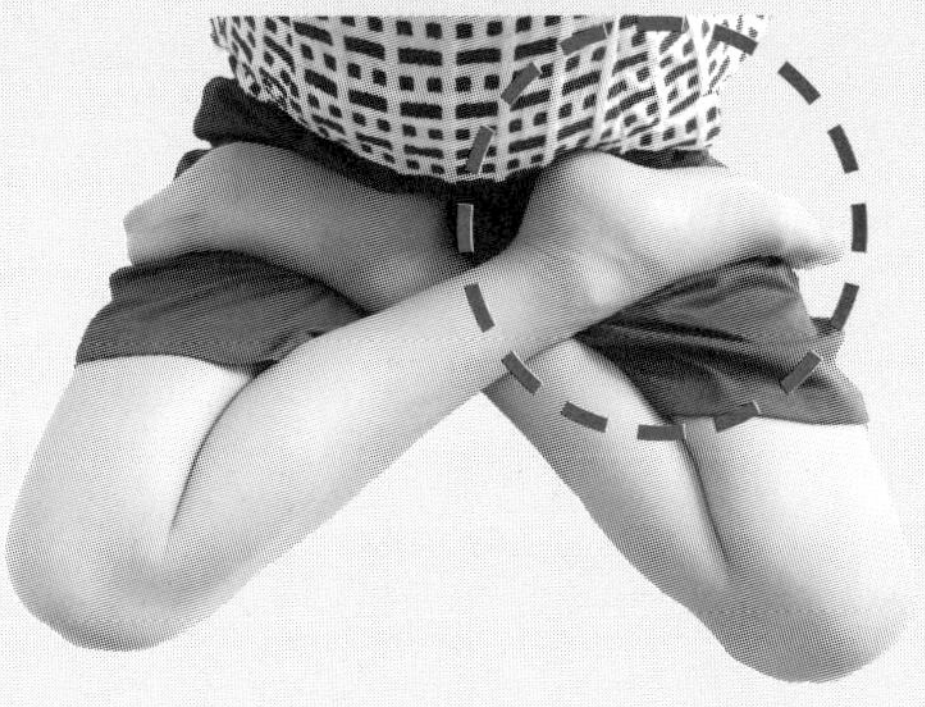

左足を上に乗せる

降魔坐《ごうまざ》

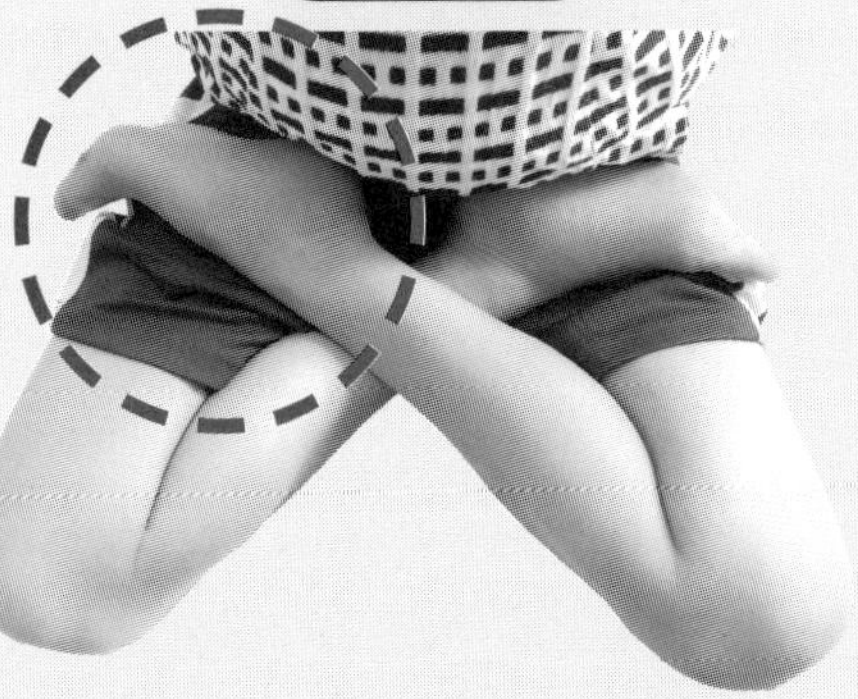

こんな症状に効果的

O脚、X脚、慢性腰痛、S字側弯、生殖器官の問題、肥満、精神不安

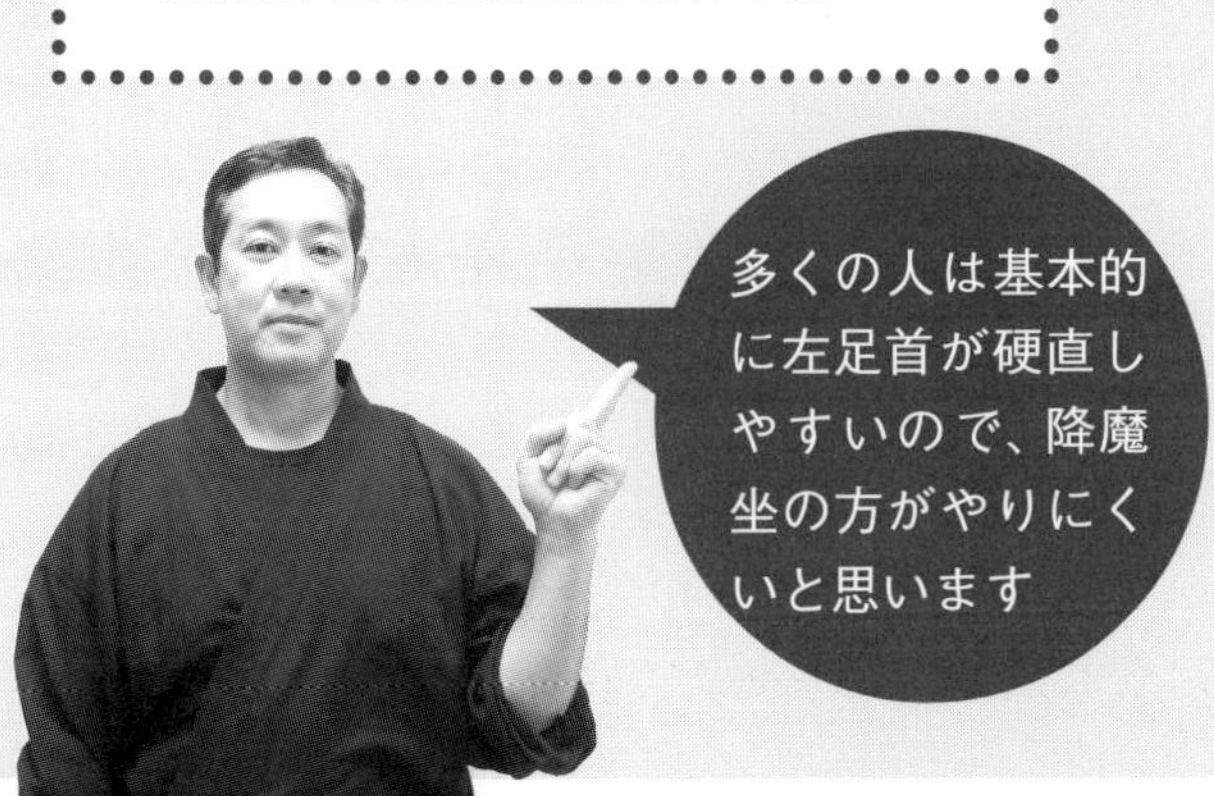
多くの人は基本的に左足首が硬直しやすいので、降魔坐の方がやりにくいと思います

結跏趺坐の体操

Step 1
無理をしないで、初めは脚を重ねないで前に両足を出す「安座」をしてください

Step 2
安座に慣れてきたら、今度は片方の足だけ乗せて（半跏趺坐）ください

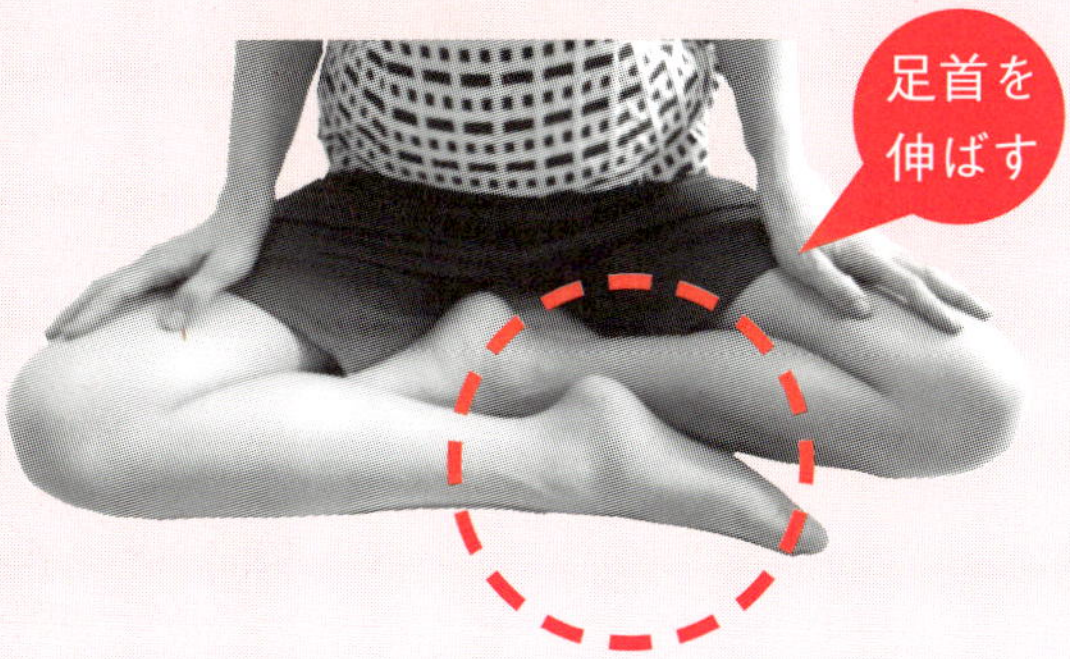
足首を
伸ばす

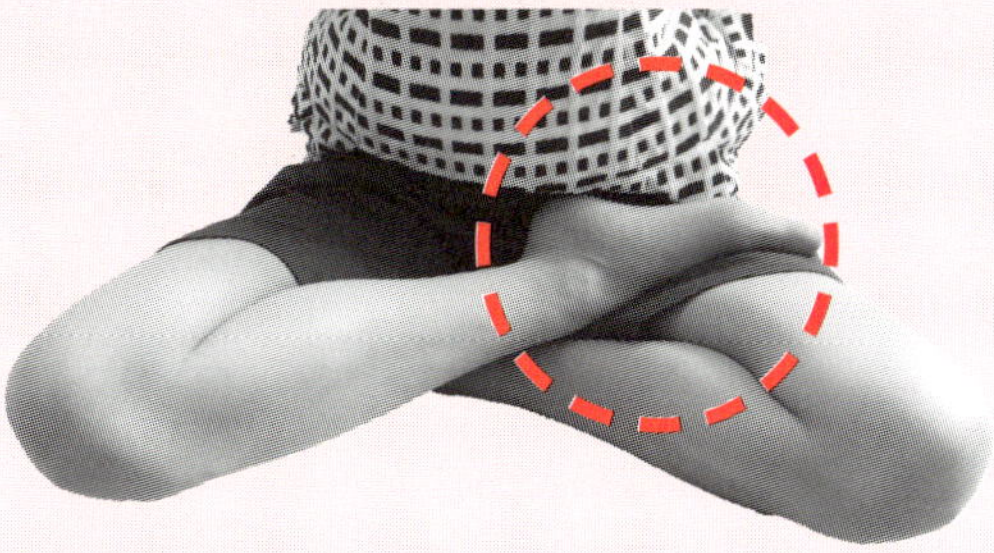

Step 3
最終的には結跏趺坐を組んでみましょう
（写真は降魔坐の場合）

Step 4
そのまま前にお辞儀します

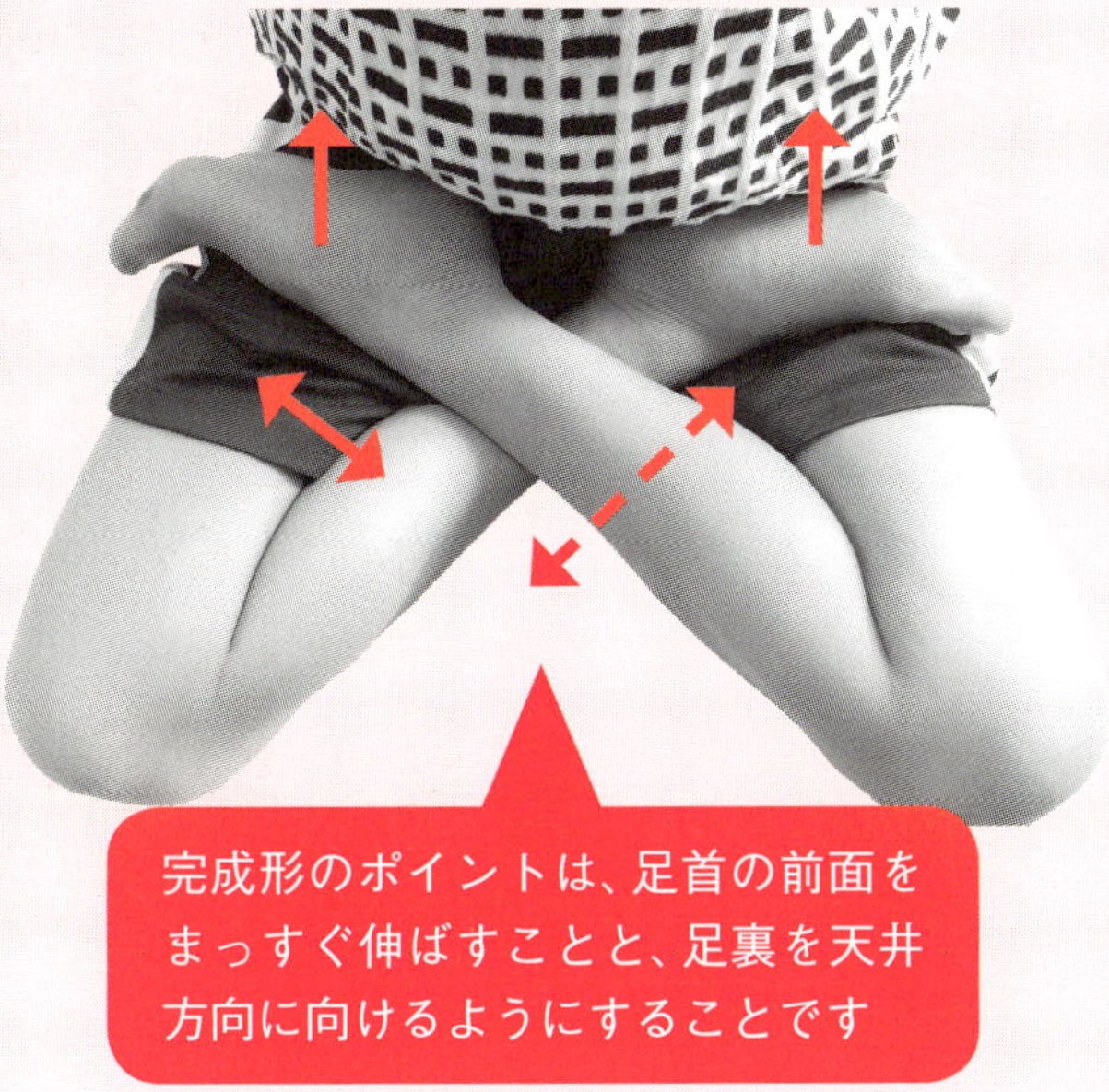
完成形のポイントは、足首の前面をまっすぐ伸ばすことと、足裏を天井方向に向けるようにすることです

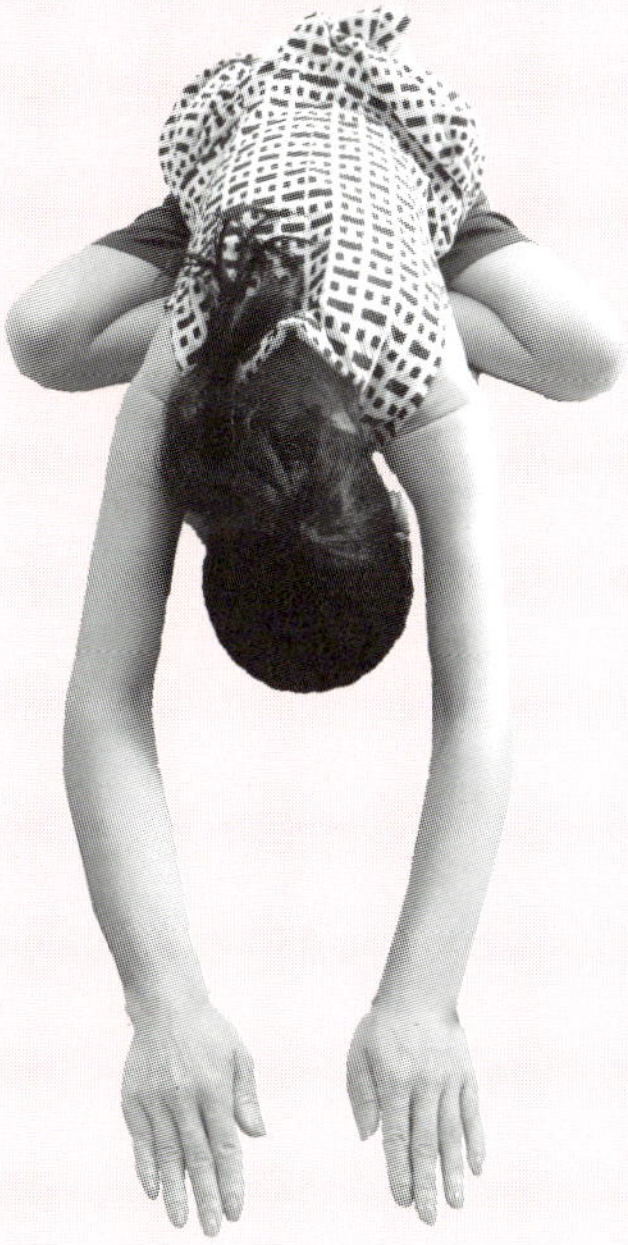

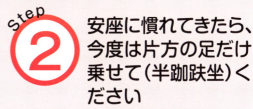

Step 5
お辞儀ができたら今度は脚はそのままで後ろに寝転んでください。
吉祥坐、降魔坐を両方行なってください

脚の腓骨の位置を直す

坐骨神経痛を軽減する体操

坐骨神経痛というのは、腓骨の位置の変位が要因です。内臓疲労や肋骨の下がりで腓骨は変位します。それを矯正するには結跏趺坐が必要ですが、この体操から始めると良いでしょう。

坐骨神経痛のための体操

Step 1

坐骨神経痛が出る方の脚を反対の脚の太ももの上に乗せます（写真は右脚の場合）

曲げた方の膝を床につけるようにバウンドさせてください

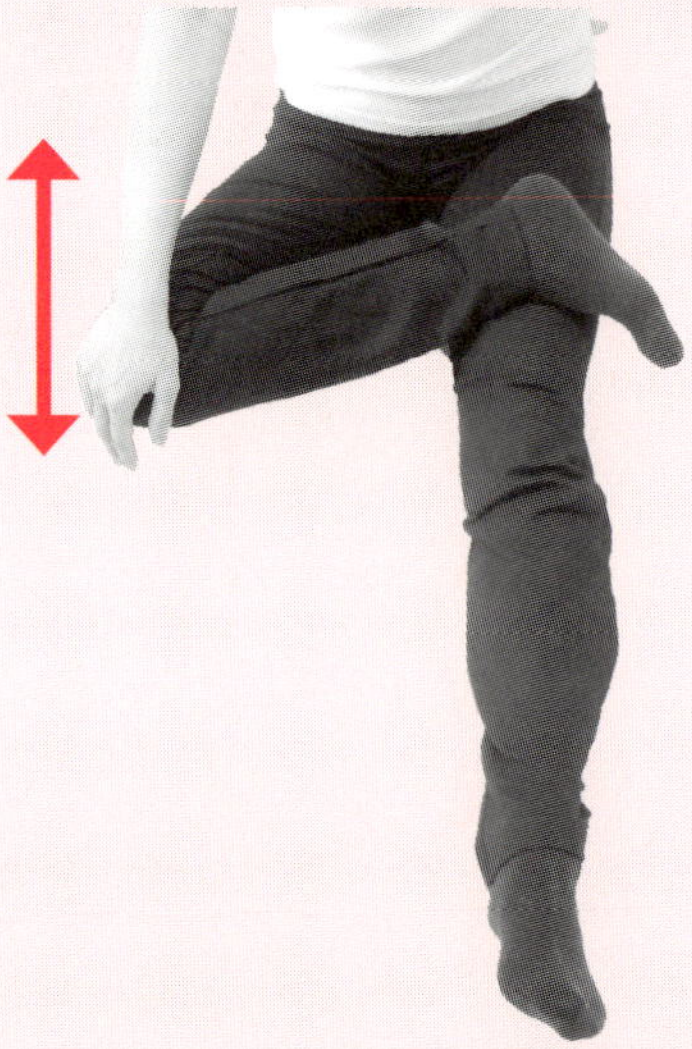

Step 2

乗せた方の脚の膝を少し浮かせて、反対の脚の太ももの外にスライドさせ、乗せた方の足の裏を床につけるようにしてください

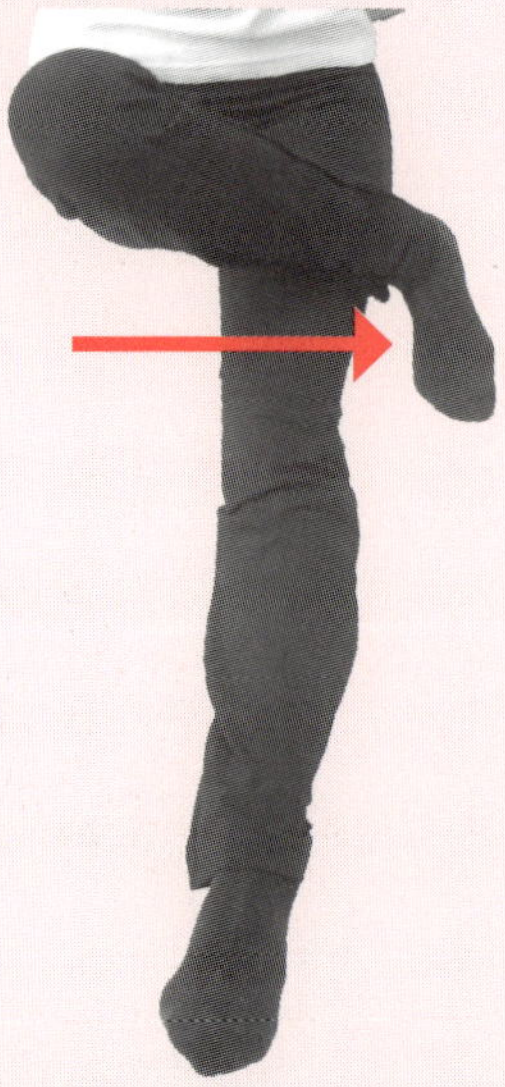

Step 3

伸ばしている脚を曲げ、その足の踵を反対の脚のお尻の側につけるように脚を組みます

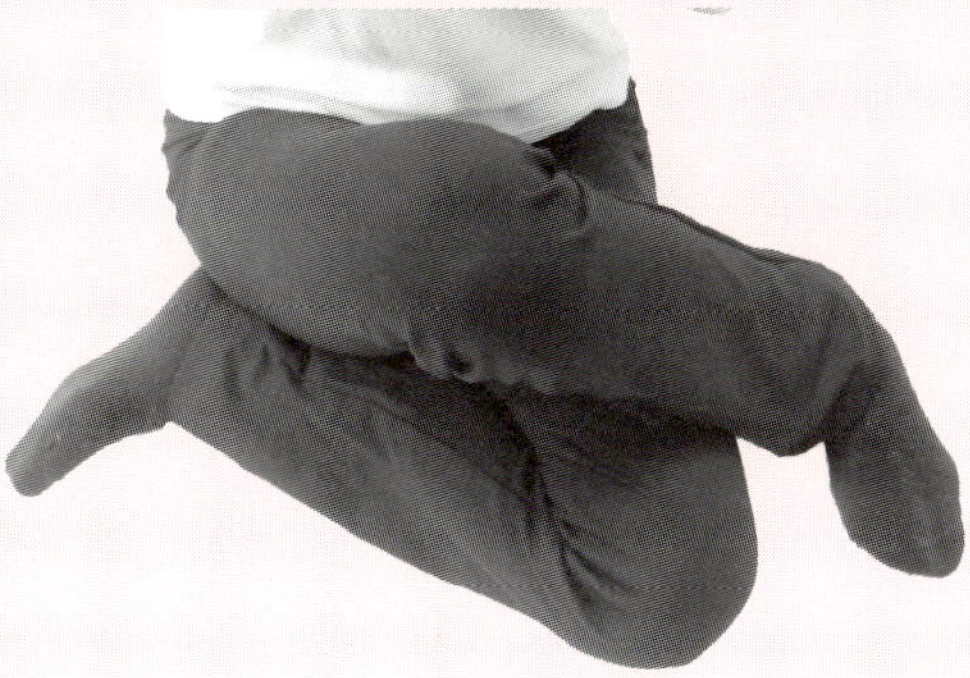

Step 4

そのまま上になっている脚の膝を両手で抱えて、体をその方向に倒します

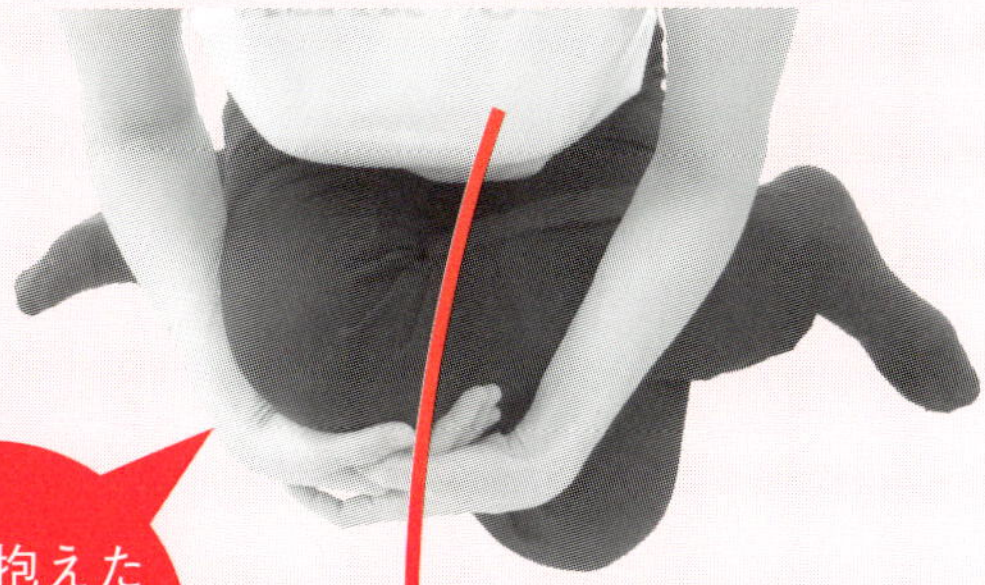

体重を抱えた膝に乗せてゆくイメージです

④までできた人は、以下の⑤、⑥にチャレンジしてみてください。
いっそう効果的です

Step 5

④の形から、抱えた方の脚を反対の脚の太ももの上にスライドさせ戻してゆきます（半跏趺坐）

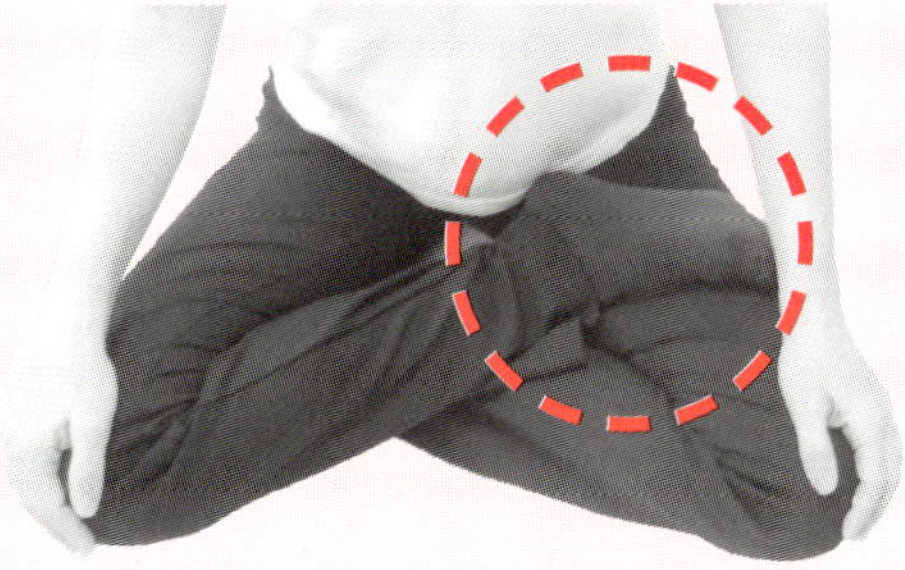

Step 6

今度は下になっている足を、上になっている脚に乗せ、結跏趺坐に持ってゆきます

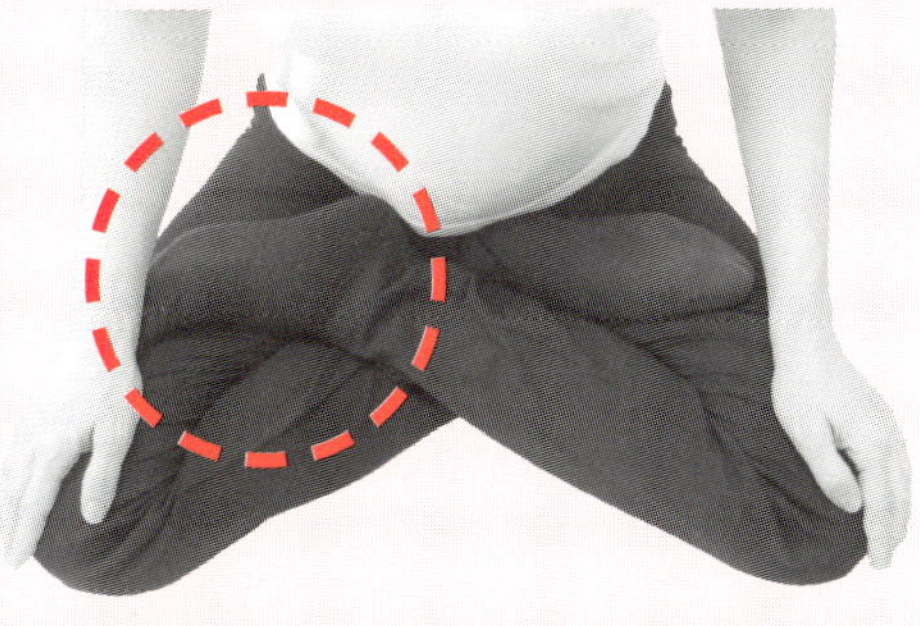

コラム2　「反った腰」は「反り腰」ではない

「反り腰」は硬直している腰

反り腰について注意が必要なのは、世間でよくいう「反り腰」とは、私のいう「反った腰」ではないという点です。

私のいう「反った腰」というのは、腰が前弯曲していて、仙骨がよく動く、弾力のあるヒップアップした腰のことです。

世間でいう「反り腰」とは、腰が硬直しているのを上体を前傾姿勢にしてなんとか支えている形です。

ちょうどゴリラの突き出た尻のような形です。

このような形は重心がまっすぐではありません。ゴリラがそうであるように、常に体が前に倒れようとする形であるために、膝に負担がかかっていきます。

腰の前弯曲のなくなった硬直した腰といえるのです。

腰の前弯曲が腰を楽にしている

腰椎すべり症という腰椎4、5番が前にすべってしまう症状がありますが、この原因として一般的にいわれるのが、

「腰に前弯曲があるから、常に重さが腰椎4、5番にかかる。そのために腰椎4、5番が前に滑ってゆく」

というものです。このような一般通念から反った腰は良くないといわれ始めました。

しかしながら、前弯曲した腰というのは、重力が腰椎4、5番のみにかからないための弯曲なのです。

むしろ、腰が1本の棒状のように硬直し後弯するから一番下の腰椎4、5番に集中して負担がかかり、そのために前に押し出されるように骨がすべると私は考えています。

私は実際に、腰椎分離すべり症と診断された中学生を指導したことがあります。

その子は太っていて、いわゆる反り腰でした。そして、うつ伏せにすると明らかに腰は後弯状態でヒップアップしていません。

私は腰の前弯曲をつくる左右開脚や、正座から後ろへ寝る体操の指導をその子にしました。数ヶ月後に病院へ行って再度検査したところ、レントゲンでは骨は付いているといわれたそうです。

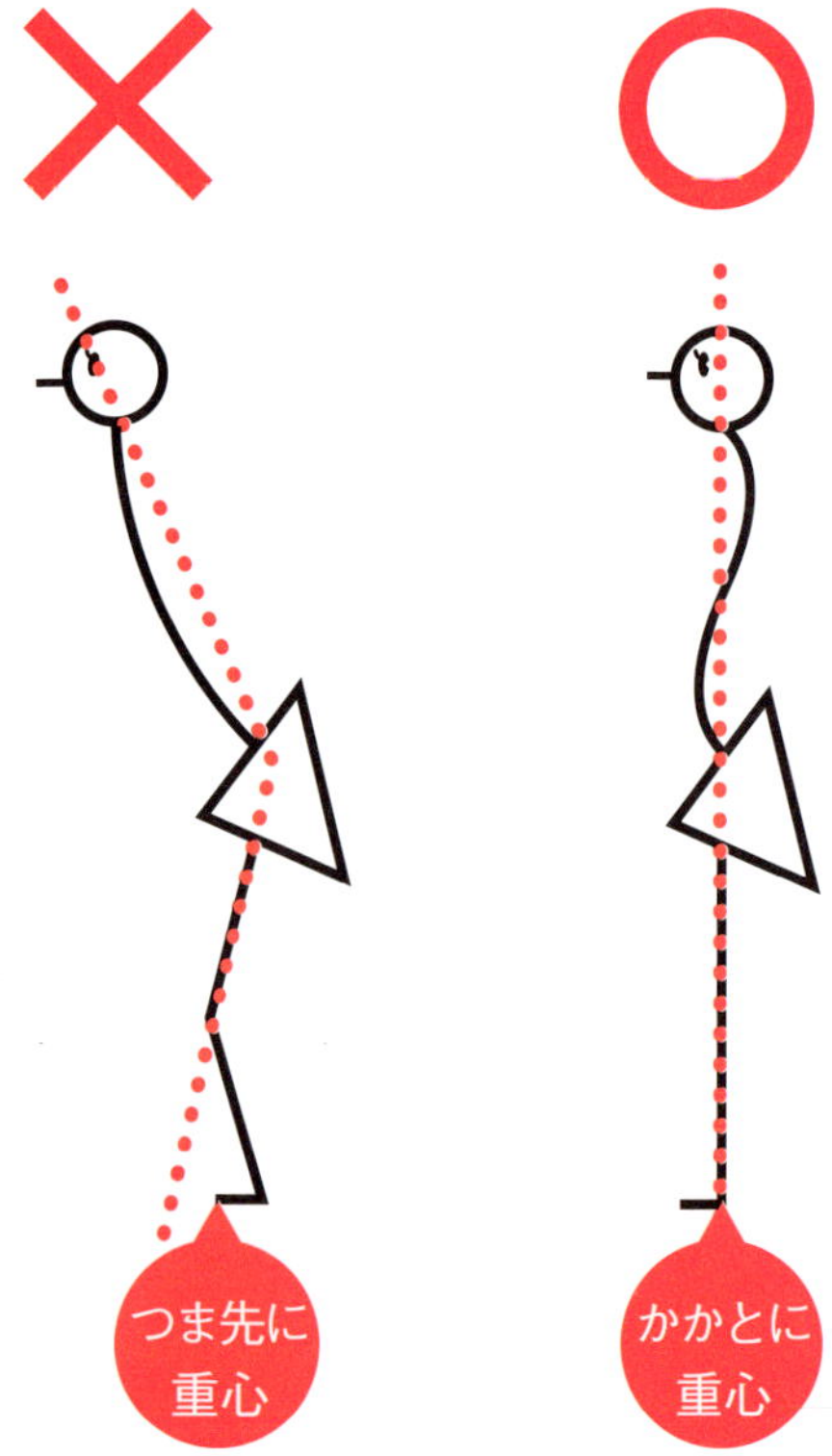

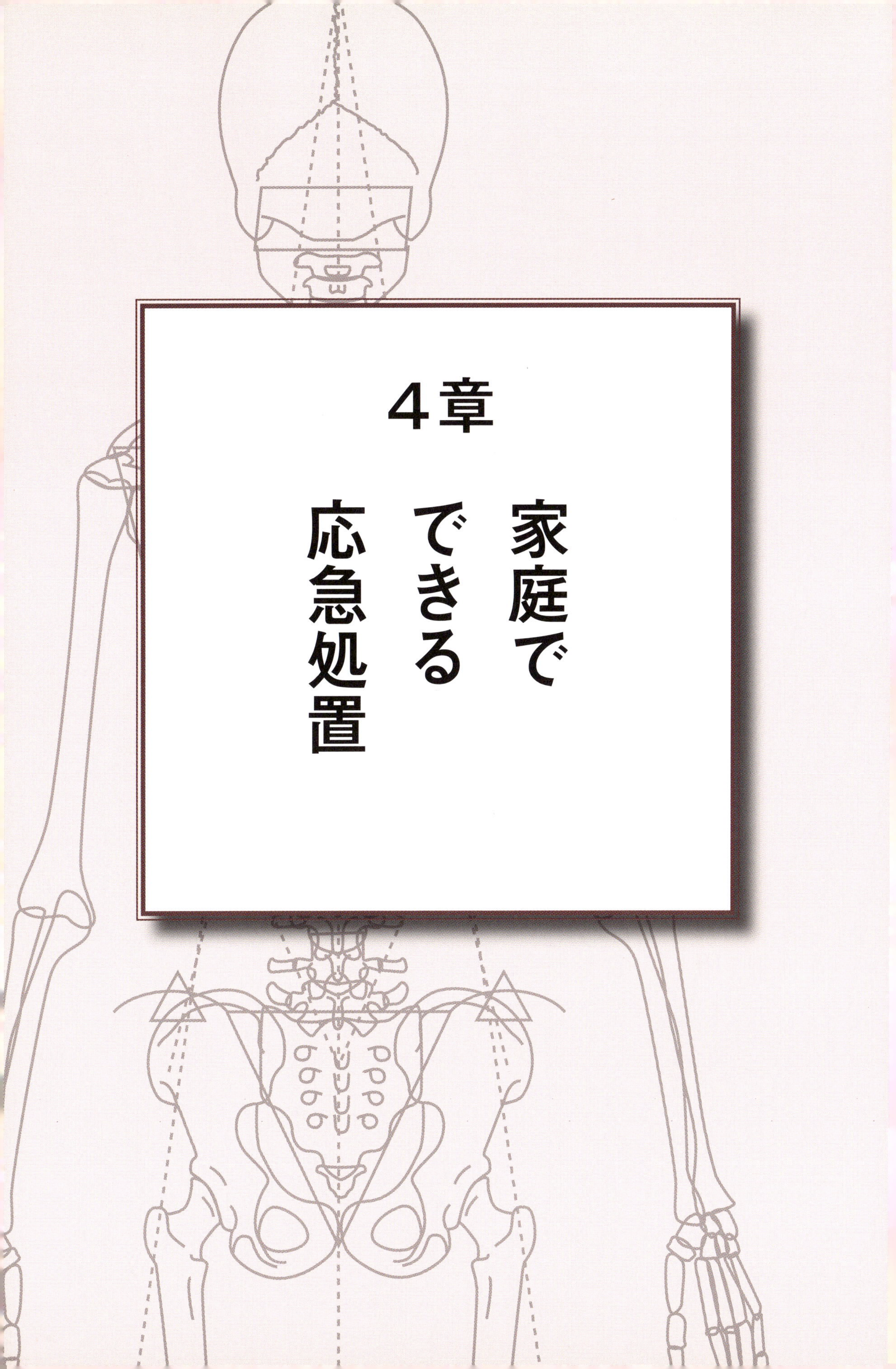

4章

家庭でできる応急処置

鼻づまり

鼻づまりや蓄《ちく》膿《のう》症《しょう》の人には、いつも首と肋骨が硬直しているという特徴があります。これは体全体を変えていかなければならないのですが、ひとまず応急処置として首を緩ませます。

Step 1 横になってテレビを見る姿勢になります

横向きになって右側の鼻がつまっていれば右の鼻を上(天井方向)に、左であれば左を上に向けます

腰の骨の出っ張りを見ます

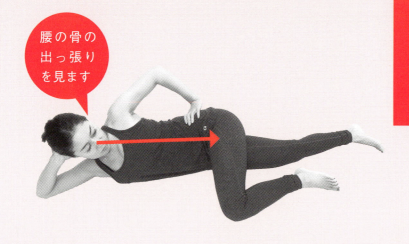

Step 2 そのまま2～3分首の力を抜いてじっとして待ちます。早ければ10秒で鼻が抜けます

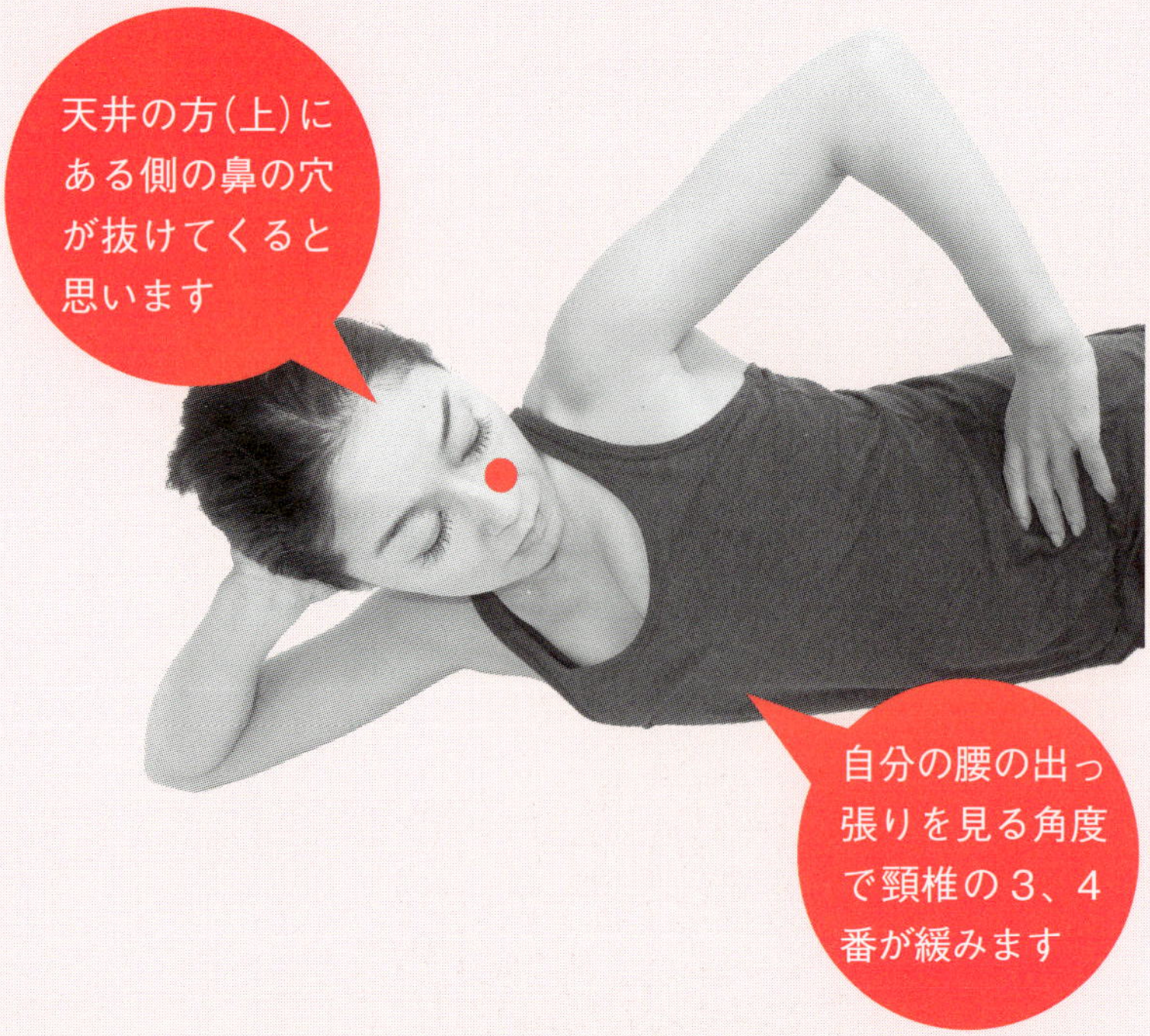
天井の方(上)にある側の鼻の穴が抜けてくると思います
自分の腰の出っ張りを見る角度で頸椎の3、4番が緩みます

喉の痛み

かぜの初期症状のように喉が痛いときは、両手の人差指を耳の下の筋に当てて前後にしごいてみます。痛いほうを丹念にしごいた後は、若干喉の痛みは軽くなっているはずです。

Step 1

両手の人差指を乳様突起の下に当てて前後にしごきます

そうするとツーンと喉に響くような痛気持ち良さがあると思います

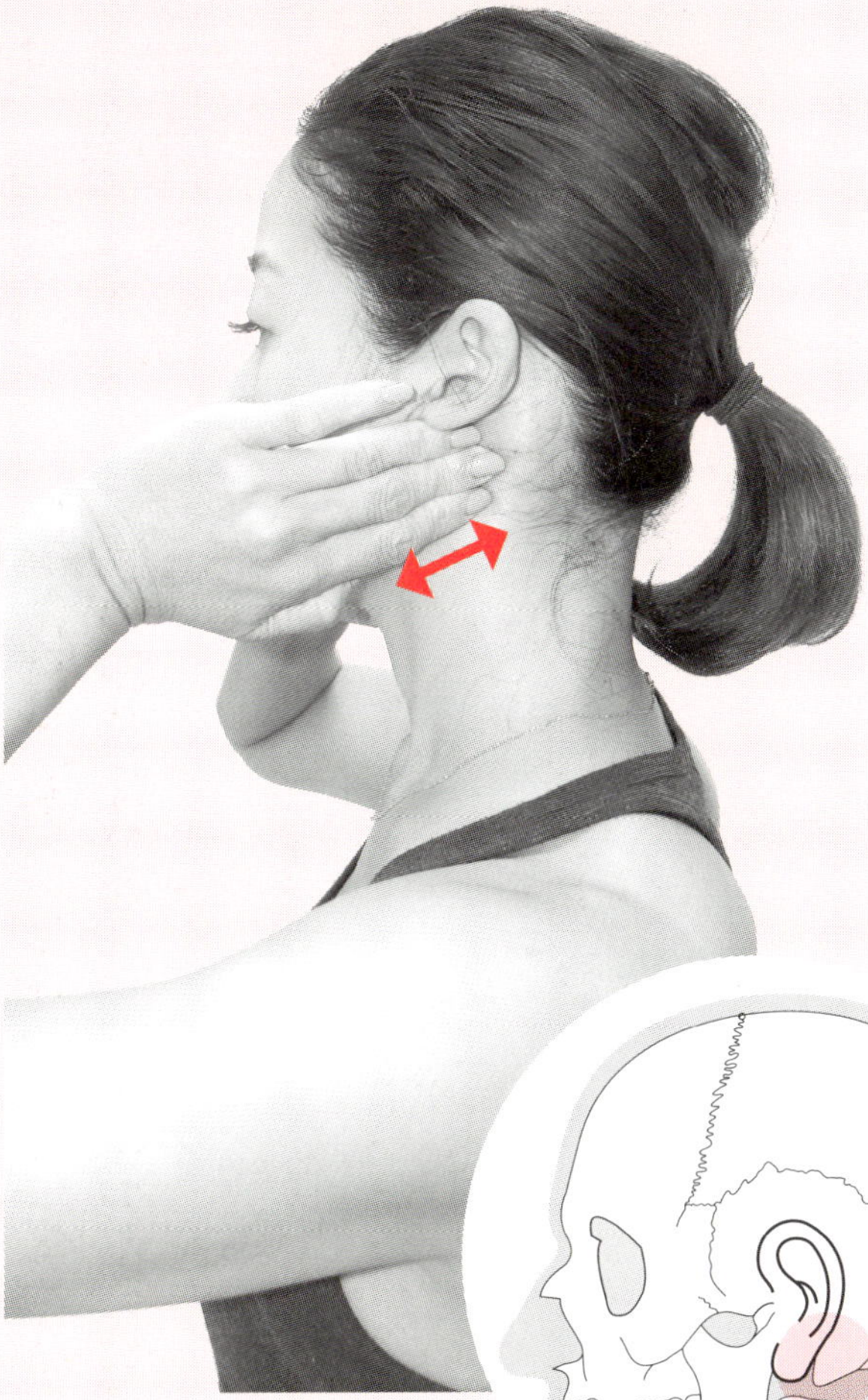

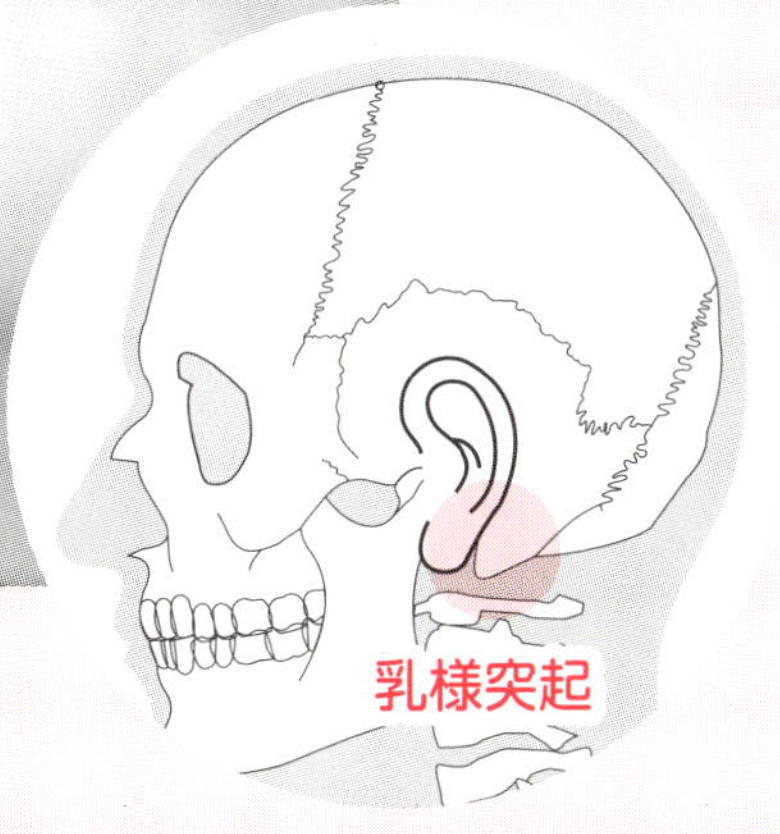

この場所は、頭皮や歯の血行と関係している場所でもあります。抜け毛がひどかったり、円形脱毛症のときにも押さえてみると良いでしょう

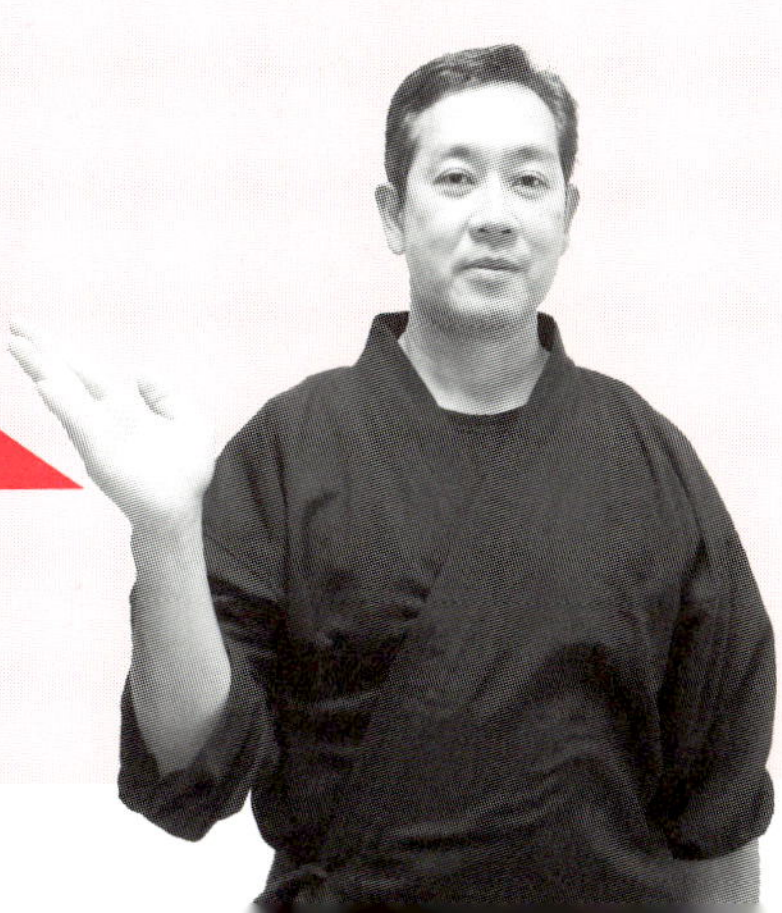

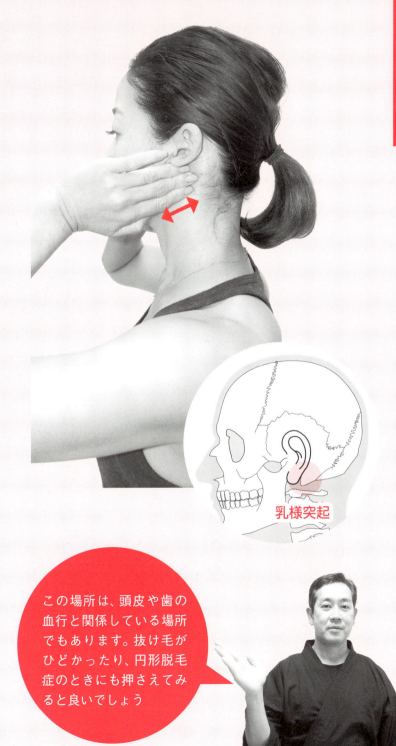

ものもらい・めばちこ

関東では「ものもらい」、関西では「めばちこ」といいます。これは、頭の疲れを伴って頭部の捻じれが入ると起こると整体学では考えます。ここを押さえると、その場で症状が軽く感じられるはずです。

Step ①

ものもらいができている患部の一番近い目の穴の骨のふちを押さえると痛い硬結があるので、そこを押さえます

（写真は右目の例）

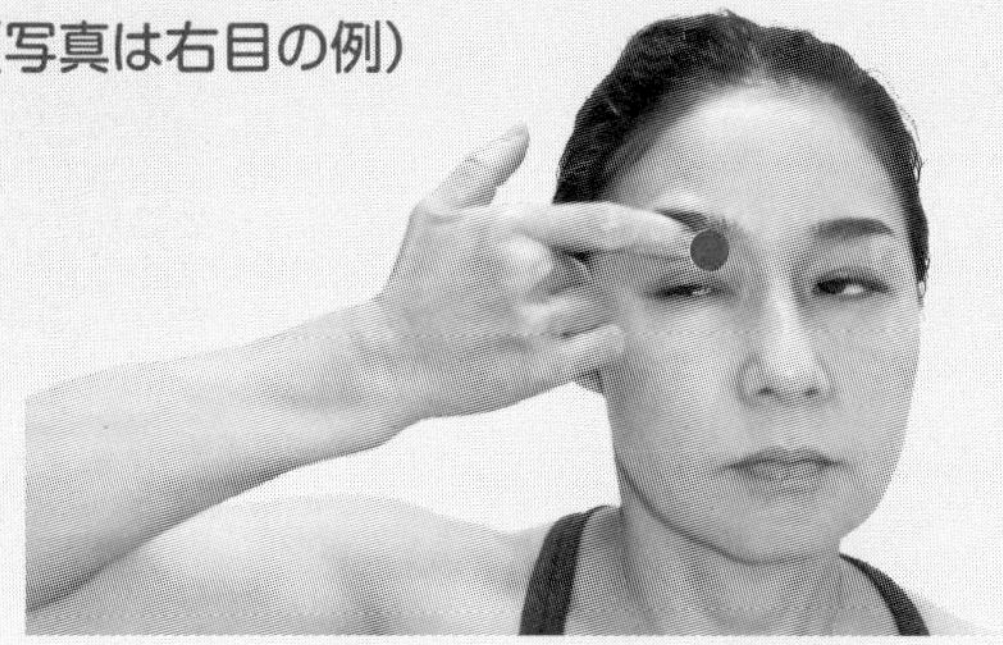

Step ②

眉毛の上に、押さえると痛い縦に走っている細い硬直があるので、それを押さえます

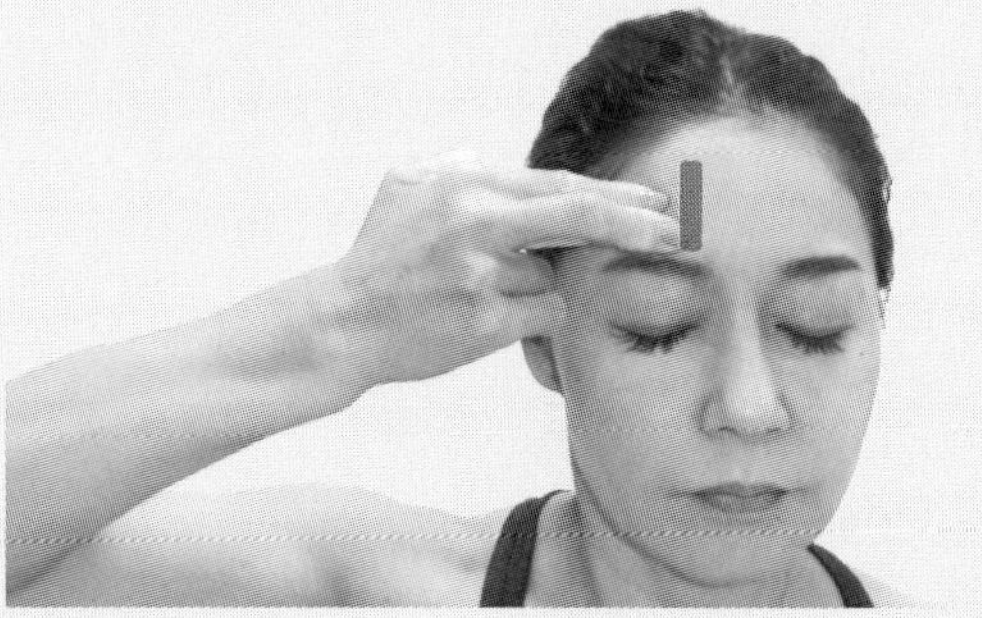

Step ③

頭頂部の左右に十円玉ぐらいの大きさのへこみ（頭部第２ポイント）が出ているので、それを押さえます

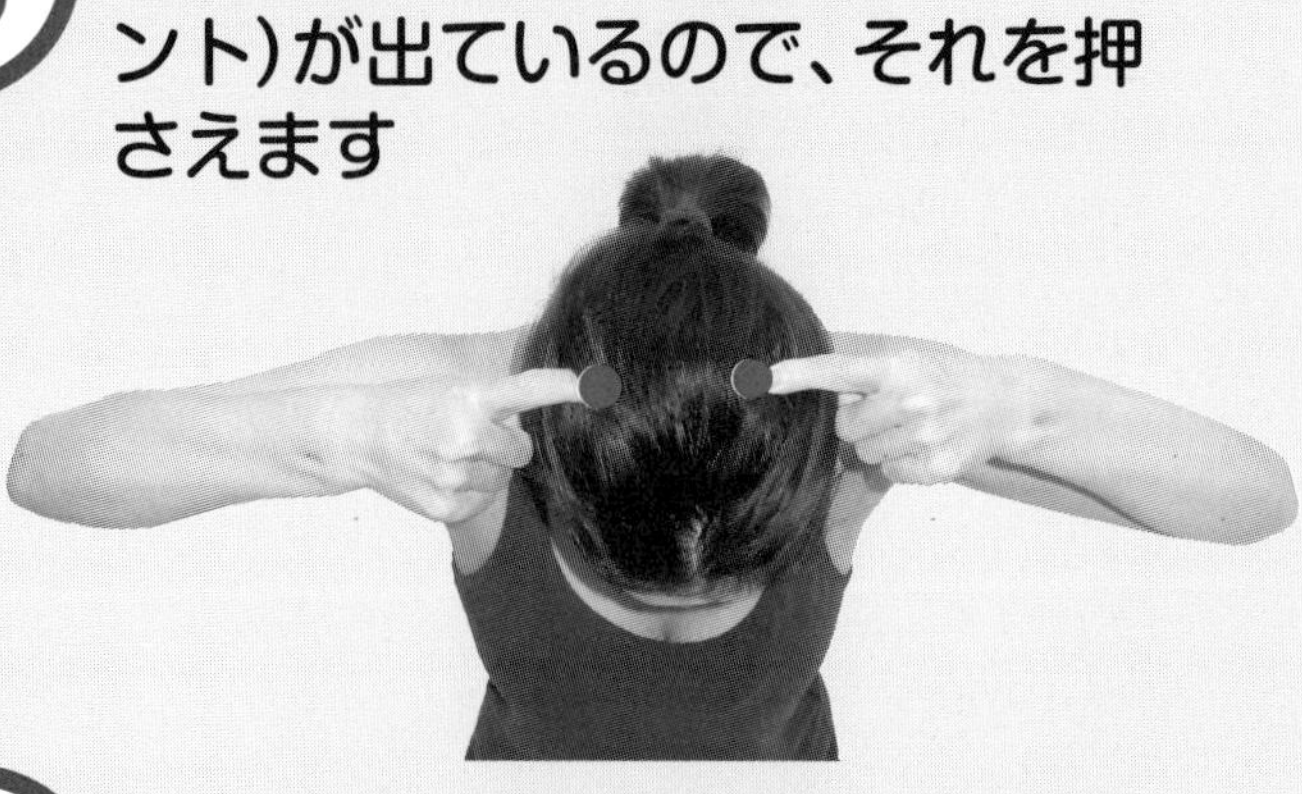

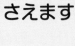

Step ④

①から③を３～４回行ないます

中耳炎

中耳炎というのは肋骨が下がって、腎臓の疲れで起きるものなので、この処置は応急処置的なものとお考えください。

Step 1 乳様突起の下をしごきます

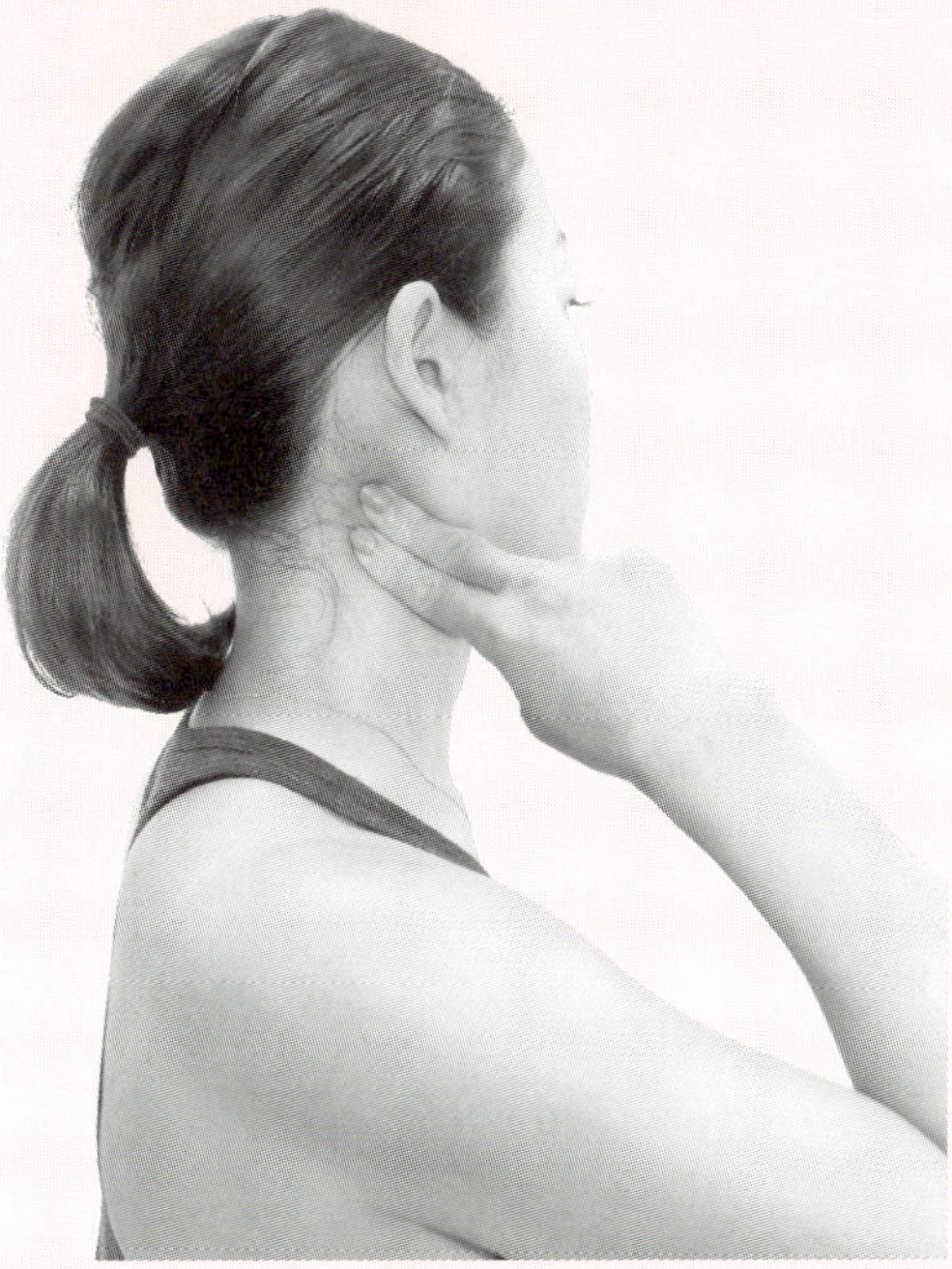

Step 2 乳様突起の三角の骨の前と後ろを押さえると痛い場所があるので、そこを丹念に押さえます

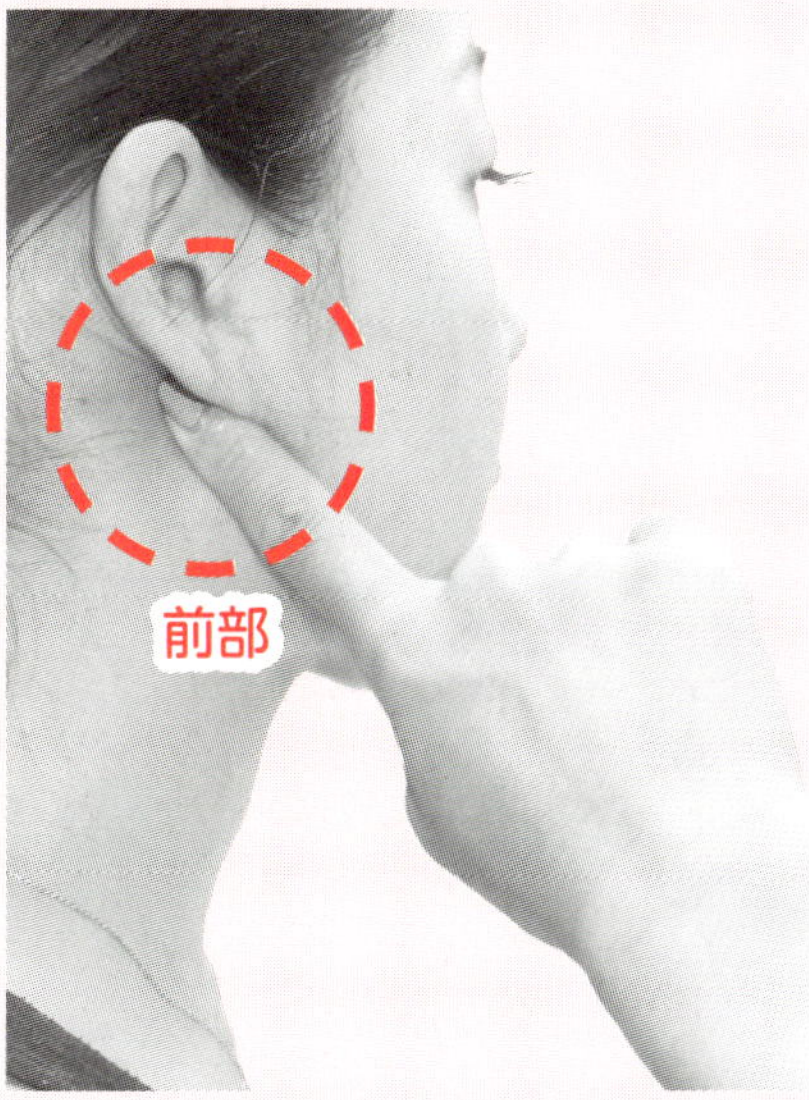

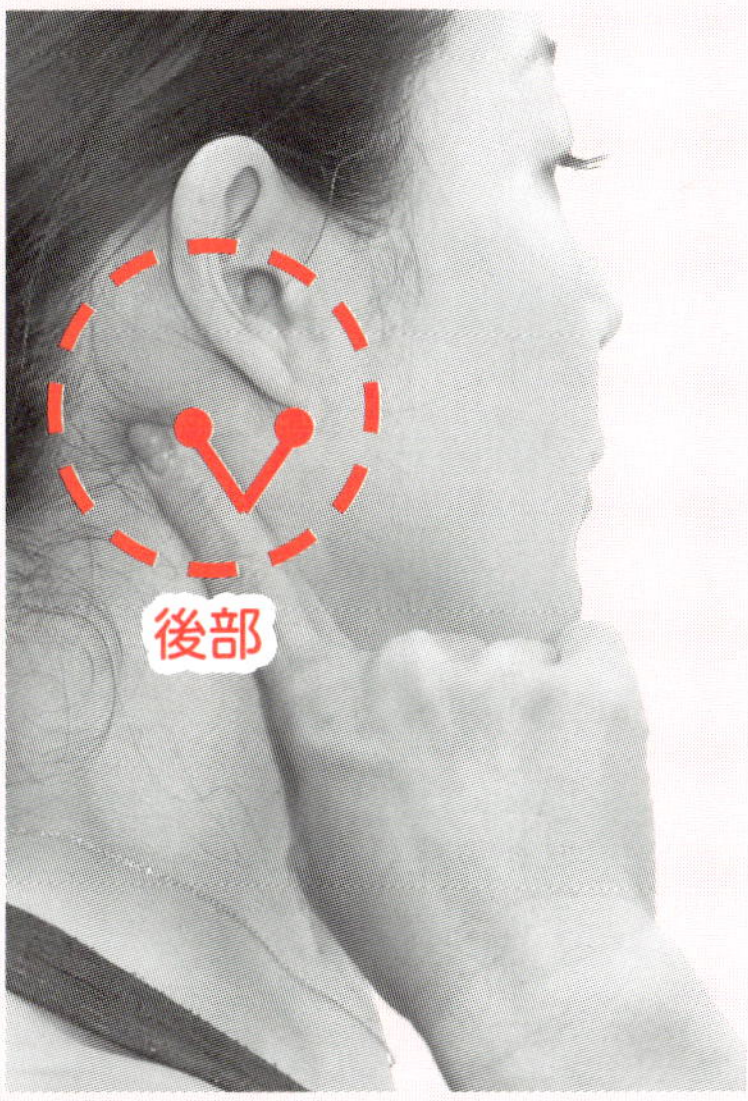

腹痛

腹痛にもいろいろありますが、子供が急に腹痛を起こしたら、医者に行く前にやってみると良いでしょう。お腹にガスが溜まったような膨満感《ぼうまんかん》があるときに行なっても良いでしょう。

Step 1

子供をうつ伏せにして、右側の背中の真中から下にかけての起立筋を押さえてあげます

（胸椎8、9、10、11番の右2側線）

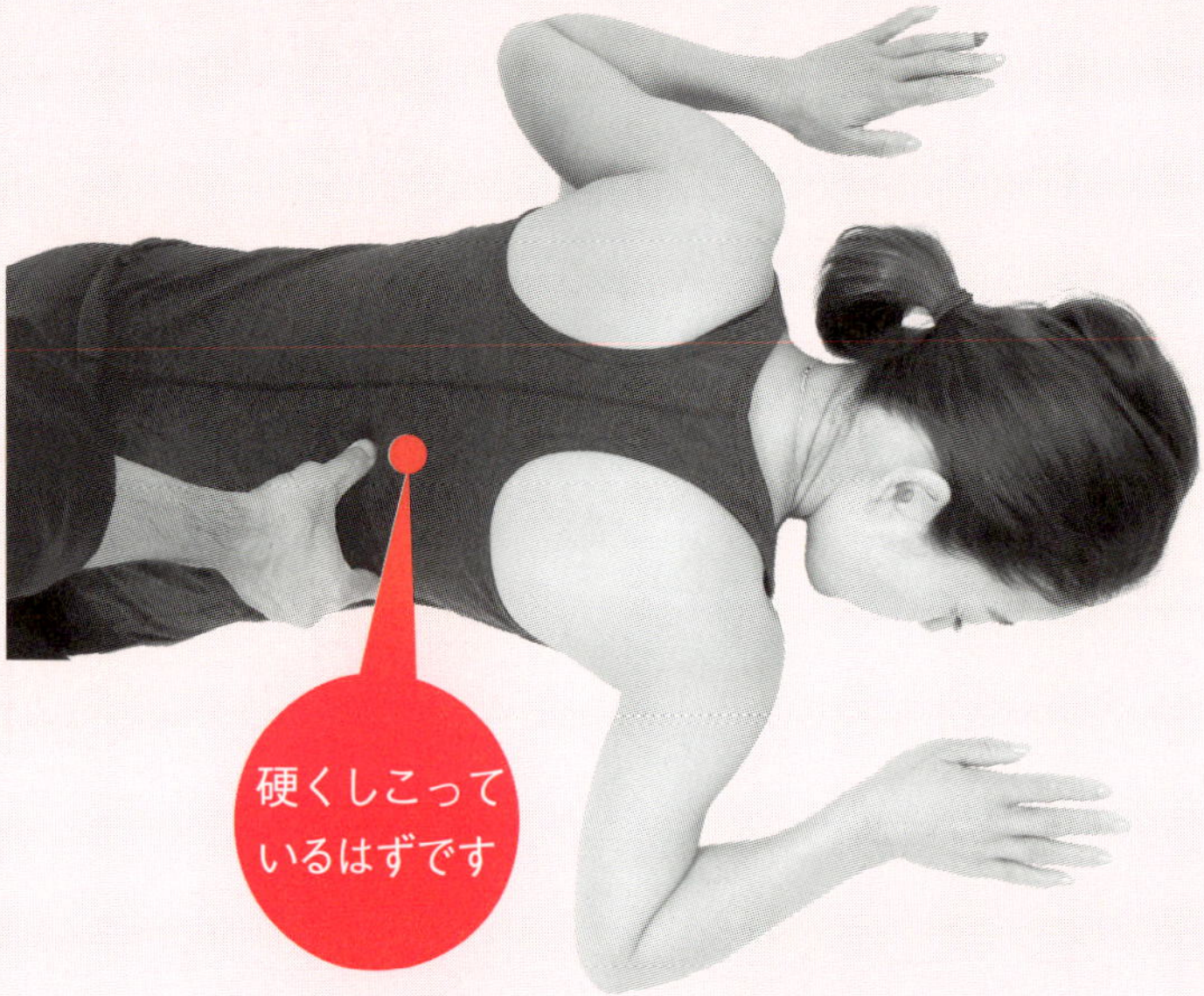

硬くしこっているはずです

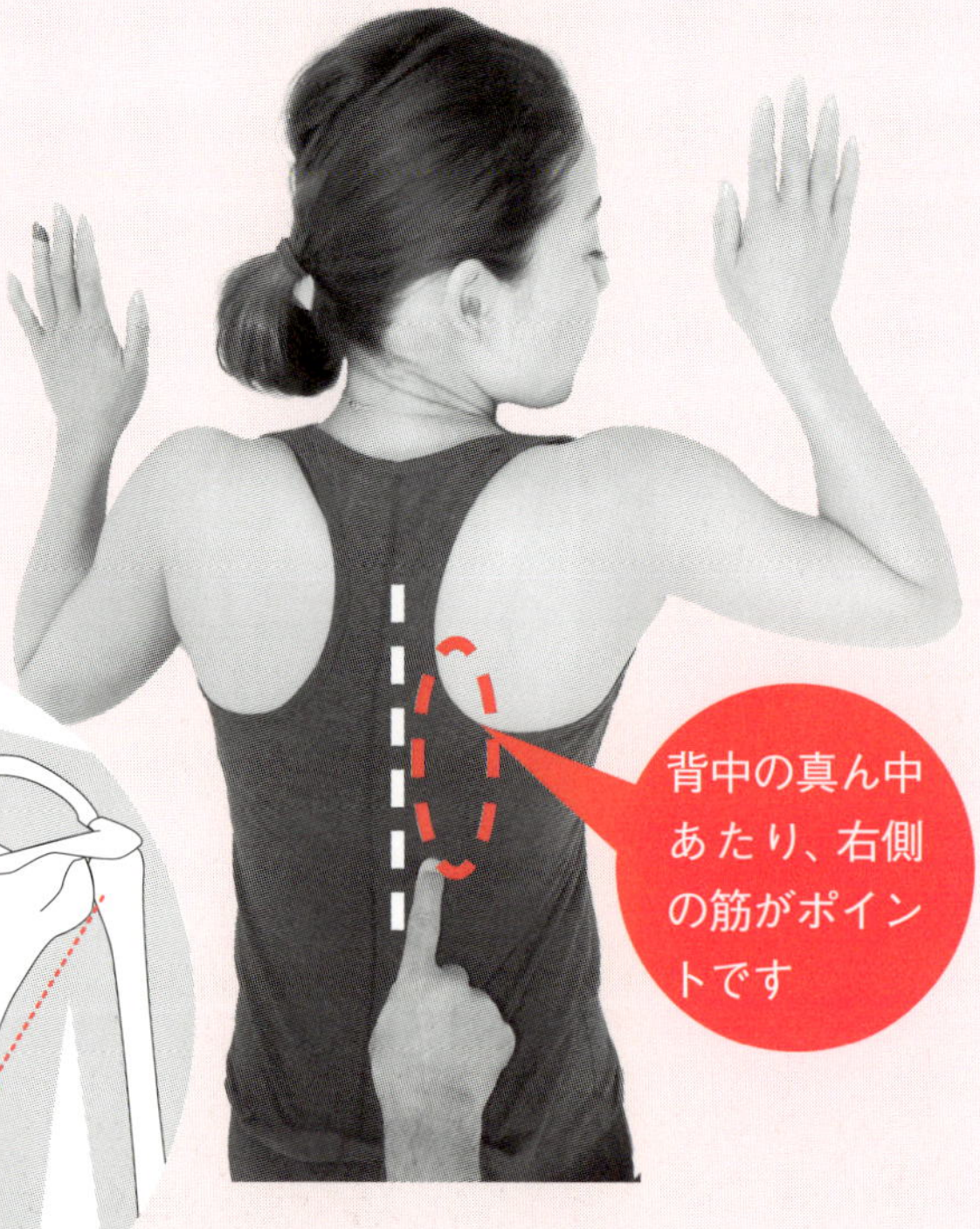

背中の真ん中あたり、右側の筋がポイントです

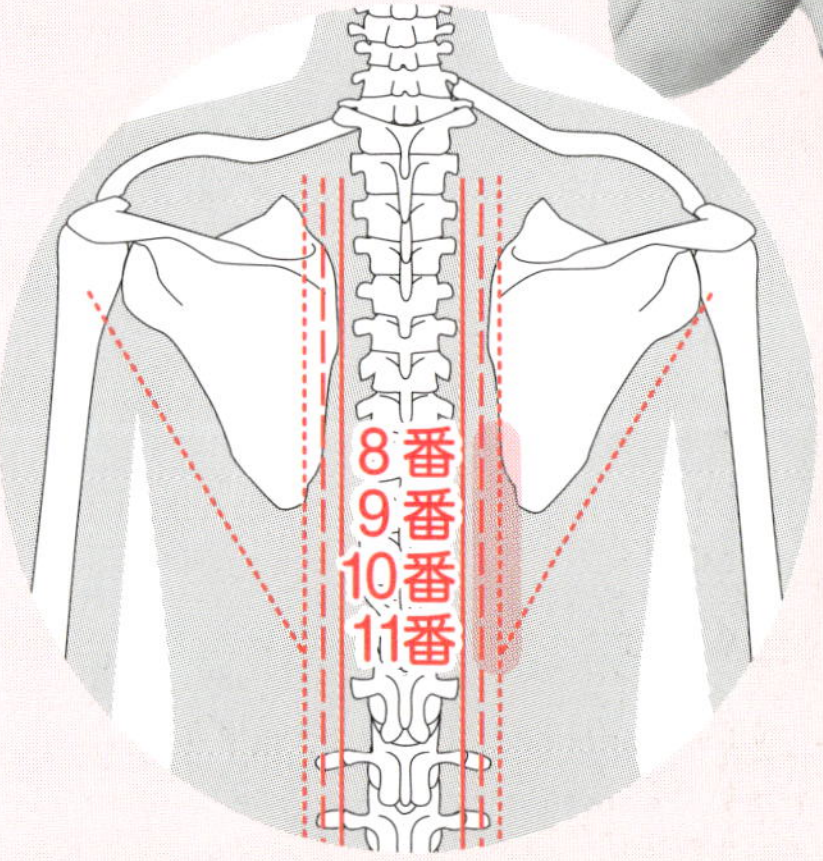

8番
9番
10番
11番

浅い切り傷による化膿

切り傷ができると、切り傷の一番近い骨や関節の周りに、押さえると痛い硬結が必ず出てきますので、そこを丹念に押さえます。

Step 1

患部の一番近い骨の周辺か関節の周りにある硬結部分を探して、そこを押さえます

少々痛いのですが、化膿は早く引いてきます

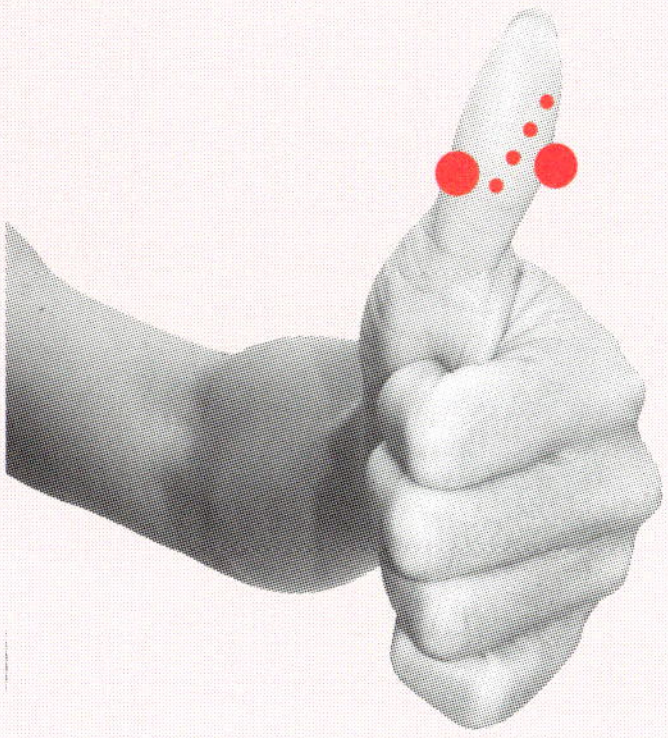

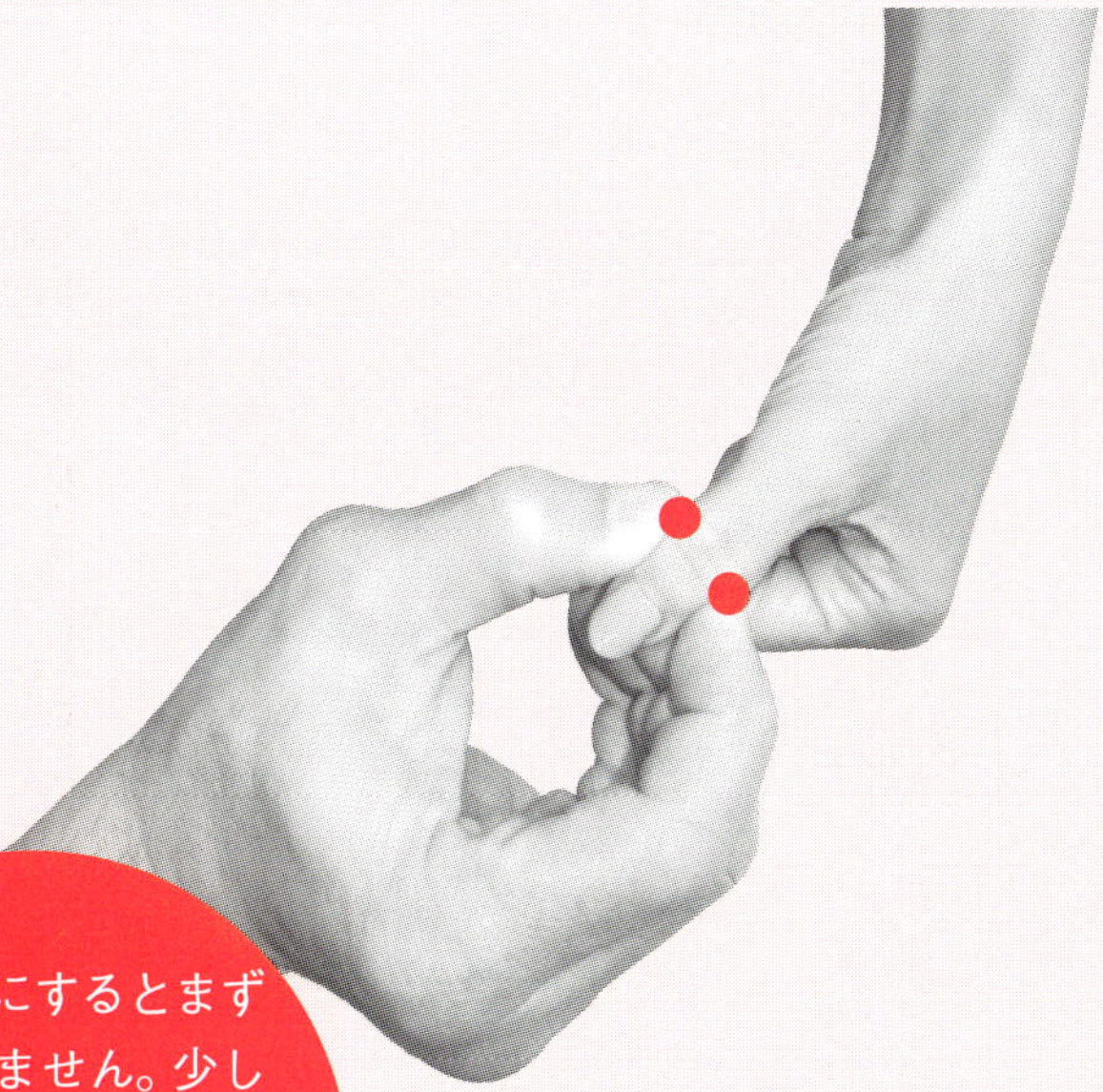

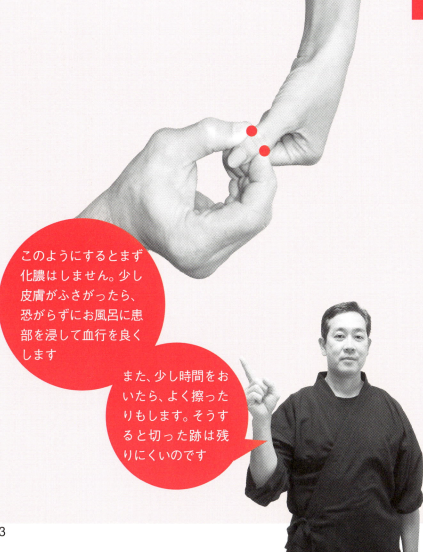

このようにするとまず化膿はしません。少し皮膚がふさがったら、恐がらずにお風呂に患部を浸して血行を良くします

また、少し時間をおいたら、よく擦ったりもします。そうすると切った跡は残りにくいのです

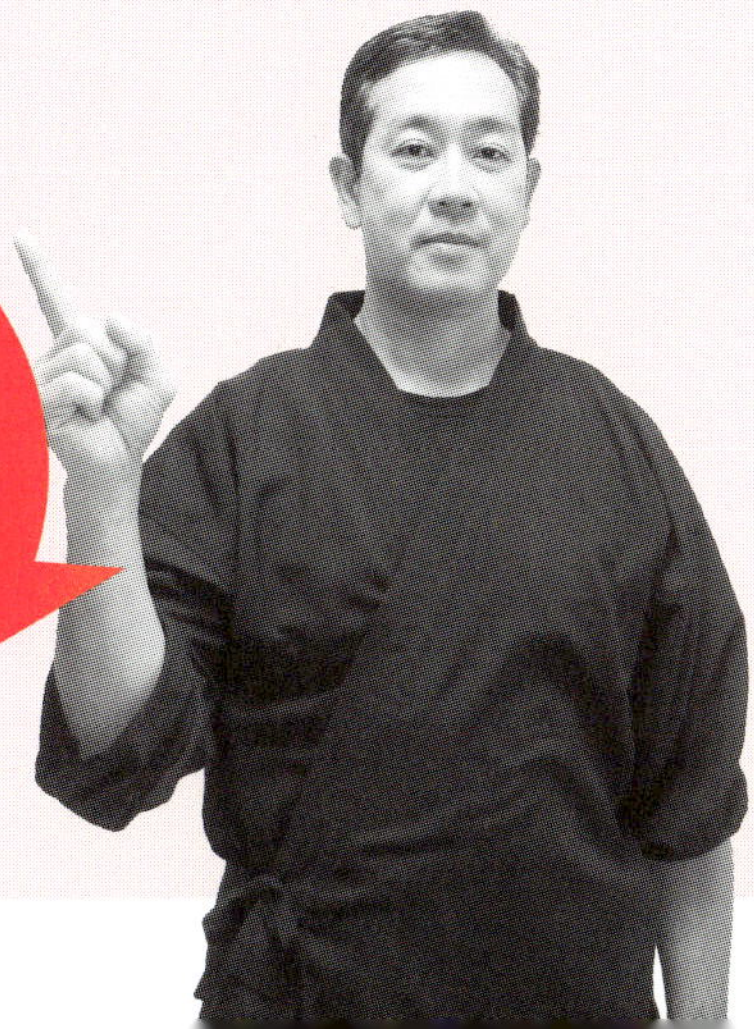

頭痛

頭痛にはいろいろな原因があります。原因を突き止めないまま頭痛をとれば良いということはないのですが、押さえると非常に楽になるポイントというものはあります。ここではそのポイントを5つ紹介します。

Point ① 肩甲骨の内側の角（上角）についている硬直を押さえる

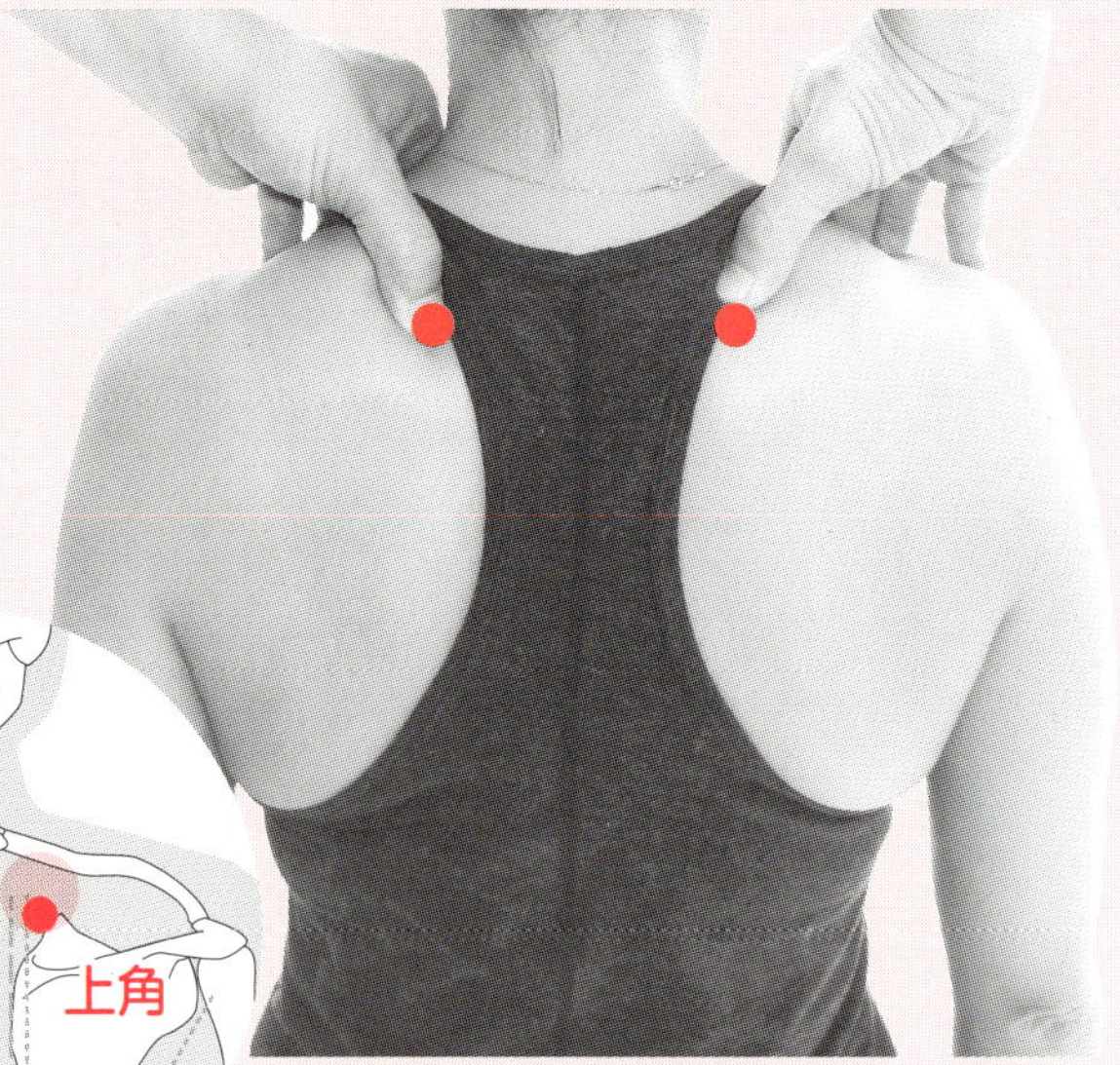

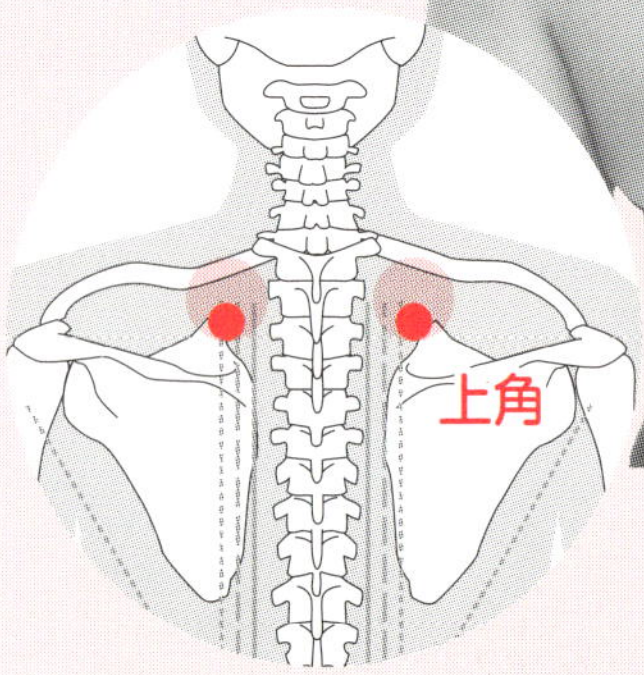

Point ② 後頭部の上頸（頸椎２番の３側）の硬直を押さえる

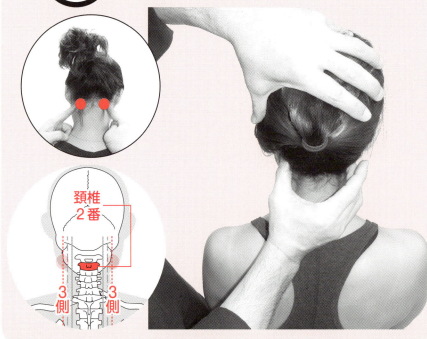

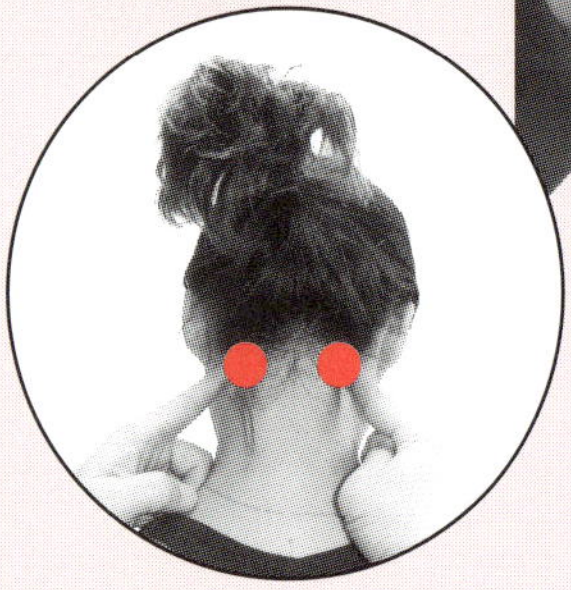

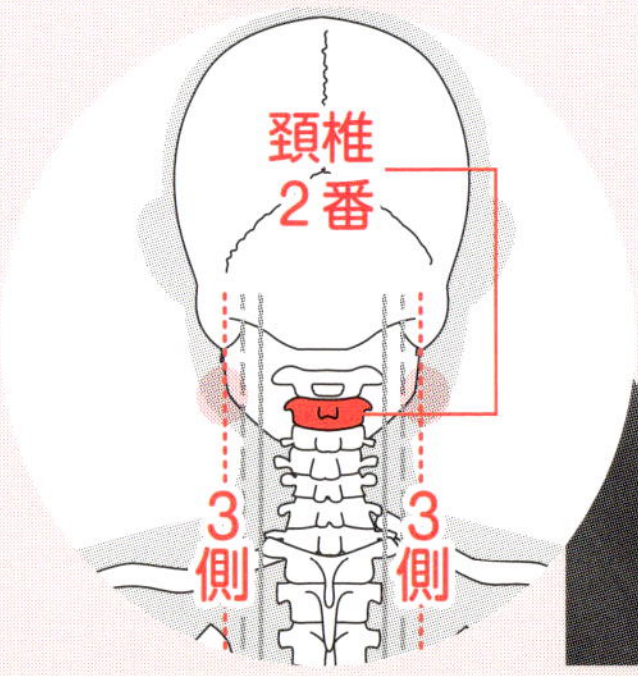

Point ③ うなじの中央のくぼみ(一般に「ぼんのくぼ」と呼ばれる左右の溝のフチの圧痛点)を押さえる

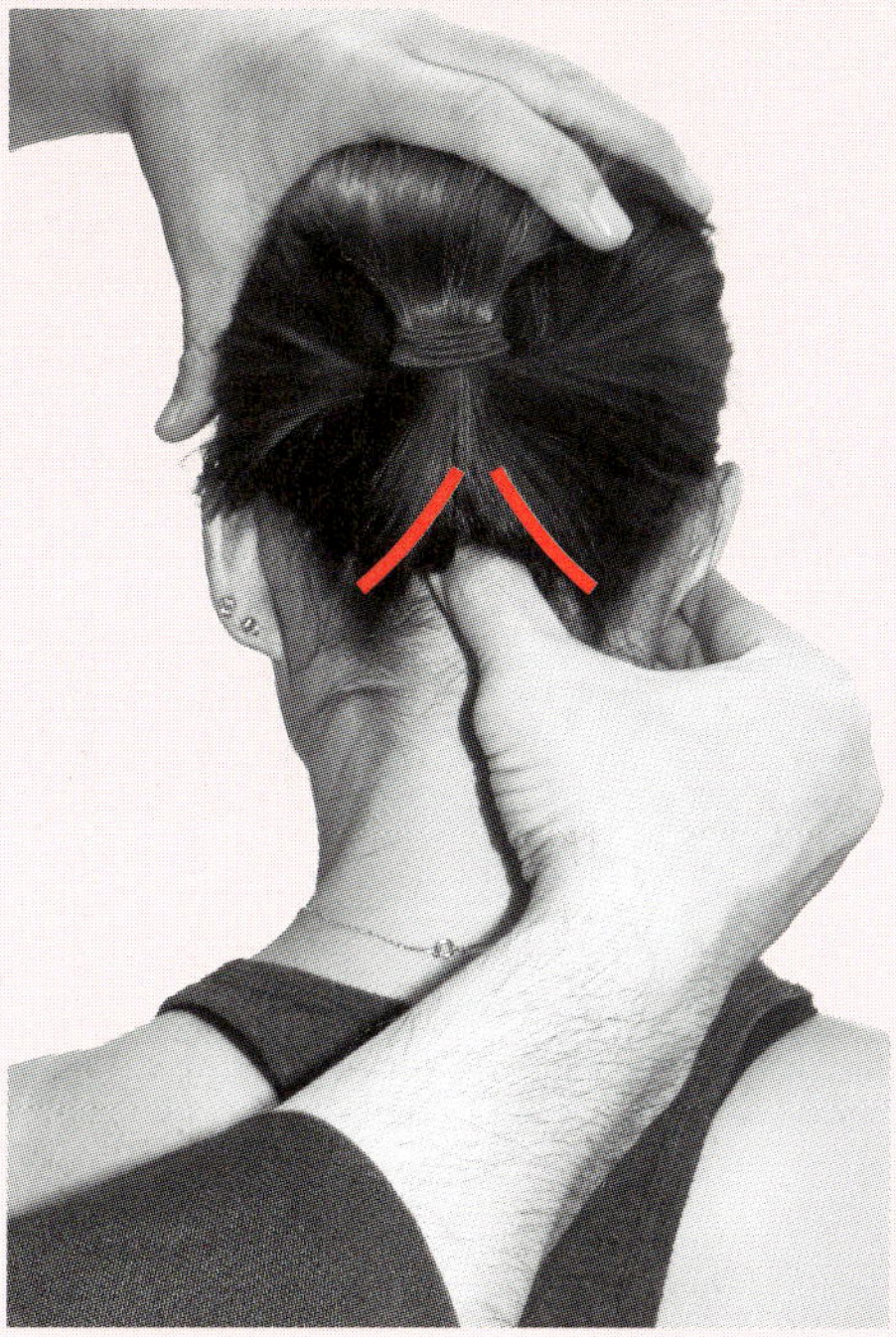

Point ④ 後頭部の溝(上項線)を押さえる

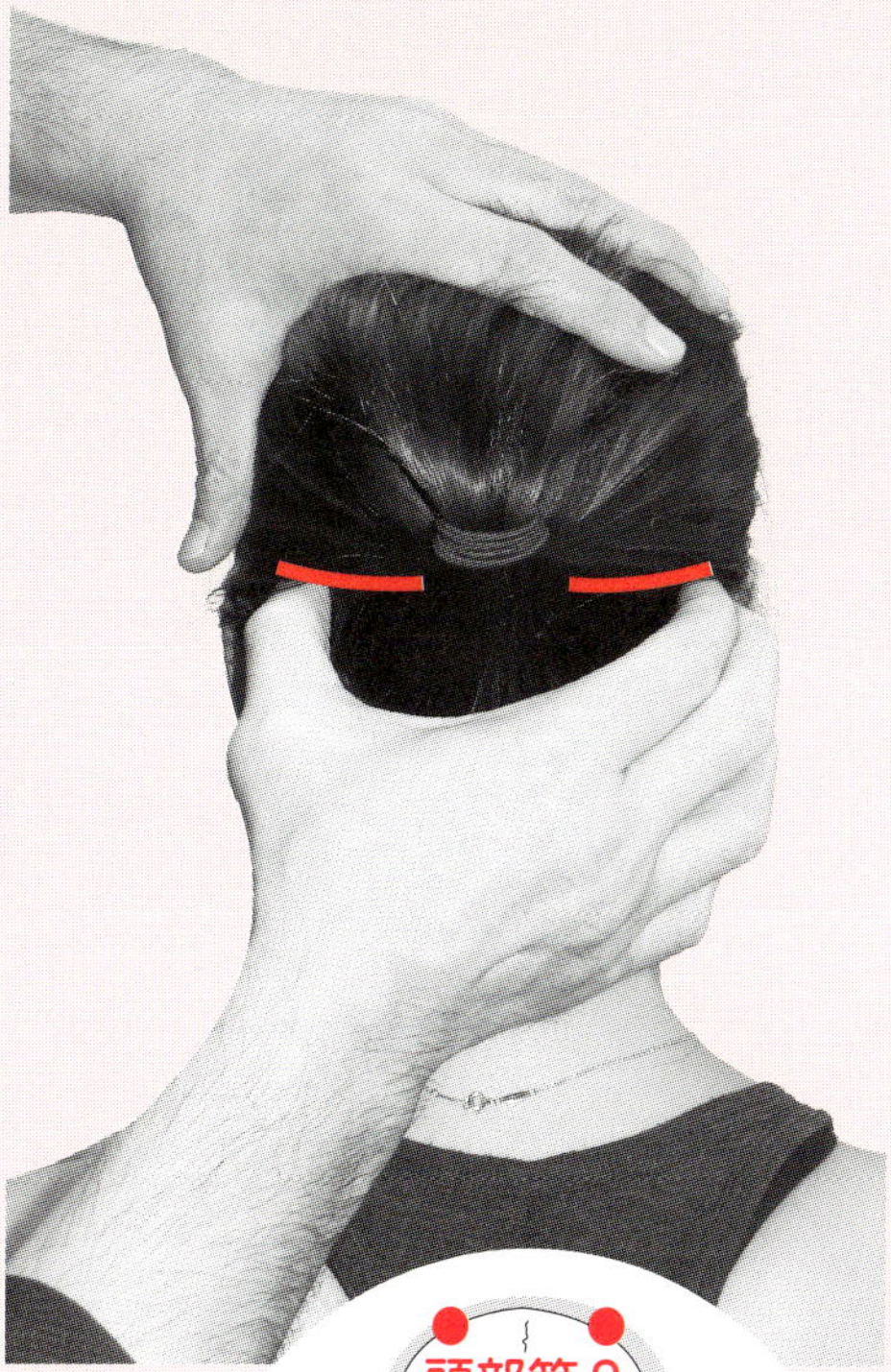

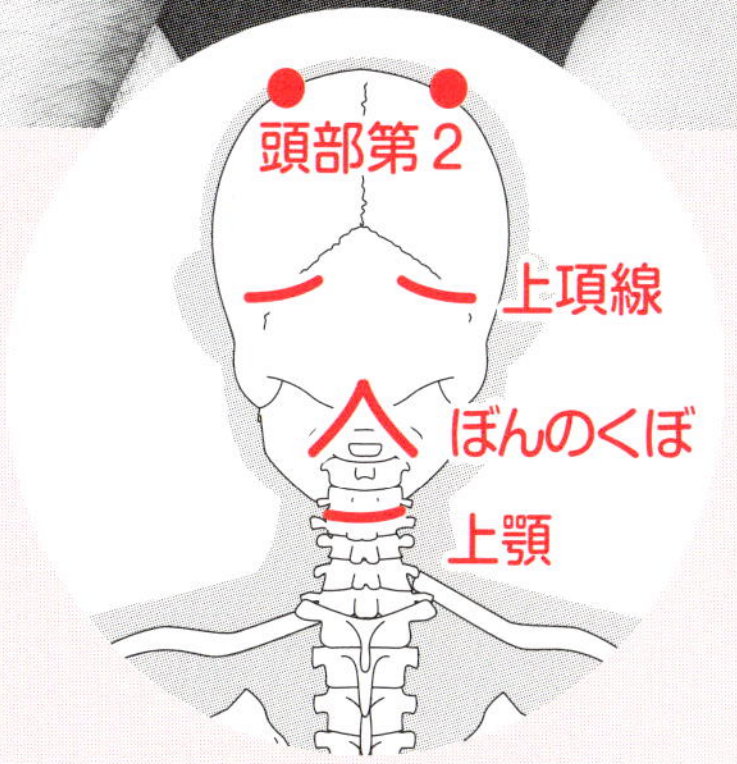

Point ⑤ 頬骨の溝の圧痛点を３本指で押さえる

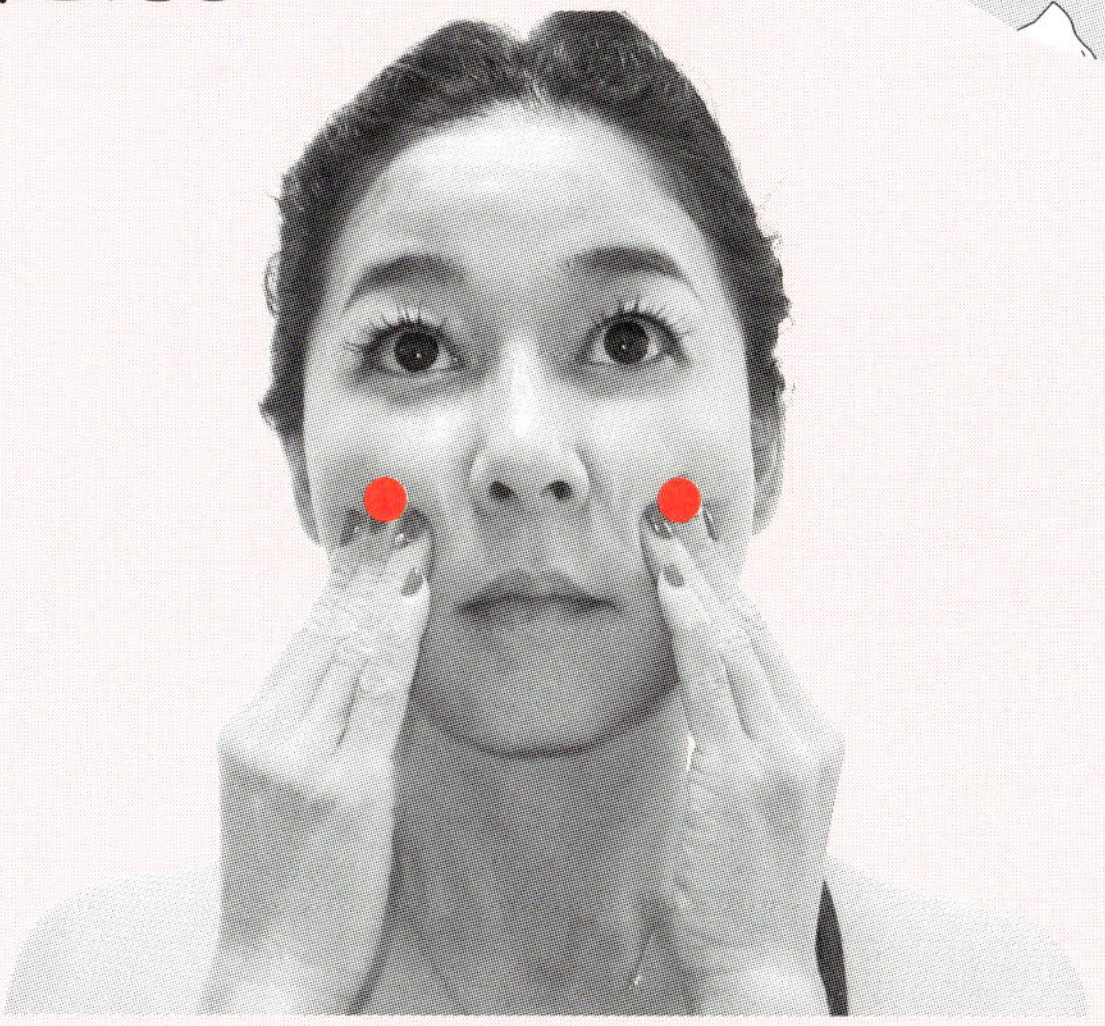

かぜ

この方法は、日頃から薬を常用していたり持病のある子供には行なわないでください。押さえ方や見方は多少の経験が必要ですが、優しく丁寧にみてください。

Step 1 足の裏、土踏まずの硬さを左右比べてみます

どちらかが分厚くなっているはずです

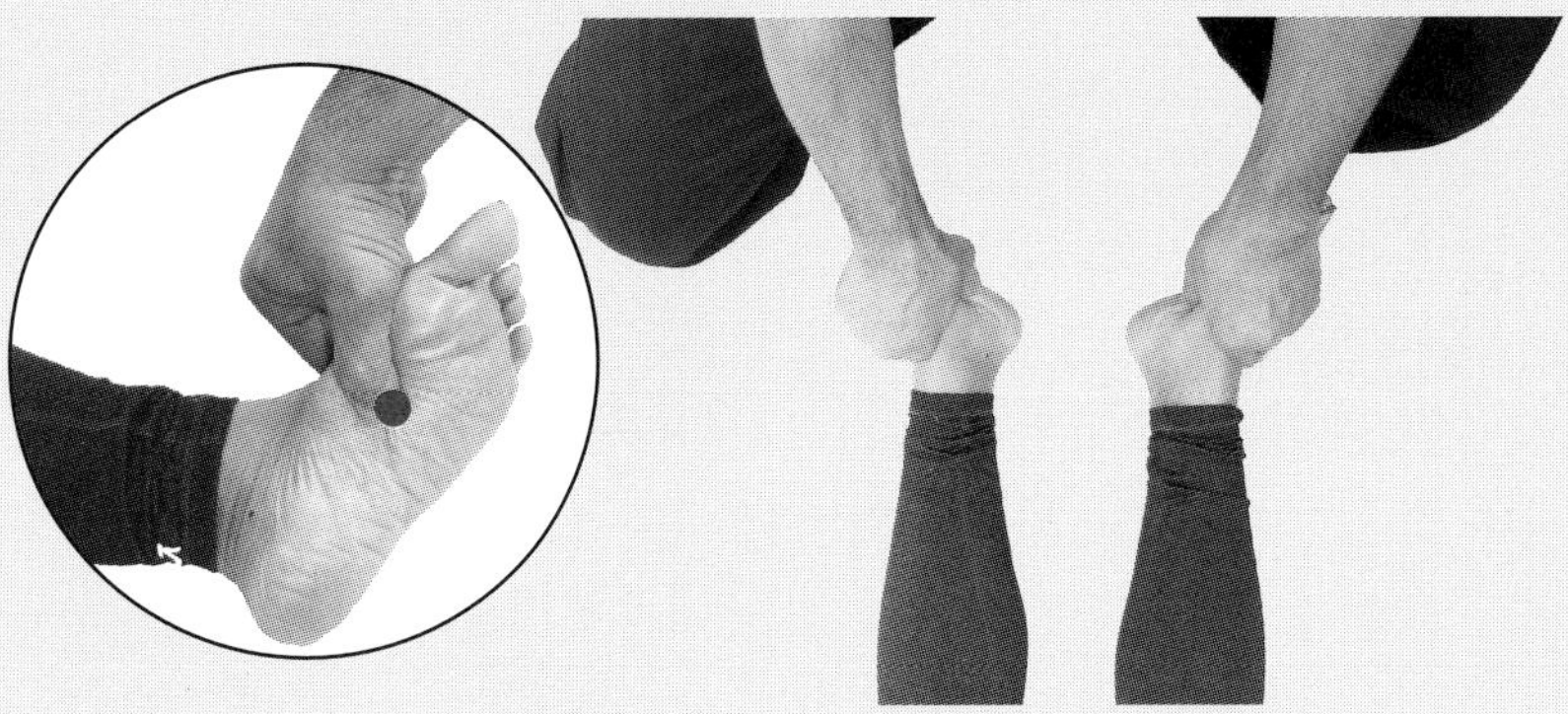

Step 2 すねの外側の筋肉（腓骨筋）の硬さを左右の脚で比べてみます

これもどちらかが硬くなっているはずです

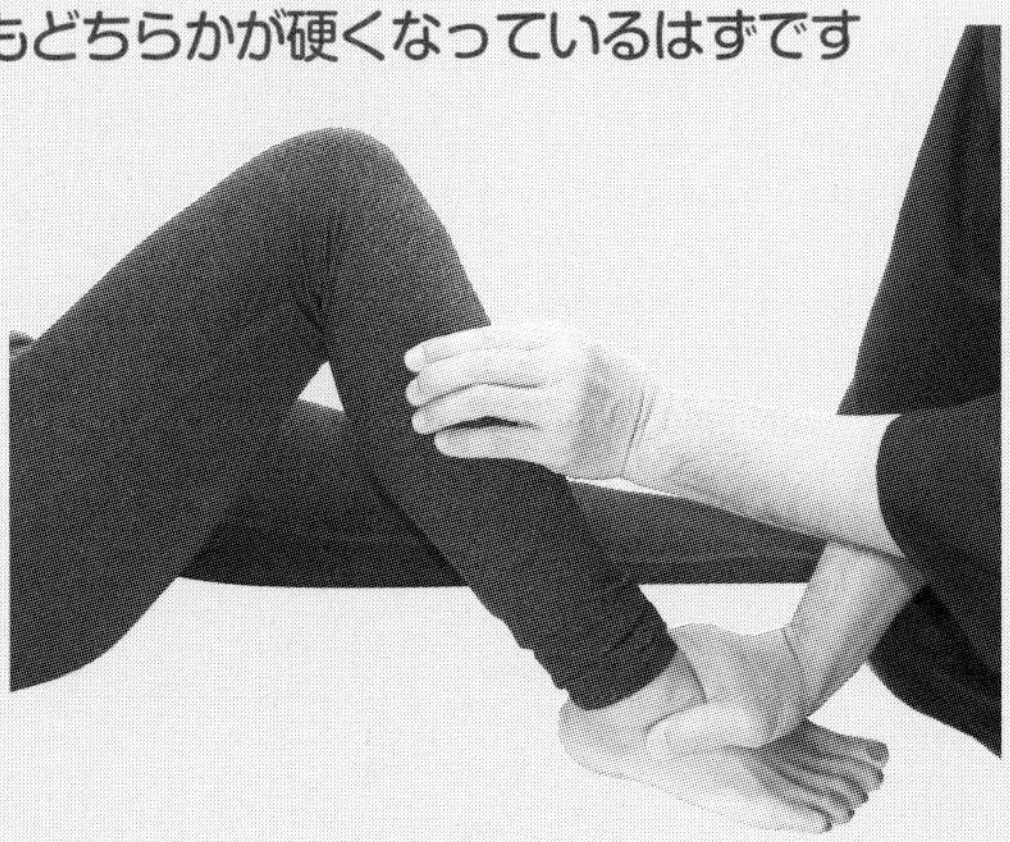

Step 3 分厚いほうの足の裏、硬い方のすねの外側を押さえます

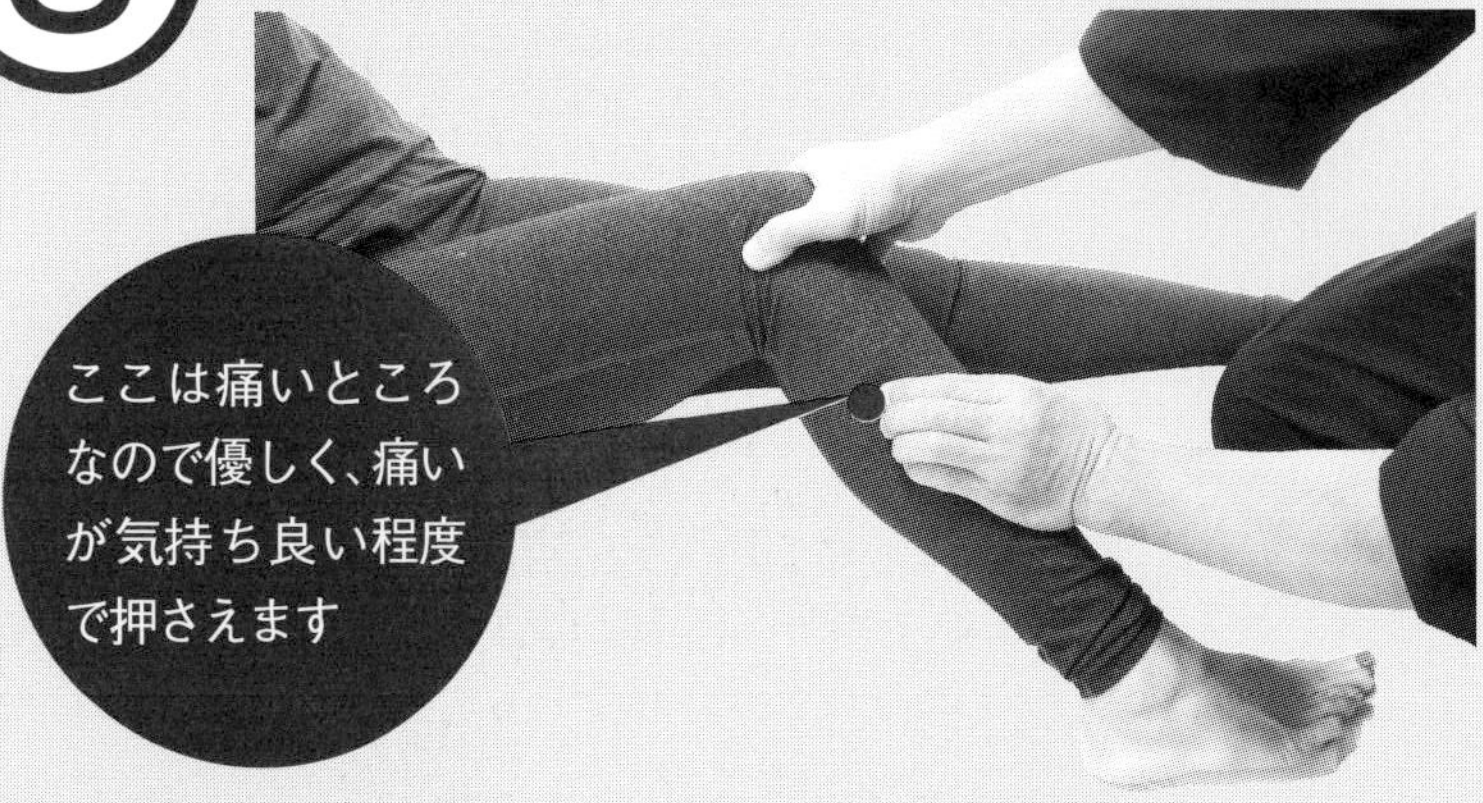
ここは痛いところなので優しく、痛いが気持ち良い程度で押さえます

Step

4

うつ伏せにして、図の場所をつかみ、硬直している方(または両方)をつかんだままやさしく揺さぶります

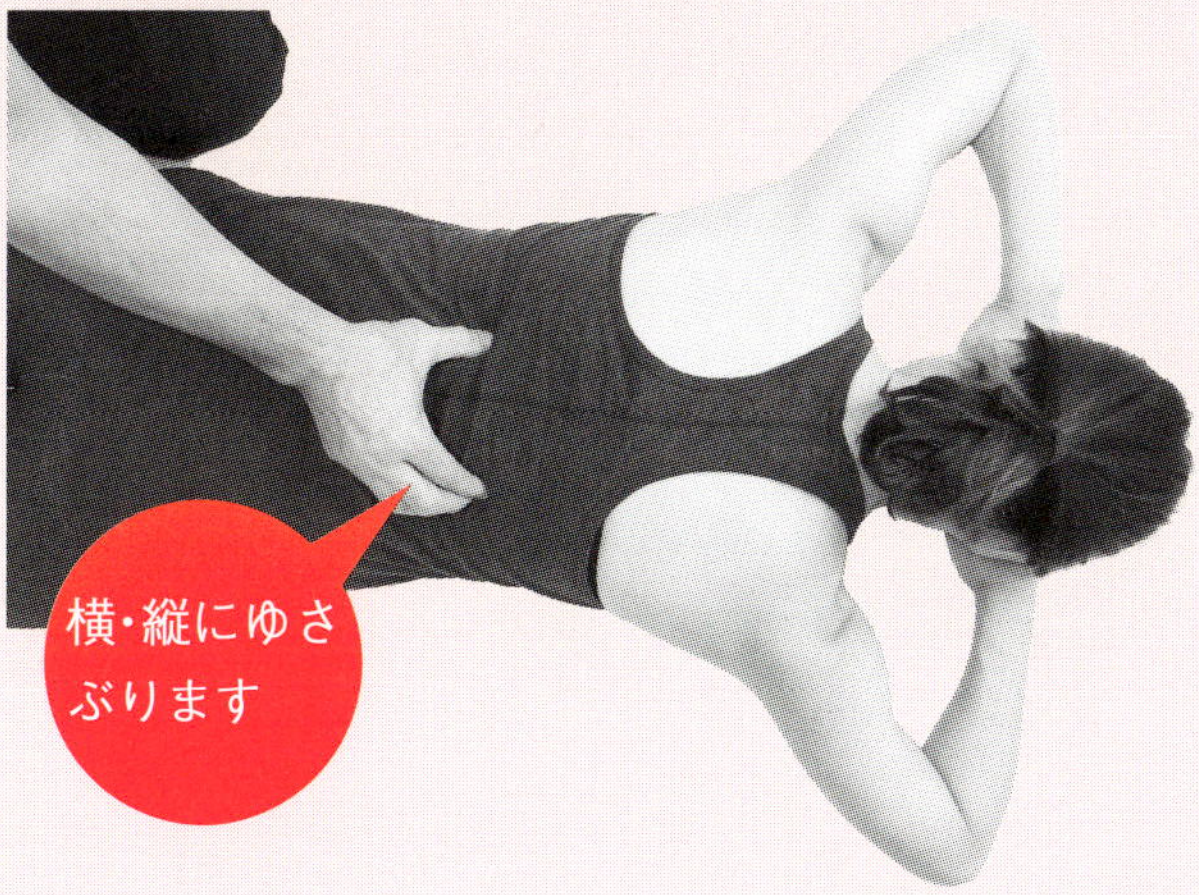
横・縦にゆさぶります

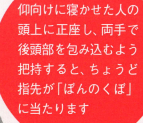

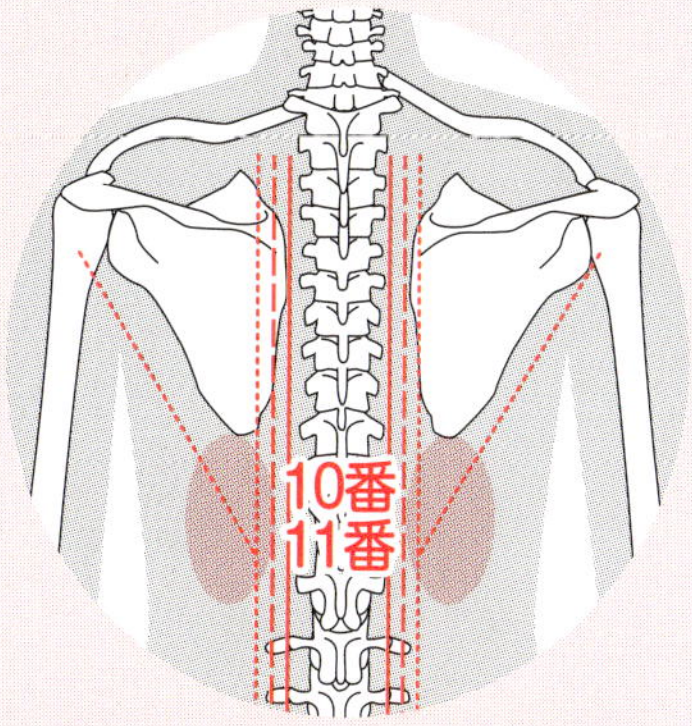
10番
11番

胸椎10、11番の左右の起立筋
(アンダーバストの位置)

Step

5

仰向けにさせ、「ぼんのくぼ」や上項線を中心に首の付け根や後頭部を人差し指か中指で押さえます

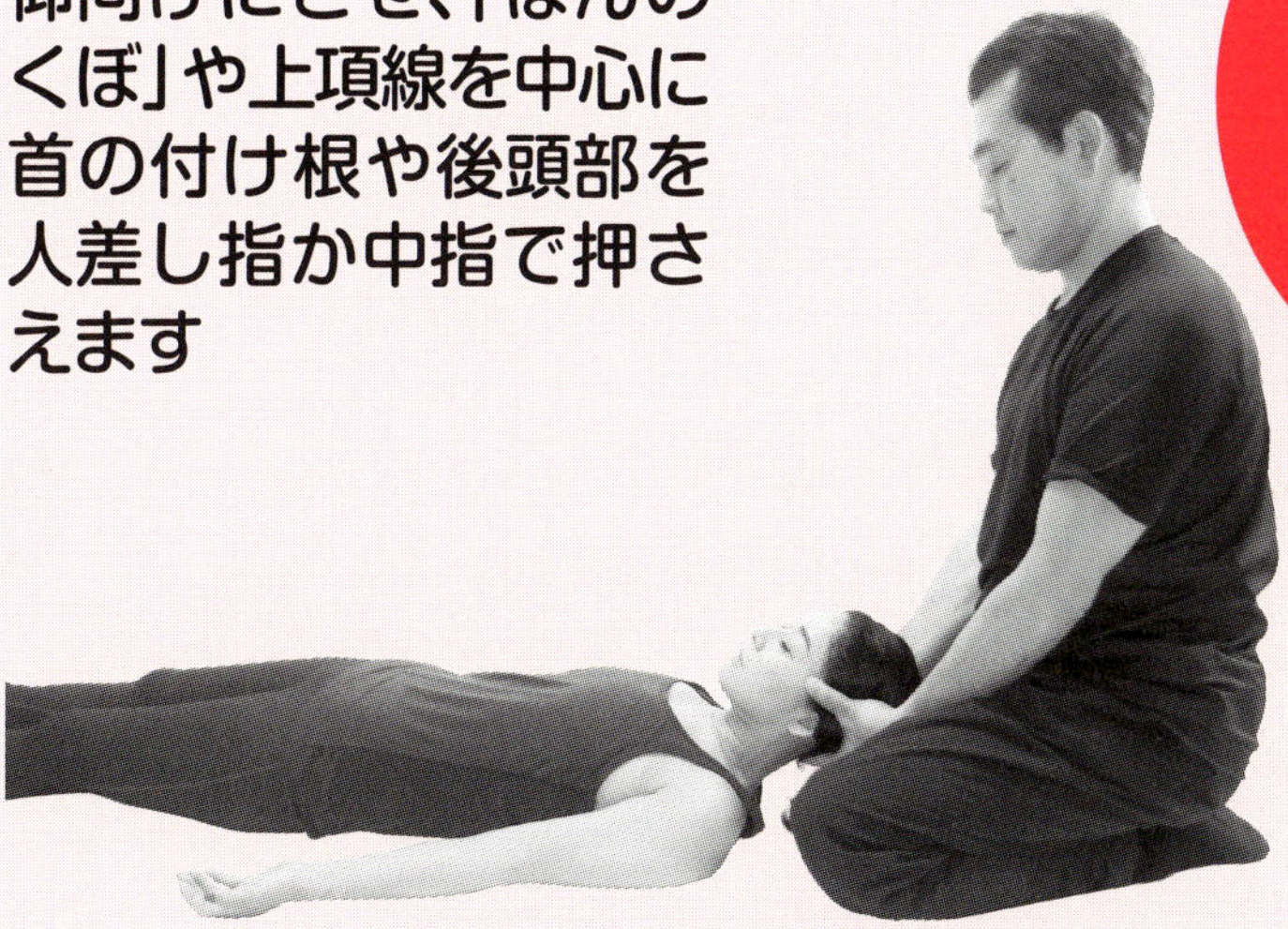
仰向けに寝かせた人の頭上に正座し、両手で後頭部を包み込むよう把持すると、ちょうど指先が「ぼんのくぼ」に当たります

Step

6

頭部第2ポイントを押さえます

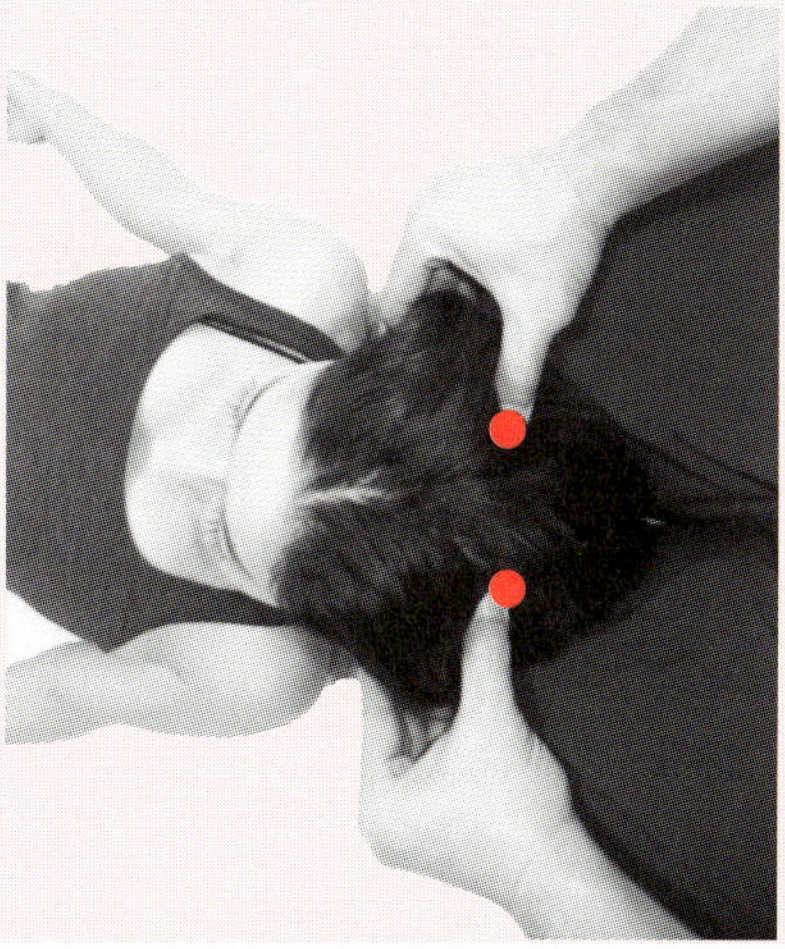

こむらがえり

寝ていて急にすねの外の筋肉が激痛でつってしまう「こむらがえり」は、右脚が肝臓の疲れ、左足が心臓の疲れと関係しています。

Step ①
痛いのを少し我慢してもらってうつ伏せにさせ、痛いほうの脚を横に出し、膝を曲げます
（写真は右脚の例）

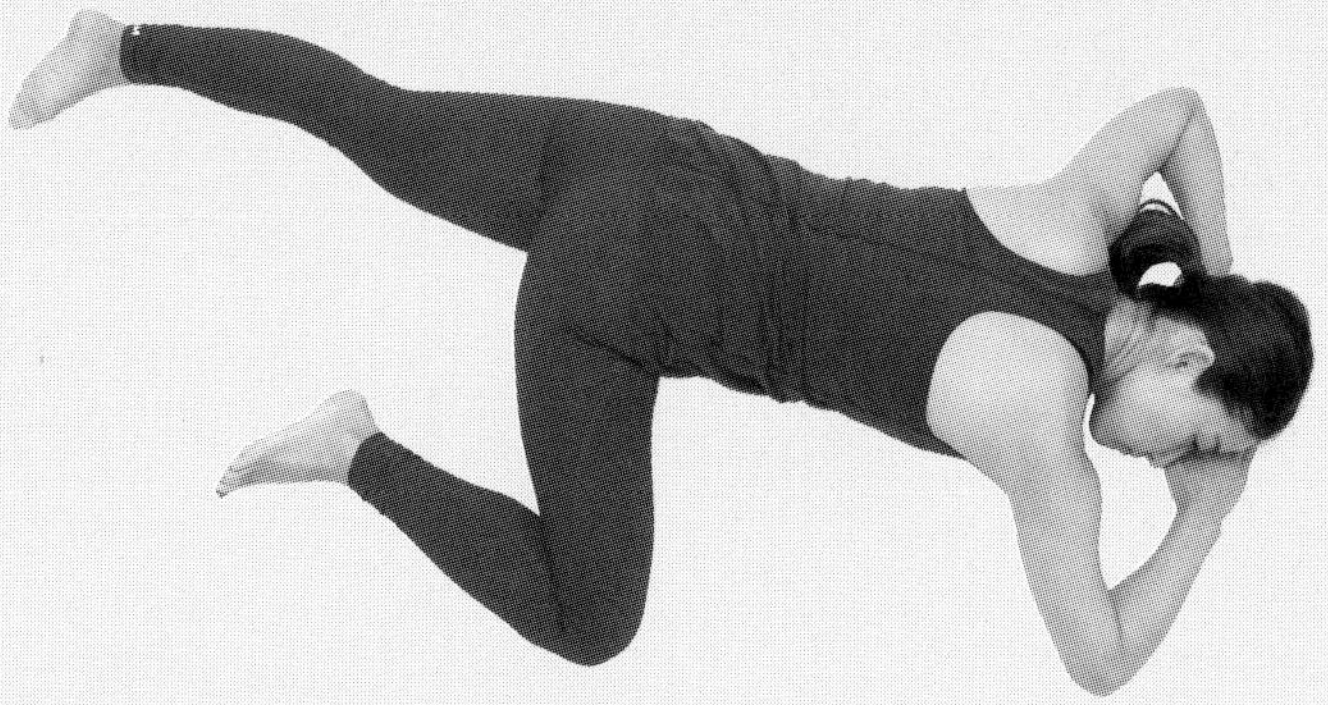

Step ②
仙骨の右のフチ（仙骨２番）を中心に、餅をこねるように少々強く押さえます

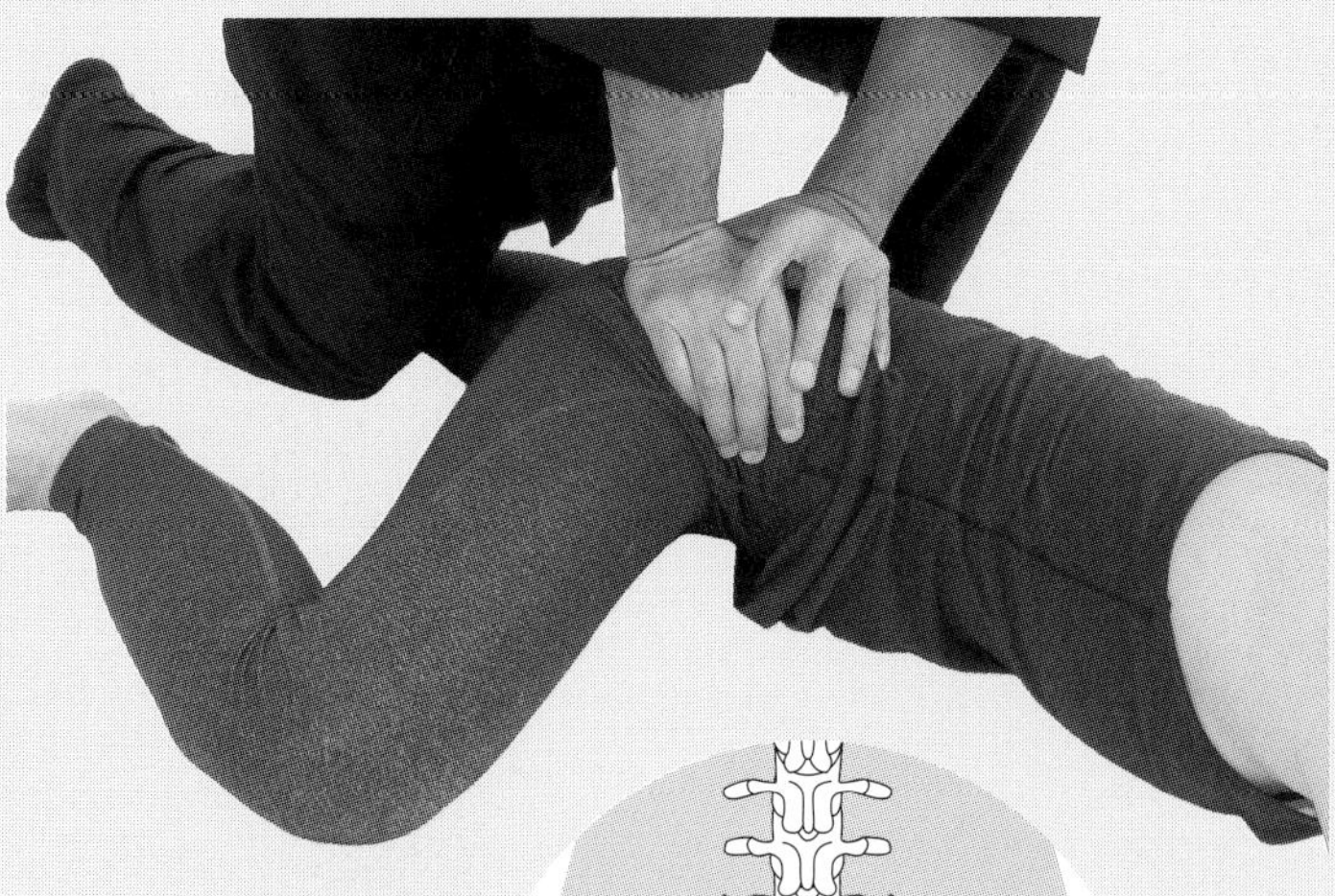

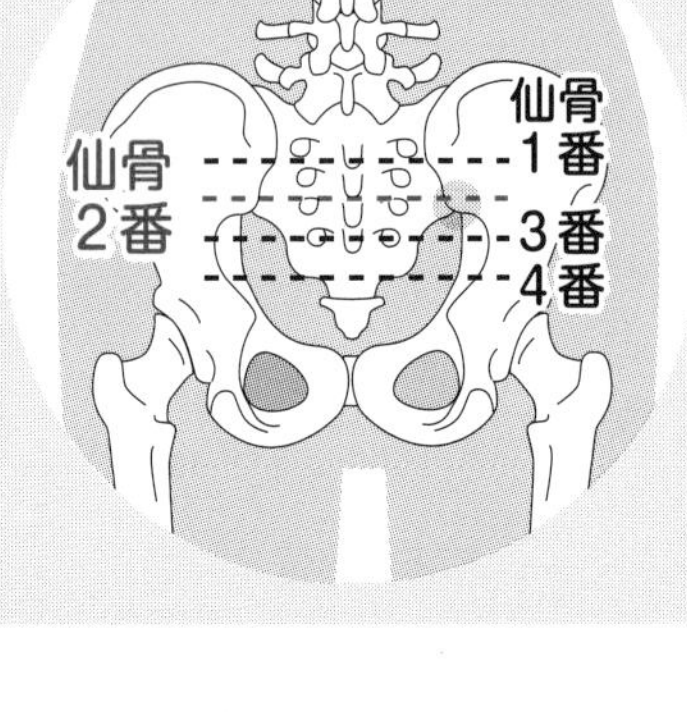

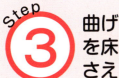

Step 3 曲げている方の脚の内股を床に近づけるように押さえます

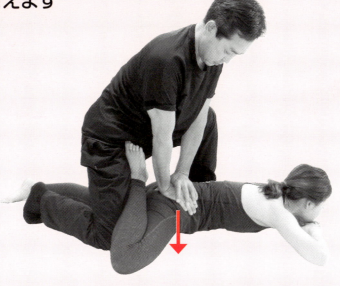

Step 4 肝臓のある背中の右側の筋肉(胸椎8、9番の右二側)を上から強めに押さえます

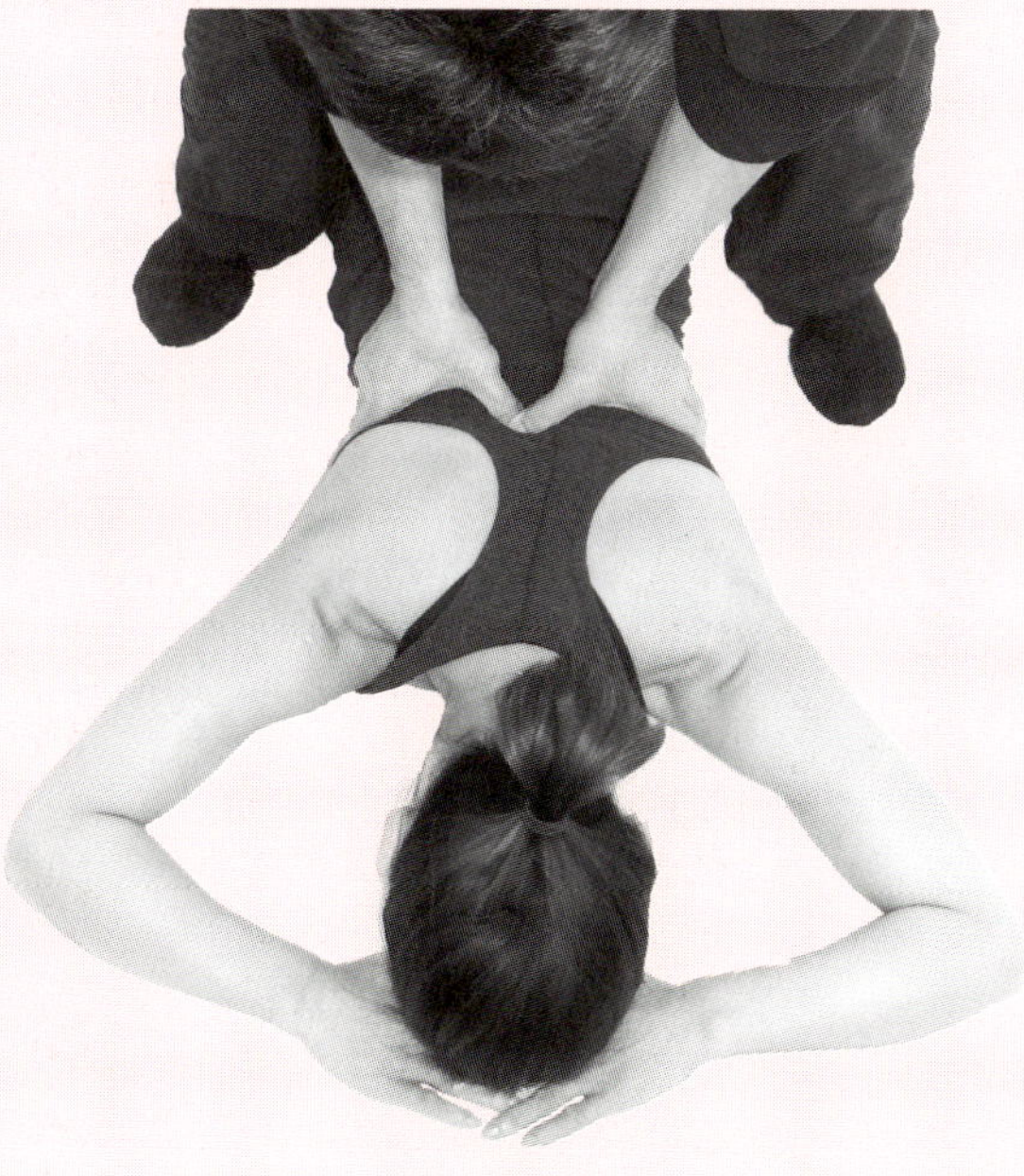

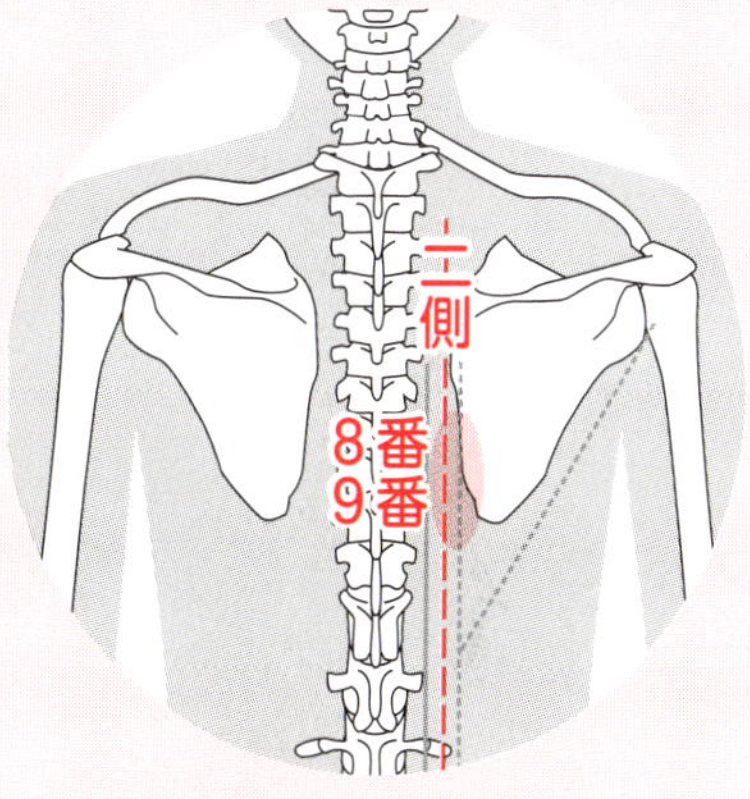
二側
8番
9番

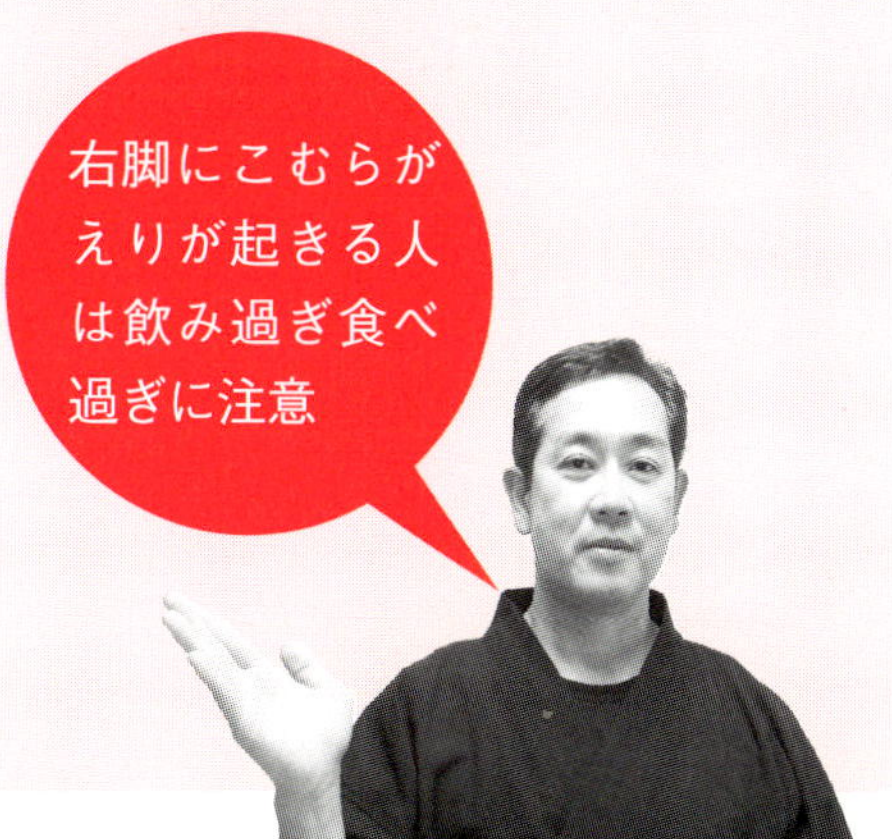
右脚にこむらがえりが起きる人は飲み過ぎ食べ過ぎに注意

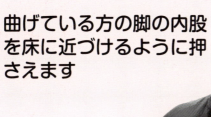

便利アイテム・小豆タオル

温湿布+蒸しタオルの効果を持つアイテム

よく、「捻挫や打撲やぎっくり腰は、温めたほうが良いのか冷やしたほうが良いのか」と聞かれます。病院へ行くと何でも冷やすようですが、何でもかんでも冷やしていると治りが非常に遅くなります。

冷やすのは火傷のときぐらいで、捻挫も打撲もぎっくり腰も、**基本的に温めたほうが早く良くなります。**

そのためのアイテムとして、小豆タオルというものを作っていただきたいと思います。

これは、温湿布や蒸しタオルの替わりに大変重宝するものです。蒸しタオルのように、わざわざ熱いお湯の中で絞る必要もなく、何度でも繰り返し使えます。

小豆タオルのつくりかた

Step 1
・小豆400〜500グラム
（大きさや産地は何でも良い）
・いらなくなったタオルを用意します

Step 2
タオルをＢ５判ぐらいの大きさに四角く袋状に縫います

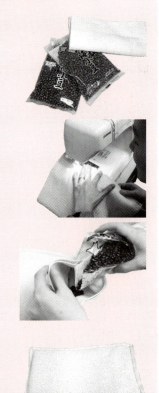

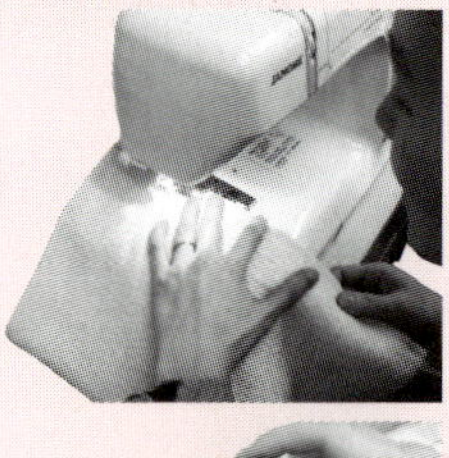

Step 3
中に小豆を入れます

Step 4
入り口を縫って完成。中で小豆がざらざら動くくらいがちょうど良いです

かぜのときは冷やさずに温める

かぜのときには、熱があるからといって額を冷やすのではなく、主に小豆タオルで後頭部を温めます。

小豆タオルは、布団に入ってしばらくして体全体が温かくなってから当てます。

そうすると、体全体がさらにポカポカしてきて汗が出てきます。汗が出たら、すぐにシャツを取り替えてください。シャツは2～3枚用意しておきます。

かぜは汗が出れば次の日にはだいぶ良くなっています。つまり、**汗が出ないからいつまでもずるずると長引く**といえるのです。

ですから、冷やしてはいけないのです。

小豆タオルの使い方

Step 1

小豆タオルを電子レンジで3分温めます

1度出してみてまだ熱くなければ10秒ずつ加熱してゆきます

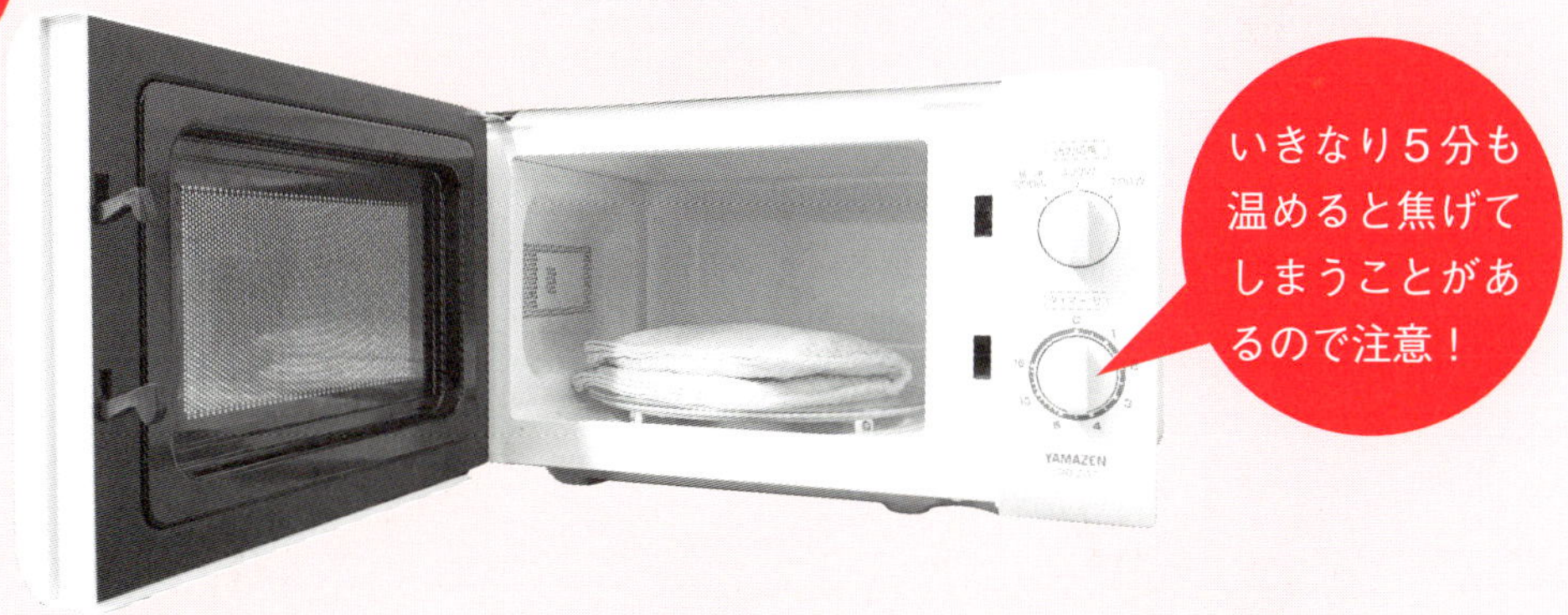
YAMAZEN
いきなり5分も温めると焦げてしまうことがあるので注意！

Step 2

火傷に注意して当てたり取ったりを繰り返してください

冷めてきたら当てたまま寝ても大丈夫です

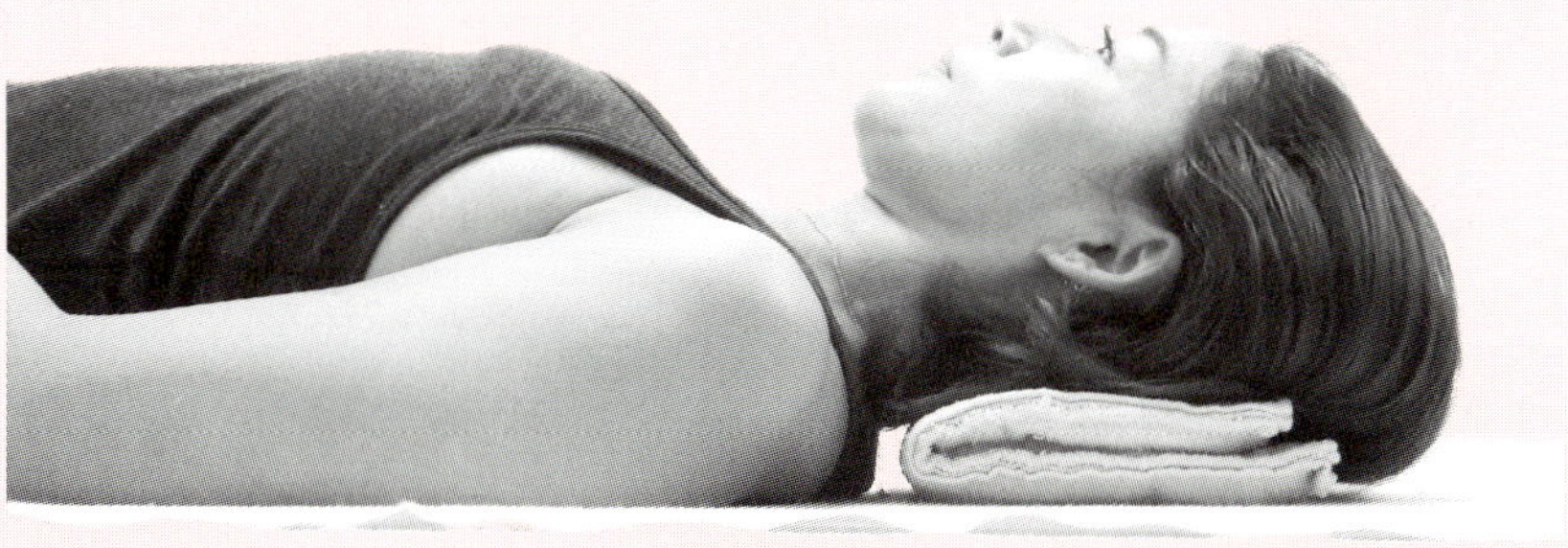

口内炎

口内炎は胃が悪いからというより、呼吸器が疲れているから起こります。潰瘍というものは、体が捻じれてくると起こるもので、口内炎の場合、特に上部胸椎と首に左右差が現れてきます。

Step 1

肩甲骨の内縁にある硬い筋肉のすじ（胸椎１～５番の二側）を見つけて、押さえます

肩甲骨の間の上部胸椎に小豆タオルを乗せてよく温めても良いです

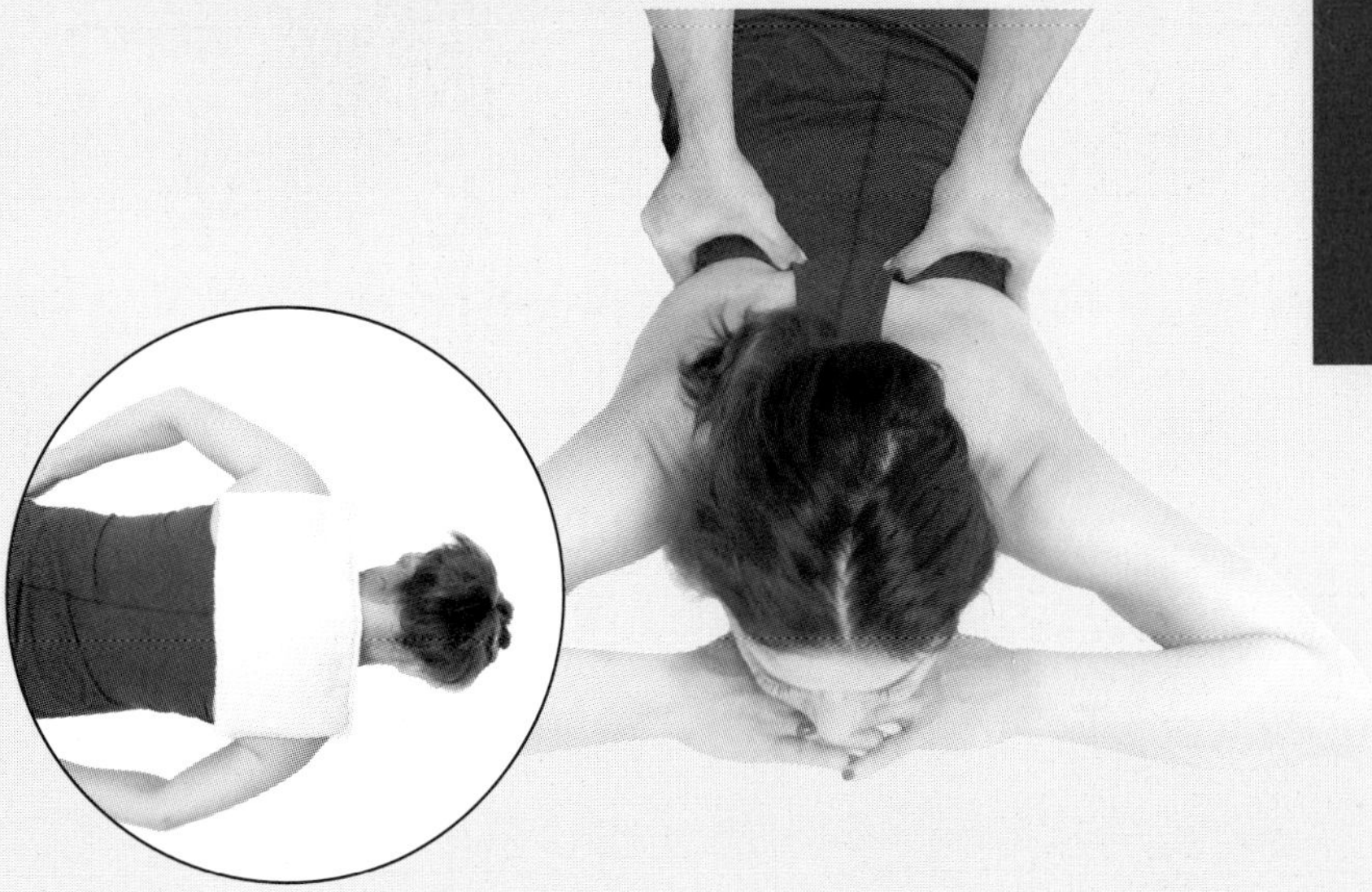

Step 2

首の骨のきわを後ろから触ると、細い硬直のかたまり（頸椎の一側）が骨に沿ってへばりついているので、それをこそぎます

首の後ろに小豆タオルを当てて温めても良いです

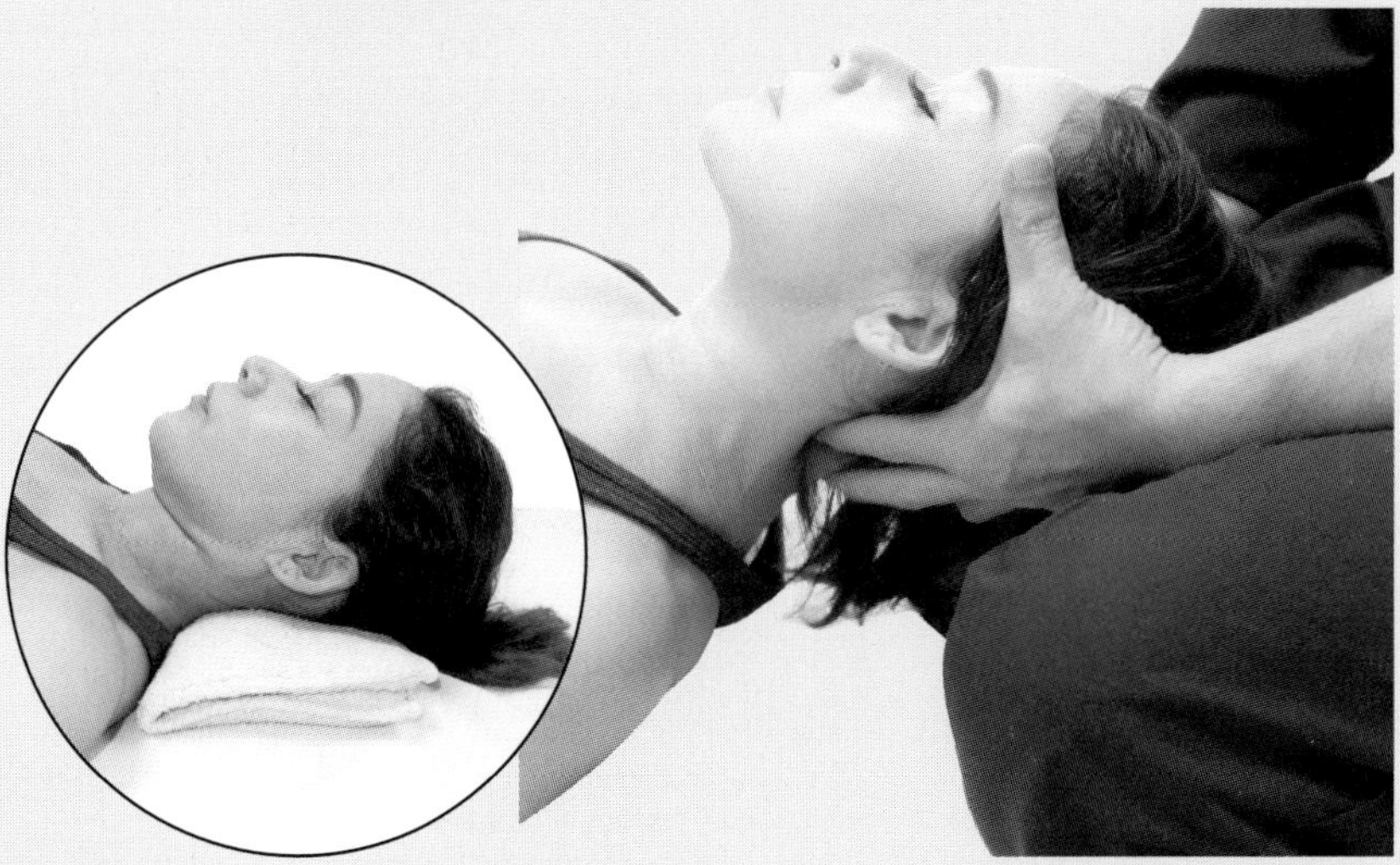

突発性の難聴、耳鳴り

突発性の難聴や耳鳴りは、呼吸器が硬直し坐骨がずれているときに起こるので、専門的に体を見なければならないのですが、応急処置は可能です。

Step 1

小豆タオルを肩甲骨の内縁（胸椎１～５番）に当てます

肩甲骨の硬直の左右差が広がってくると、必ず頭部や顔に症状が現れます

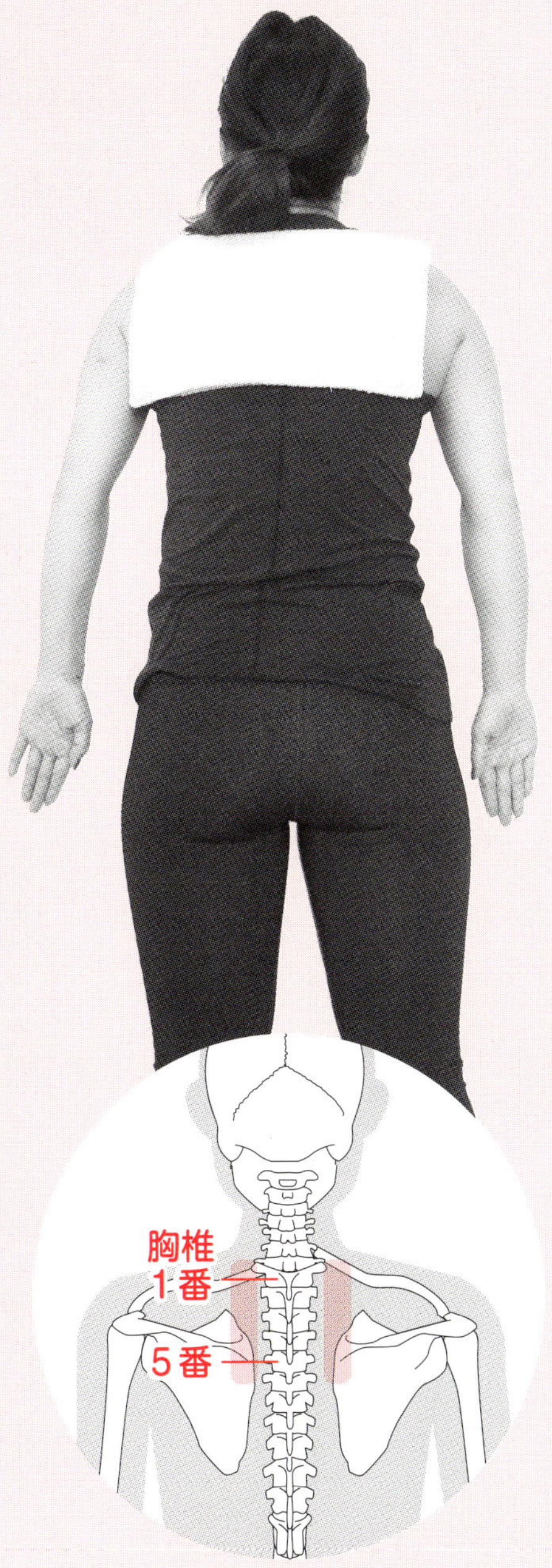

肩甲骨の内縁
（胸椎１～５番）

生理痛

生理痛は、呼吸器の硬直と骨盤の硬直から起こります。これは、体操を継続して行なったりして体を変えなければなりませんが、このような応急処置もある程度有効です。

Step 1 左右開脚・カエル足の体操を丹念に行なって内股をよく伸ばします

特に生理痛は右の腸骨が硬直していますので、右の内股や右の脚後ろをよく伸ばすことが肝要です

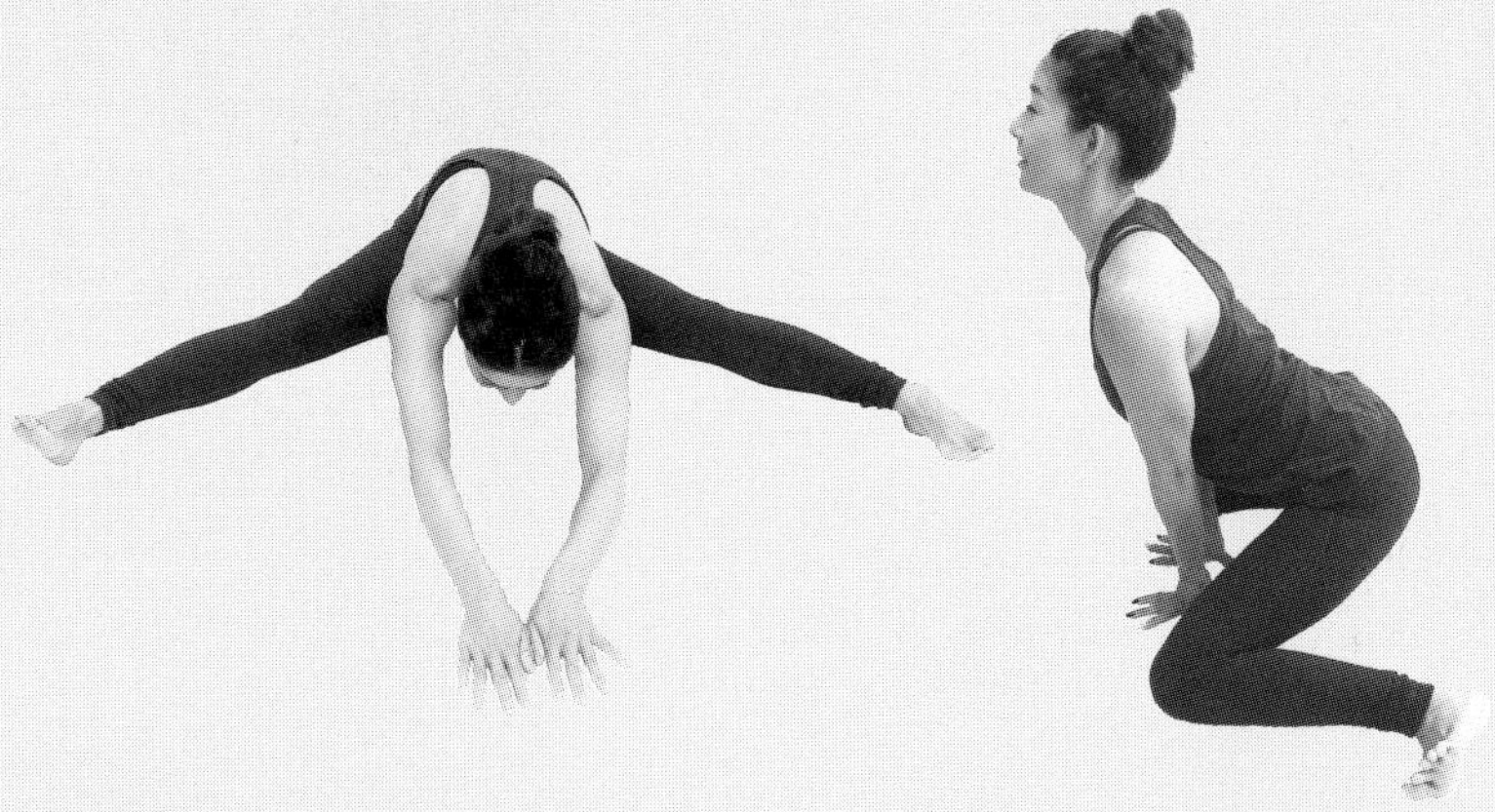

Step 2 寝る前に頻繁に小豆タオルを腰と上部胸椎に当てます

胸椎10、11番に当てても良いでしょう

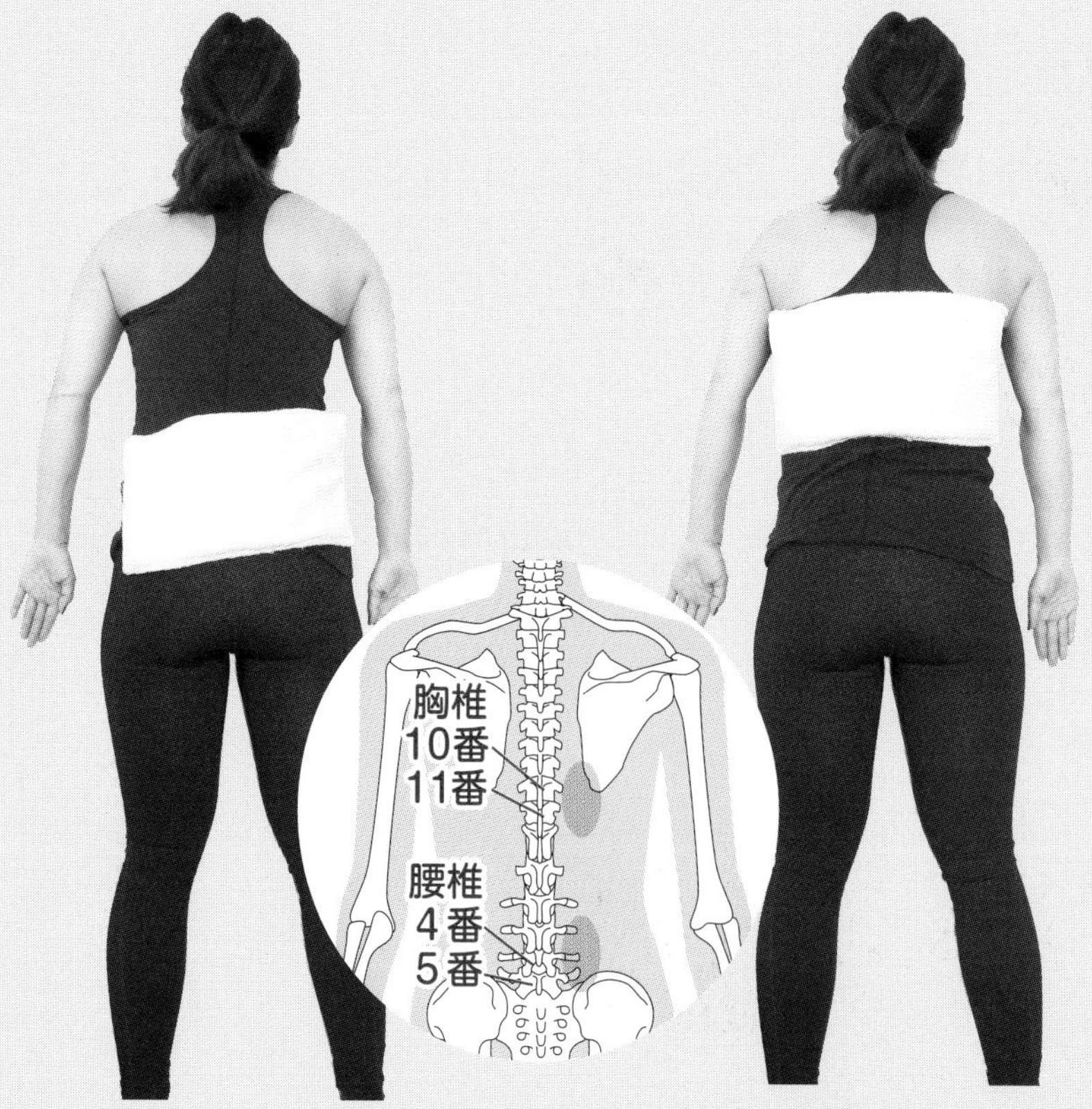

膀胱炎

膀胱炎は、右の腎臓が疲れているときに起きやすいものです。
それは右の腸骨が硬直していることを意味しています。

Step 1
右脚のすねの内側（脛骨内側）を押さえると痛い硬直があるので、これを押さえます

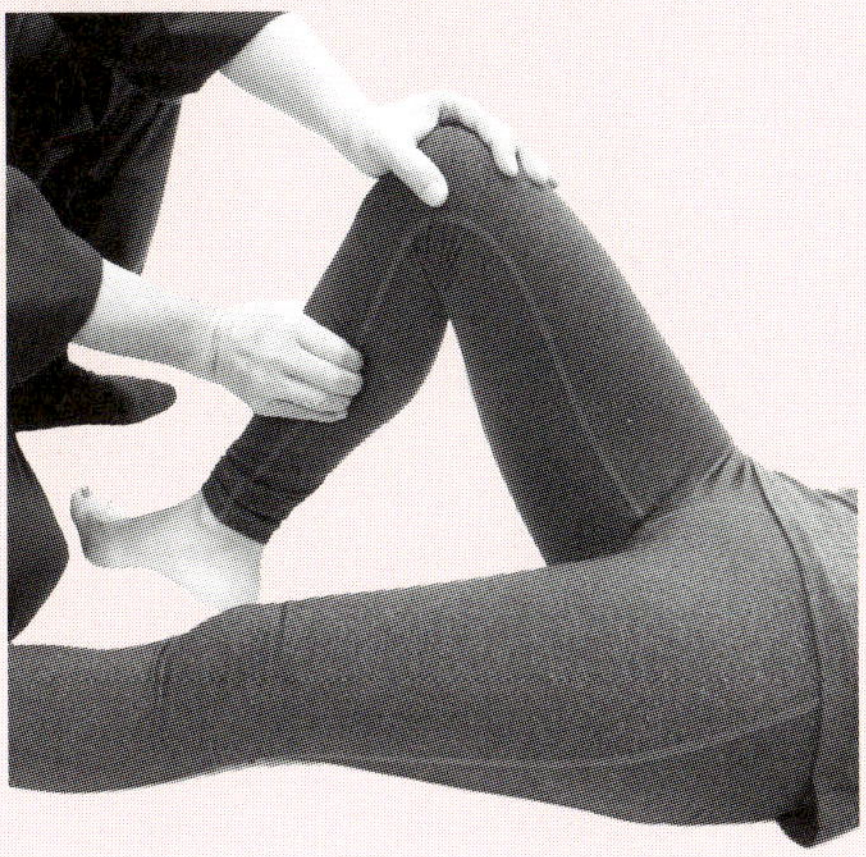

Step 2
腰の右側と仙骨を小豆タオルで温めます

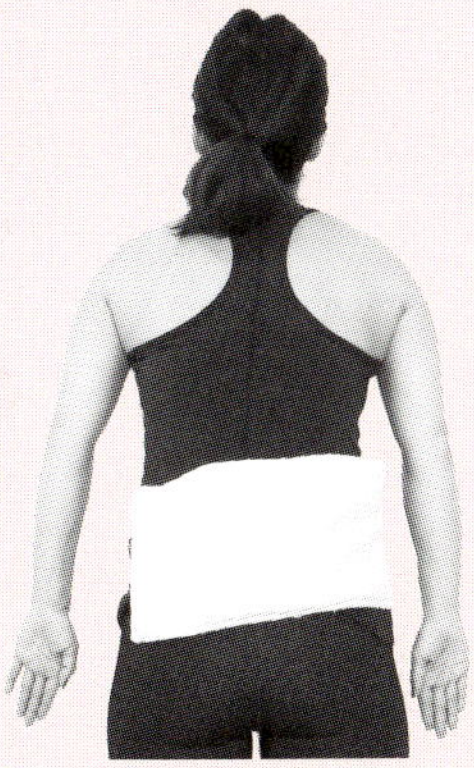

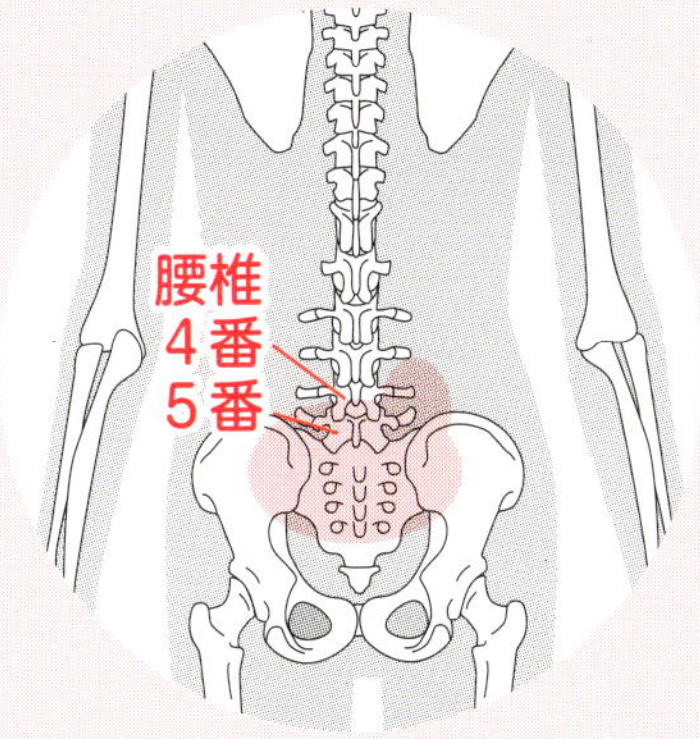

Step 3
首の後ろを小豆タオルで温めます
ポイントは頚椎５、6番の右側

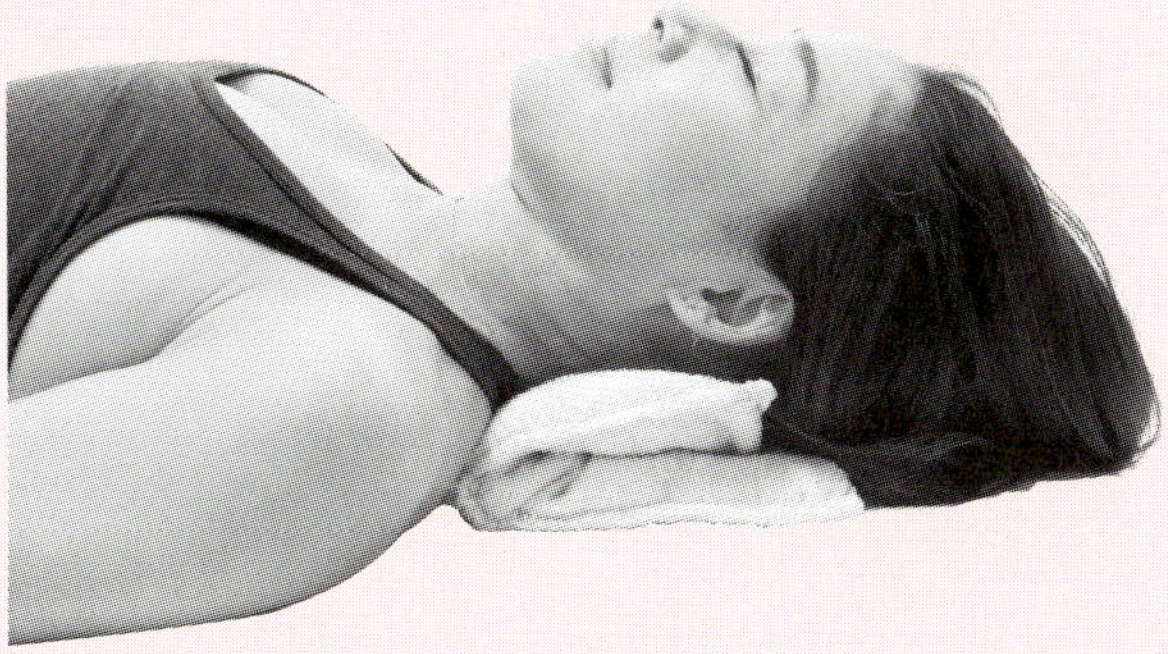

ぎっくり腰

ぎっくり腰を繰り返す人は、まず70ページの小豆タオルで患部をよく温めてください。そして、以下の体操をやってみてください。

Step ①
体育座りから両膝を抱いたまま振子のようにゆらゆら揺らします

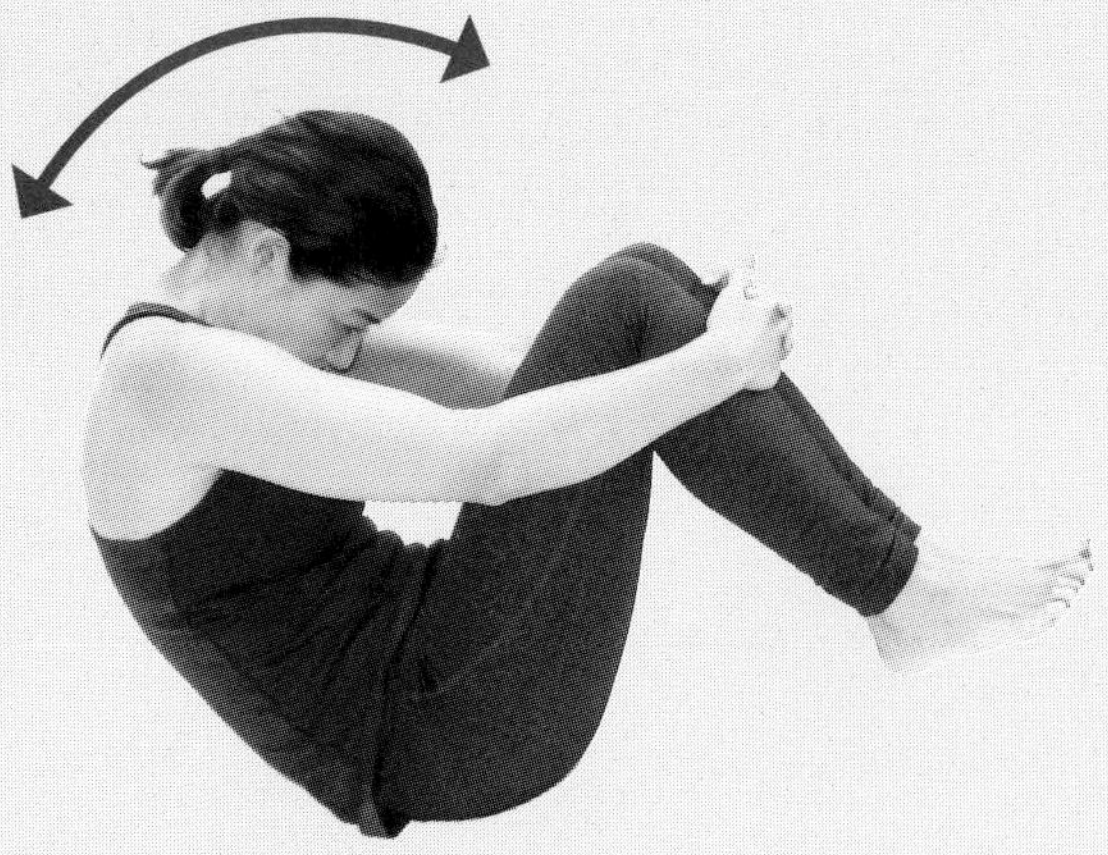

Step ②
足を天井のほうに伸ばして膝の後ろで手を組む。脚を前後に揺らすことで腰が伸びます

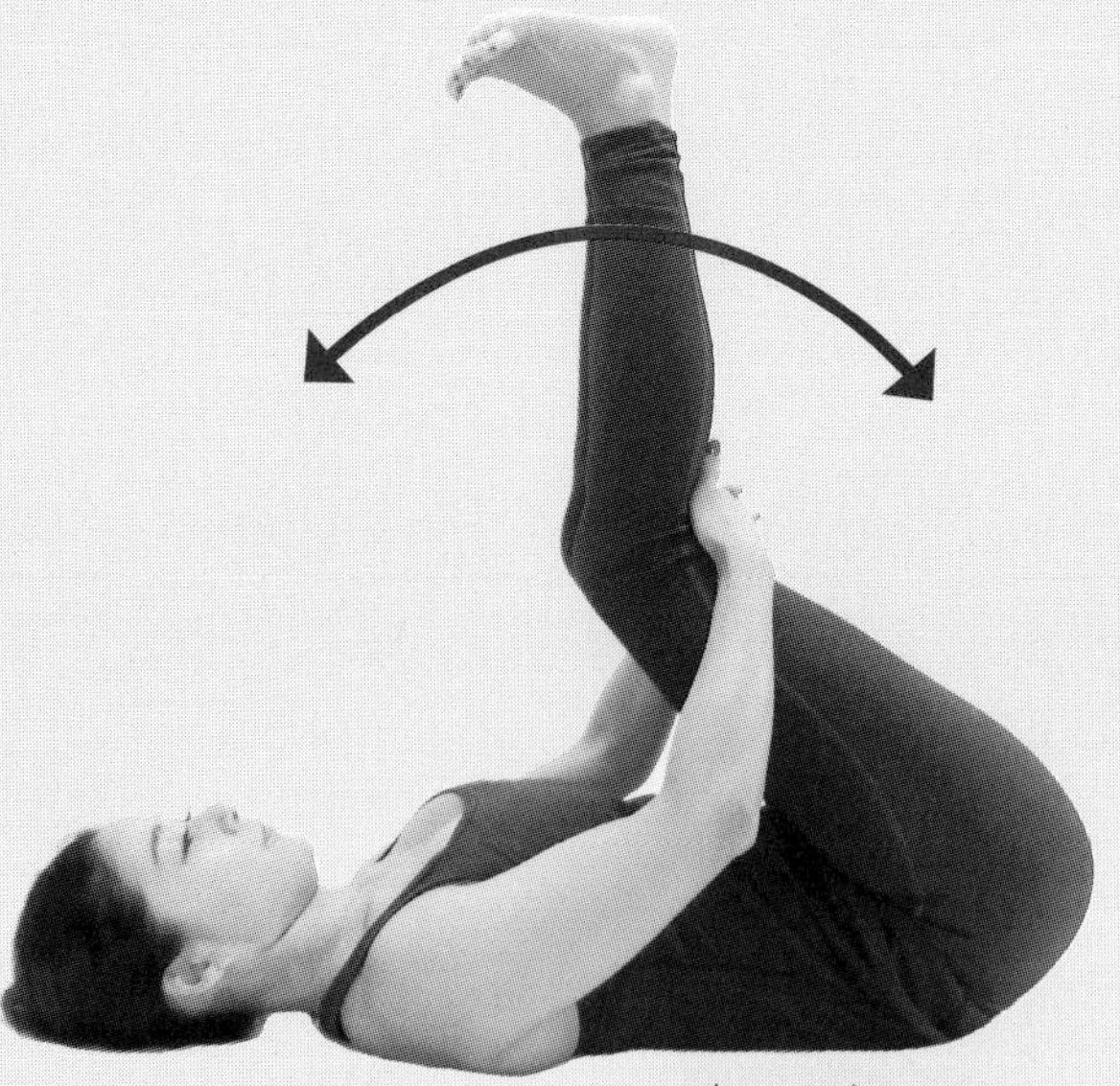

Step ③
①と②を何度か繰り返します

Step 4

②の状態から今度は膝を抱え、両手を離さずに勢いをつけて起き上がり体育座りになります

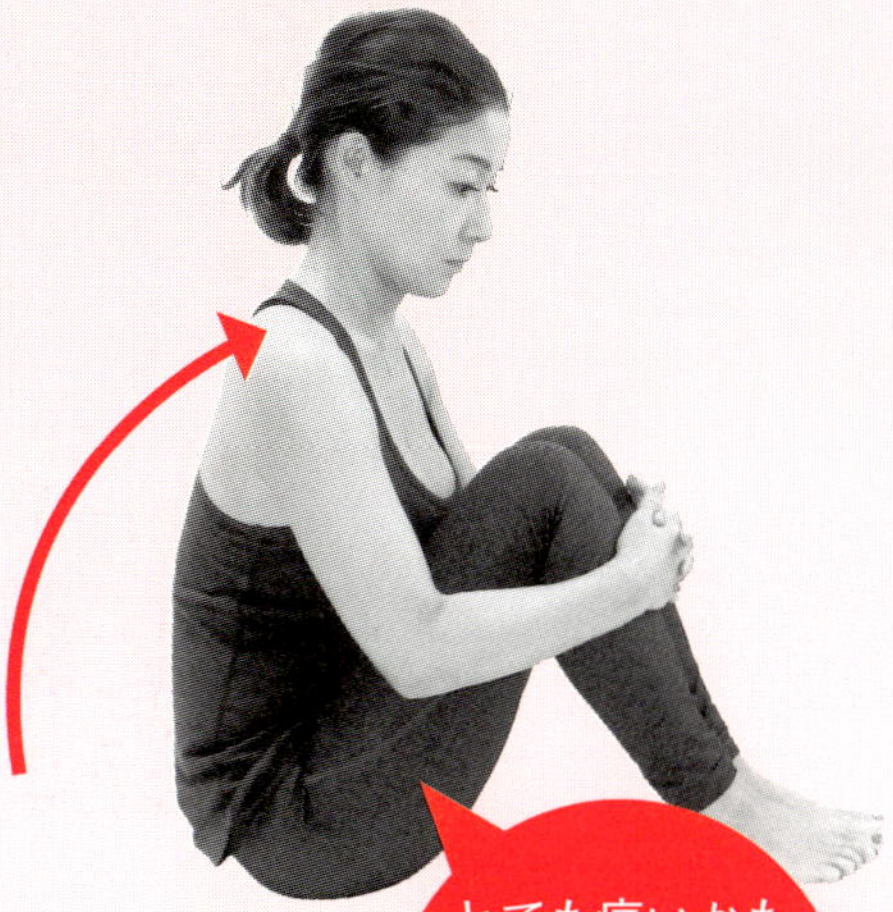

とても痛いかもしれませんが、手を離してはいけません

Step 5

体育座りの状態から、また膝を抱えたまま背中を丸めて後ろにゆっくりと転がります

背中にある程度の力を入れて、ゆっくり後ろに転がります

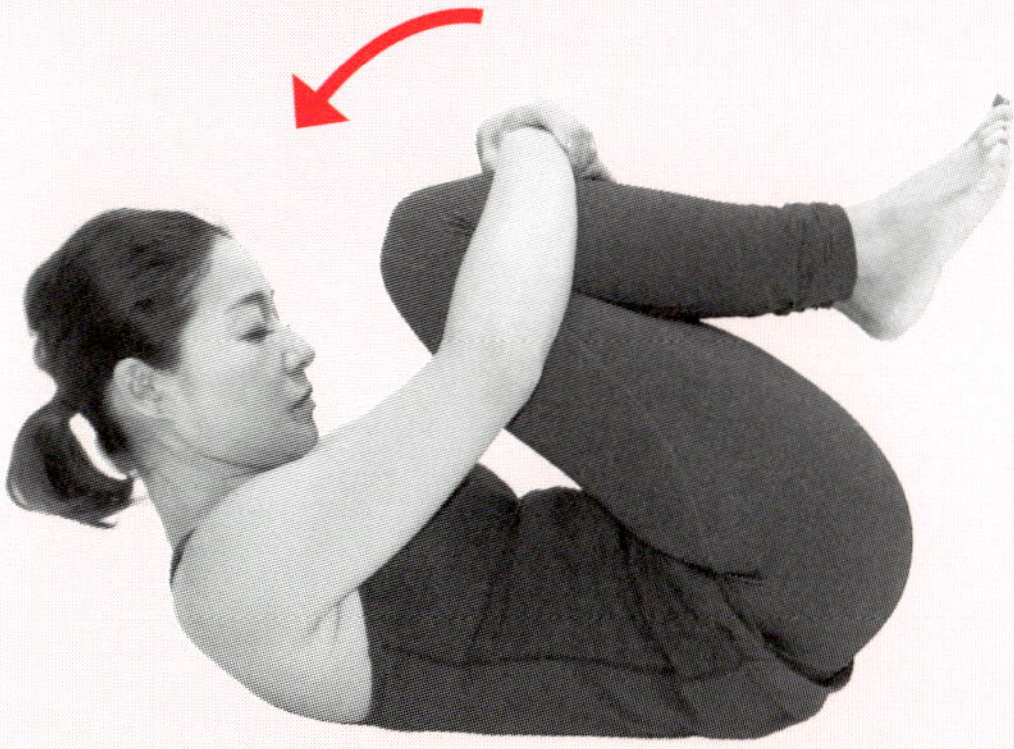

Step 6

④と⑤を何度か繰り返します

Step 7

仰向けになって自分のお腹を腹直筋《ふくちょくきん》にそって押さえてみます。硬直して痛いところがあればそこをしばらく押さえます

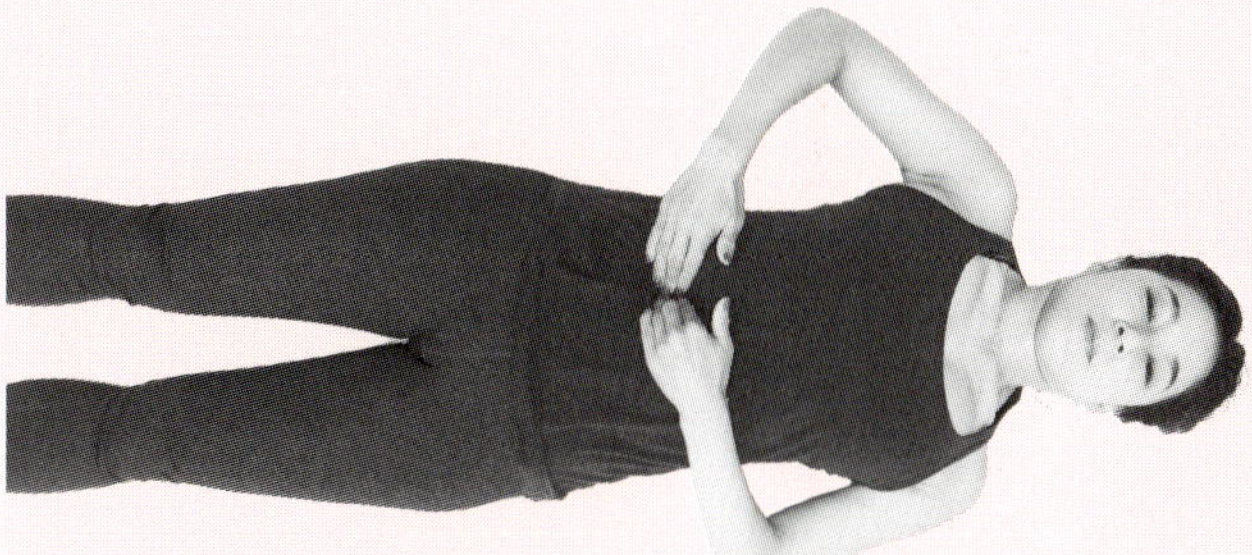

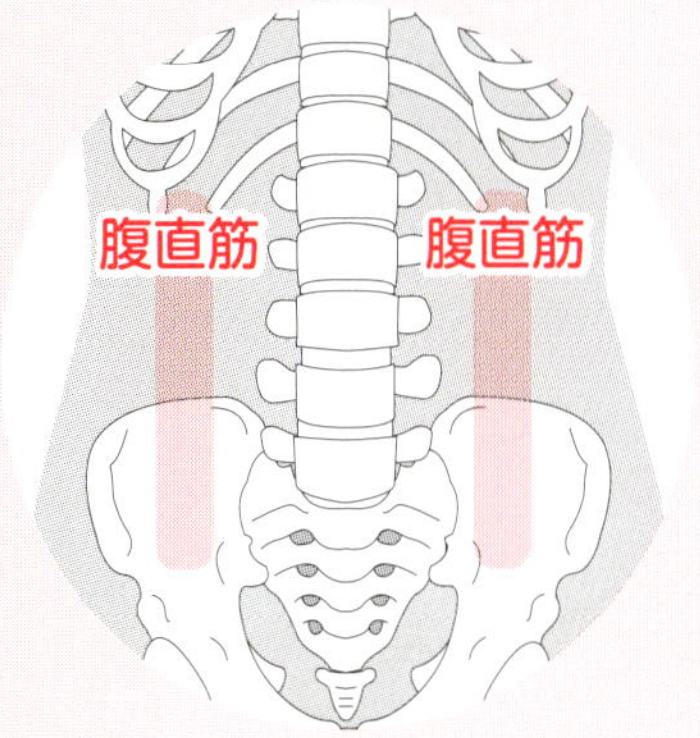

肋骨の軽度の骨折

肋骨は、軽い骨折やヒビ程度なら意外と簡単に自分で整復できる場所です。ただし、骨折というものは整体の範疇ではありませんので、この方法は、必ず接骨院か病院へ行く前提で試してみてください。

Step 1 骨折した場所の肋骨と同側の腕を上げ、ひじを曲げ、手のひらを頭の後ろにもってきます
（写真は右の肋骨の例）

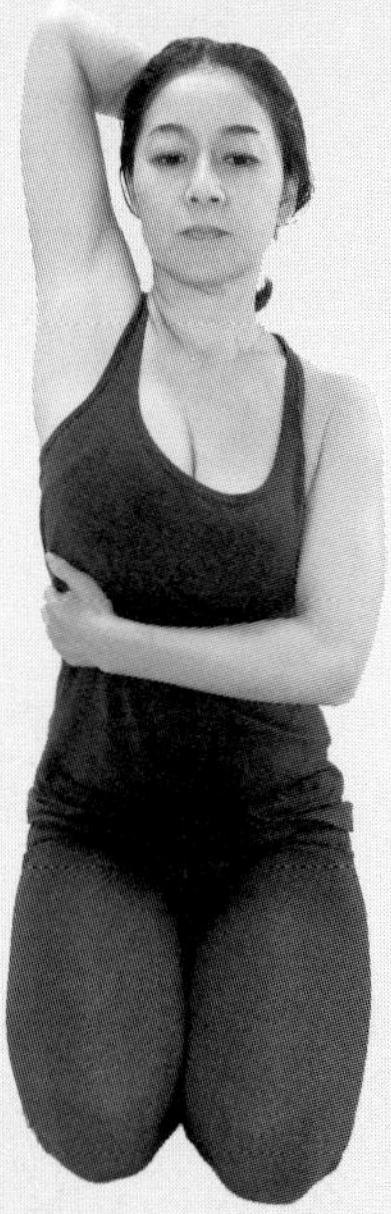

Step 2 もう一方の手で上げたひじをつかまえて、骨折した方の脇腹を上に伸ばします

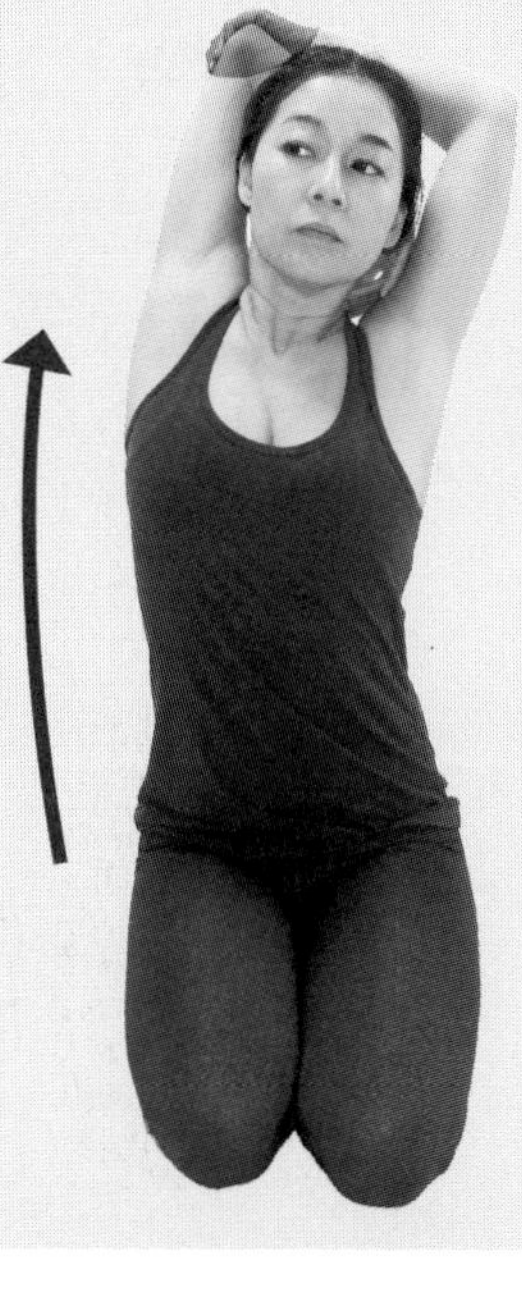

Step 3

そのまま胸をふくらますように息をいっぱいに吸い込みます

Step 4

息を吸って胸郭をふくらませたまま呼吸を止め、上げたひじはそのままで、もう一方の手を、痛い肋骨の下に当てて、さらに脇腹を引き伸ばします

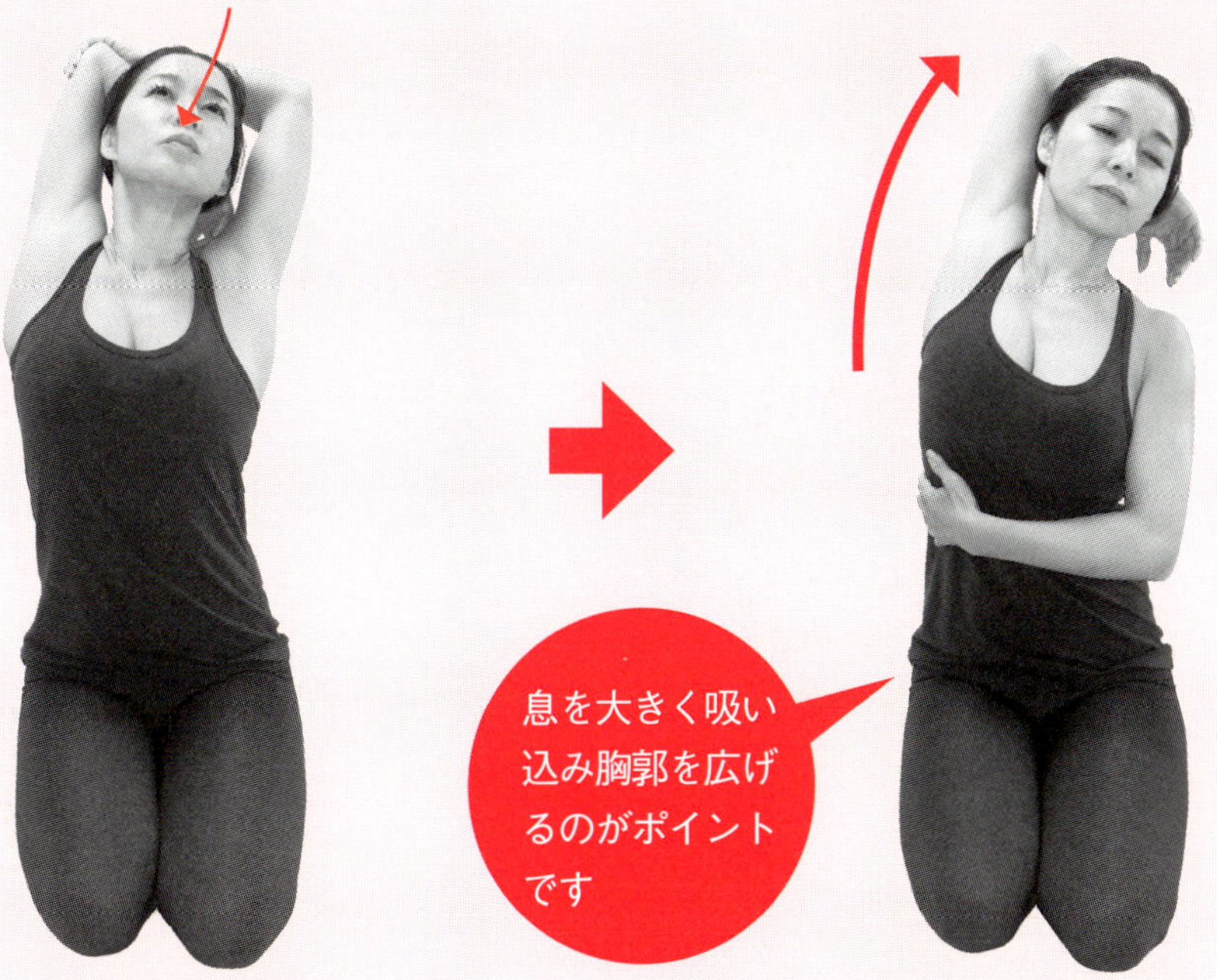
息を大きく吸い込み胸郭を広げるのがポイントです

Step 5

胸をふくらませたまま、多少痛いのを我慢して、体を少し揺さぶります。そうすると、うまくいくと「ポキン」といって整復されます

あとは小豆タオルで温めましょう

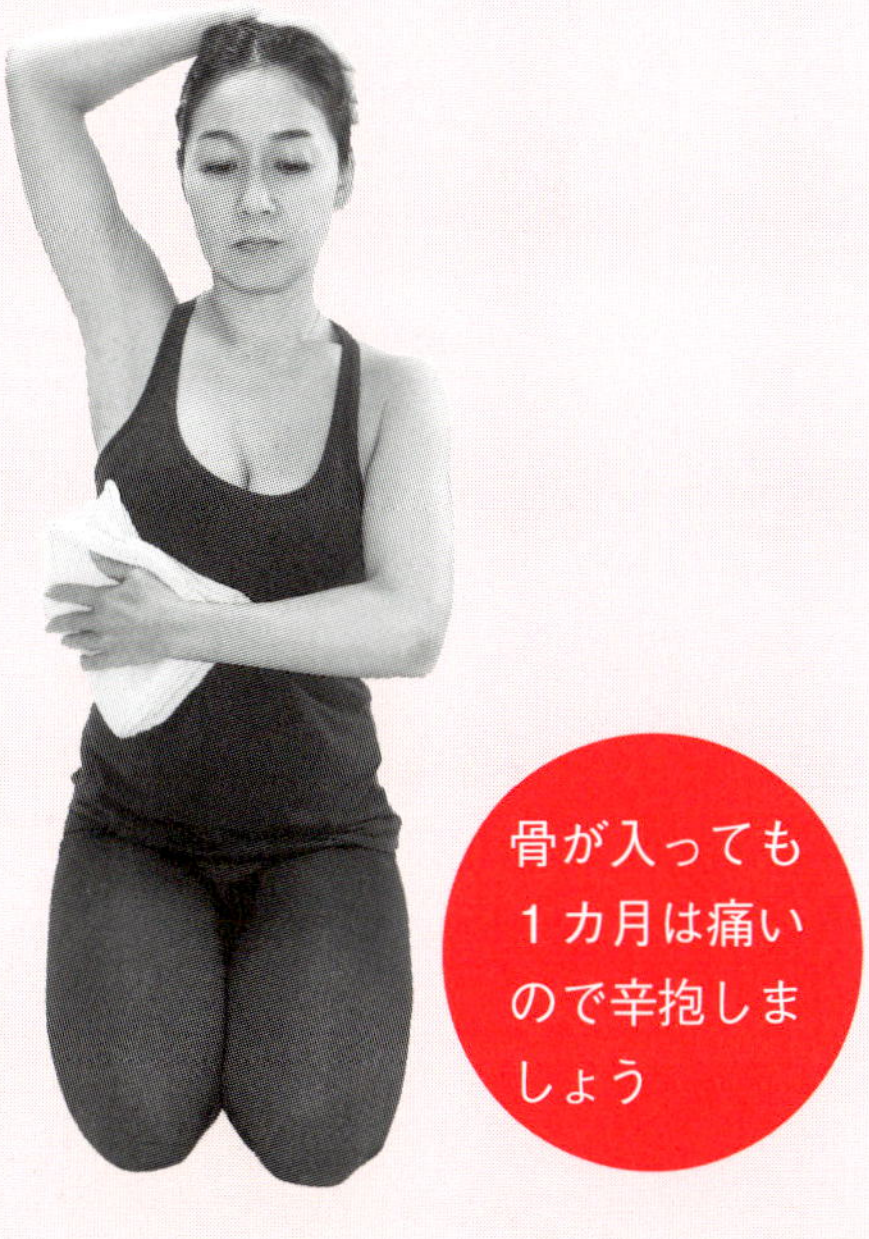
骨が入っても１カ月は痛いので辛抱しましょう

【著者略歴】

宮川眞人（みやがわ・まこと）

1962(昭和37)年東京・新宿区生まれ。早稲田大学第二文学部東洋文化専修卒業。

「身体論の構築と、自らの実践による証明」はライフワーク。

その研究の一環として、1998年、整体の施術所を東京・代々木八幡に開設。

現在、宮川整体／整体・健昴会代表。

ＦＰＭ体操モデル　山本幸枝／上村恵子

宮川整体／整体・健昴会（からだそだて整体学の健昴会）への問い合わせ
〒１５１-００６３
東京都渋谷区富ヶ谷１-８-４　千田マンション２０３号
ＴＥＬ／ＦＡＸ　０３(３４６０)５４３５

ご注意
健昴会・宮川整体は、医師免許資格を持つ機関ではありません。当方で行なっている整体は、健康指導であって治療行為ではありません。そのため、当方の考え方として、抗がん剤、降圧剤、ステロイド、ホルモン薬等、薬を常用している方は整体指導をご遠慮申し上げています。
西洋医学の薬は、その作用が非常に強く、薬を常用している体は、その薬の影響下からなかなか逃れられないという考え方によるものです。

ビジュアル版
病気にならない整体学

2019年1月23日　第一刷

著　者　宮川眞人
発行人　山田有司
発行所　〒170-0005
株式会社　彩図社
東京都豊島区南大塚3-24-4
MTビル
TEL：03-5985-8213　FAX：03-5985-8224
印刷所　シナノ印刷株式会社
イラスト　梅脇かおり
URL http://www.saiz.co.jp　https://twitter.com/saiz_sha

　ISBN978-4-8013-0345-4 C0047

※本書は小社発行『病気にならない整体学』をビジュアル化・再編集したものです